Knee Pain: My Commitment to Conservative Management

무릎통증 바이블

무릎통증의 보존요법

MUNETA Takeshi

감수 | **김 우 종** (순천향대학교 천안병원 정형외과)

번역 | **정 효 준** (수재활의학과)
서 준 원 (수재활의학과)
박 성 원 (준요양병원)
박 현 준 (수마취통증의학과)

Hansol

무릎통증 바이블 – 무릎통증의 보존요법

발 행 2021년 1월 10일
저 자 MUNETA Takeshi
역 자 정효준, 서준원, 박성원, 박현준
발행처 한솔의학
주 소 서울시 마포구 월드컵북로 64-1, 1층
전 화 02-3144-6788
정 가 45,000원

ISBN 979-11-89657-22-2

mdbook.co.kr

감수의 글

제가 이 책의 감수를 하게 되어 제목을 처음 본 순간 '바이블'이라는 단어에 거부감이 있었습니다. 하지만 내용을 보면 볼수록 '이 책의 제목은 '바이블' 이상의 것 이어야 한다'라고 생각했습니다.

이 책에서는 무릎 통증으로 내원한 환자들을 대할 때 진료실의 입실 시 상태에서부터 시작합니다. 또한 무릎 통증을 구역별로 세분화하여 접근하였고 단순히 무릎 자체만이 아닌 무릎 통증을 유발할 수 있는 다른 부위까지도 설명하고 있습니다. 이는 다른 책에서는 볼 수 없는 다각도에서의 접근 방식입니다. 저는 실제로 환자를 진찰하면서 느끼고 있던 바를 복잡하고 뒤엉킨 느낌만으로 가지고 있었는데 바로 그 점을 책으로 집필하였기에 저자에게 대단한 존경심이 듭니다. 이 책을 번역한 정효준 원장 또한 항상 환자에게 어떻게 접근하고 치료할지를 고민하는 의사로서 '공부하는 의사'의 표본입니다. 환자를 위해 항상 노력하고 또 다른 것을 시도하는 동료 의사로서 무한한 응원과 함께 박수를 보내는 바입니다.

이 책은 이제까지 출간되어 왔던 다른 어떤 책들보다 쉽고 자세하게 무릎 통증에 대해 독자들에게 전달할 수 있을 것으로 확신합니다. 이러한 훌륭한 책들이 언젠가 우리나라에서도 정효준 원장님과 같은 분들에 의해 발간되리라 믿습니다.

순천향대학교병원 정형외과 조교수 김 우 종

저자 서문

2007년 10월에 발간된 '무릎 통증의 진단과 치료'가 10년이 지나도 팔린다는 것은, 인체 최대의 하중관절인 무릎의 통증에 대해 관심이 뜨겁다는 것, 관절 질환의 기본인 보존적 치료에 그다지 진보가 없었다는 것을 시사합니다. 무릎이 아픈 환자 100명 중 한 명만이 수술치료를 받는 현실은 보존적 치료의 중요성을 새삼 인식하게 합니다. 의사를 비롯해 많은 물리치료사들, 때론 제 외래를 방문하는 환자들이 '무릎 통증의 진단과 치료'를 주변에 두고 매일 진료나 셀프 케어에 도움을 받는다는 것은 저자로서는 매우 기쁜 일입니다.

그런데, 10년이 지난 지금, 그 치료가 조금은 발전해도 좋을 것이라고 생각합니다. 이전 책 '무릎 통증'을 통독해도 그렇게 정보가 많아 보이지 않았습니다. 동일한 내용의 반복도 눈에 띄었습니다. 제가 시행 중인 보존적 치료가 그 정도가 아닐까요. 세상에 내놓은 저작물로서는 부족함을 느낄 수밖에 없었습니다. 이런 시기에 감사하게도 '무릎 통증' 발행 10주년을 계기로 그 동안의 치료 경험을 다시 한 번 정리할 기회를 얻게 되었습니다.

정형외과 의사로서 38년, 필자의 치료의 원점은 환자의 통증을 압통점으로 파악하고, 그 부위를 해부학적으로 인식하여 생역학적biomechanical인 부하를 분석하는 것이었습니다. 이는 지금까지도 제 기본이 되고 있습니다. 그러나 많은 환자를 치료하며, 생물학적 반응과 그 제어의 다양성, 즉, 개인차가 매우 크다는 것을 꼭 알려야 한다고 느꼈습니다. 동일한 질환이라도, 치료적인 측면에서는 다양한 차이로 인한 선택의 폭이 큽니다. 무릎의 연골이 소실되어도 통증의 양상은 다양하며, 여러가지 치료적인 접근법이 있습니다. 보존적 치료의 효과도 천차만별입니다.

'지금까지 무릎 전문의로서 무릎 통증을 치료해 온 경험은 최대한 많이 남기는 것'이 이 책의 목적입니다. 10년 전의 그림이나 사진을 거의 쓰지 않고 새로운 책을 만들 수 있었습니다. 7개의 항목으로 나누어, 생각나는 대로 써 내려갔습니다. 그래서 결말이나 일관성에 대해서는 의문이 남습니다. 또한 향후 치료의 방향으로 여기고 있는 '자세' 에 관한 문제 등, 지식이나 이해가 미숙한 부분도 있습니다. 잘못된 내용을 기술한 부분도 있을 것이다. 또한 개인적인 인상을 서술한 비과학적인 부분도 많다고 느껴집니다. '다양한 무릎 통증', '외래 진료의 진행', '치료의 실제', '일반적인 보존적 치료' 등 치료에 대해 반복 기술하였는데, 동일한 보존적 치료를 약간 다른 시점에서 바라봄으로써 독자들이 새로운 발견이나 감상, 이해를 얻게 되기 바랍니다. 또한 이번에는 시험 삼아 필자의 외래 풍경을 동영상으로 제공하였습니다. 촬영 전문가도 아니고 준비도 충분치 않아 영상 퀄리티는 높지 않지만, 현장감을 전달하고 싶었습니다.

이 책의 마지막 장에는, 술후의 재활에 대해서 설명하였습니다. '수술, 술후의 케어, 재활의 성공'까지가 술자의 책임이라고 생각합니다. 선수재활 시작 전까지, 술후의 환자에게는 보존적 치료의 경험을 전부 투입할 필요가 있습니다. 같은 수술을 시행하여도 술후 경과에는 차이가 큽니다. 외과 의사로서 또한, 기능 외과를 담당하는 이상, 어떠한 환자라도 수술을 했다면 만족할 만한 결과를 제공할 책임이 있습니다. 수술의 성공은 술식의 성공이 아닙니다. 그것은 환자가 느끼고 결정하는 것입니다.

이 책이 오랜 기간 무릎 통증을 치료하는 분들에게 의미가 있길 바랍니다.

마지막으로 이 책을 집필할 기회를 주신 Medical View 사의 관계자 분들께도 깊은 감사를 드립니다.

MUNETA Takeshi

역자 서문

약을 먹거나 주사 몇 번만 맞고 통증이 없어진다면 얼마나 좋을까요. 하지만 무릎 통증은 그렇게 간단하지 않다는 것을 모두 잘 알고 계실 것입니다.

그 긴 시간동안 환자는 물론이고, 치료하는 의사들도 불안하기는 마찬가지입니다. 결국엔 노화로 인해 악화될 것을 알지만 최대한 그 시기를 늦추고, 건강하고 아프지 않은 기간을 늘리기 위해 함께 노력해야 합니다. 재활치료, 보존적 치료는 지난한 과정입니다.

그 속에서 길을 잃지 않으려면 현재의 위치를 정확히 파악해야 한다고 생각합니다. 이를 위해서는 질환의 자연경과, 무릎의 상태, 환자와의 의사 소통 등 여러 요소가 필요합니다.

이 책은 그에 대한 길잡이가 되어 줄 것입니다. 사실, 무릎 질환에 관한 책이나 논문 등은 이미 어마어마하게 많지만, 저와 같은 일차 진료를 담당하는 개원의가 응용하기는 쉽지 않습니다. 이 책의 저자인 Muneta 선생은 일본에서 매우 유명한 정형외과 의사로 무릎의 질환과 보존적 치료에 대해 개인적인 의견을 더해 알기 쉽게 설명하며, 최대한 본인의 임상 현장을 독자에게 전달하려고 합니다. 이로 인해 선생의 책은 일본의 정형외과 의사들 사이에서는 무릎통증 치료의 바이블로 알려져 있다고 합니다. 읽어보시면, 분명 배우고 느끼는 바가 있을 것이라고 생각합니다.

평생 고생하시다 이제는 무릎이 불편해져 예전처럼 잘 걷지 못하시는 어머니를 생각하며 번역하였습니다.

감사합니다.

수재활의학과 의원 정 효 준

본서에서 사용하는 '도수요법'에 대해서

"통점 스트레칭"은 관절 주위의 압통점에 대해 자발적 통증을 야기하거나 강화하는 방향으로 자극을 더하는 것으로 자각적인 통증을 비교적 조기에 개선시키는 방법이다. 하지만 '통점 스트레칭'은 조어이며 다분히 개념적인 말이기 때문에 실제 수기를 반영하지 않는 부분이 있었다. 이른바 광의의 통점 스트레칭라는 말을 사용해 왔다. 필자는 이번에 새로운 집필을 할 기회를 얻었으므로 본서에서는 개념이 아닌 수기로서 더욱 실제적이고 알기 쉬운 표현을 사용하기로 했다. 넓은 의미의 통점 스트레칭을 슬개골 주위의 ① 좁은 의미의 통점 스트레칭 ② 풀기 ③ 지압 ④ 강한 마사지라는 4가지 표현을 이용해 알기 쉽게 하기로 했다.

좁은 의미의 통점 스트레칭

슬개골을 움직여 통증을 유도하고, 슬개골 주변 조직의 이동성을 높여 통증을 개선하는 방법이다. 이것은 대부분의 앞 무릎 통증에 적용된다. 나아가 전방 무릎 통증은 무릎 통증의 절반 이상을 차지하기 때문에 좁은 의미의 통증 지점을 스트레칭하는 것은 큰 의미가 있다.

풀림

손가락을 약간 좌우로 이동하면서 누르는 수기이다. 누르는 부위는 슬개건 상이나 기타 건 부착부, 예를 들면 반막양근건 부착부나 거위족, 근간중격, 장경인대 등)을 포함한다. 지압보다 약하게 누르고, 약간 광범위하며, 자극하는 대상 구조는 건이다.

지압

단순히 점을 누르는 것을 나타낸다. 대부분의 골막성 압통부위에 적용하고 있다. 왜 뼈를 누르는 지압인가 하면, 큰 동통 완화 효과가 있기 때문이다. "통점 스트레칭"의 개념에서 '뼈를 누르지' 않으면, 통점 스트레칭의 활용이 작아져 버린다고 느낀다. 지압은 매우 아프지만 환자 스스로 하도록 한다.

강한 마사지

강한 마사지는 아프더라도 통증을 파악하고, 근육을 이완하는 접근방법이다. 나는 이 책에서 아픔을 수반하는 마사지의 적합성에 대해 논하지 않을 것이다. 무릎 통증의 일부로 인식되는 이른바 근육통은 아파도 풀어 주는 편이 통증을 완화시켜 조기 개선을 얻을 수 있는 경우가 많다.

이처럼 상대(대상 구조)의 차이에 따라 자연스럽게 달라지는 것이 "통점 스트레칭"이다. 본서에서는 상황에 따라 4종류의 수기를 나누어 사용하기로 했다.

목차

Chapter 01 무릎통증의 분류

여러가지 무릎 통증

Chapter 02 무릎통증의 진찰

외래진료의 흐름

Chapter 03 무릎통증의 영상진단

통증의 원인을 영상에서 관찰한다

Chapter 04 무릎통증의 치료

자세와 보행의개선

통점 스트레칭

일반적인 보존적 치료

슬관절 수술 후 초기 재활치료

I

분류 × 무릎통증

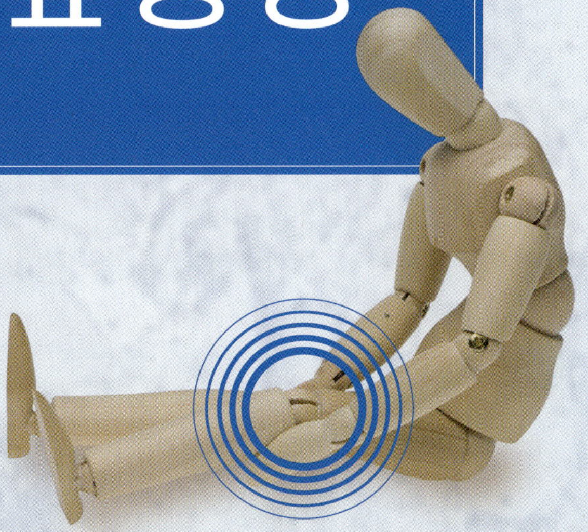

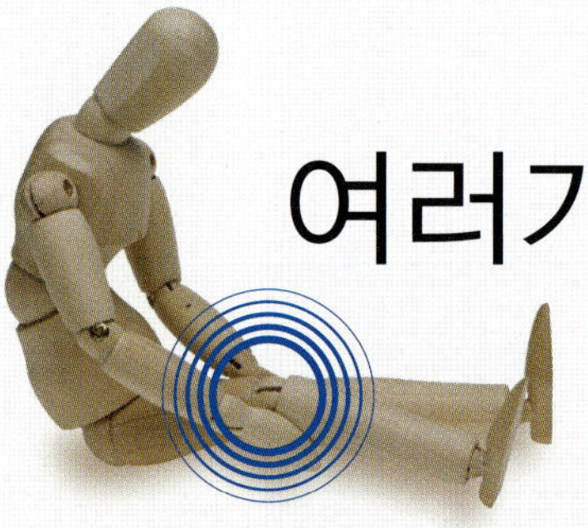

여러가지 무릎 통증

무릎 통증에서 염증의 중요성과 위상

'염증'을 무릎 통증의 원인이라고 받아들이는 것이 일반적이다. 그러나 무릎 통증 치료 시 통증의 원인을 모두 '염증'에서만 찾는다면 치료법이 경직되어 버릴 수 있다. '염증'은 넓은 의미에서 치유 과정 전체를 가르킨다[1), 2)]. 통증을 '염증'이라고 표현해버리면, 환자에게 적절한 치료를 시행하지 못할 수도 있다. 실제로, 진통 효과를 나타내는 무릎 통증은 한정되어 있다. 또한 종창과 발열이 명확한 관절염에서는 NSAIDs가 효과적이지만, 염증이 안정되면 NSAIDs로는 호전되지 않는 통증이 있는 경우도 적지 않다. COX-2 저해제는 염증 억제효과는 우수하지만, 통증을 호소하는 환자에게 처방 시 효과가 없는 경우도 많다. 또한 종창swelling과 발열이 명확하지 않은 통증도 흔하다. 즉, 통증의 원인을 종창과 발열을 동반한 '염증'이라고 진단한 후, NSAIDs를 처방하였으나 통증 치료가 원활하지 않은 경우에는 통증부위가 ① 급성염증, ② 만성염증, ③ 염증이 명확하지 않은 경우 중 어디에 해당하는지 항상 판단하여 적절하게 치료해야 한다.

그러나 관절 내에 발생한 염증이 거의 모든 무릎 통증의 근본적인 원인임은 분명해 보인다. 관절 기능을 적절하게 유지하고 염증을 조절하는 것이 매우 중요하다. 이처럼 관절 내 건강을 유지하고, 다양하게 나타나는 무릎 통증을 조절하는 것이 치료의 실제이다. 그리고 환자의 요구에 맞춰 무릎이 부하를 견딜 수 있도록 치료자의 노력이 요구된다.

Column

일본의 퇴행성 슬관절염(knee OA)의 실태(그림 1)

도쿄대학부속병원 22세기 의료센터가 추진하는 대규모 코호트 연구 ROAD(Research on Osteoarthritis Against Disability) study. 도시, 농어촌 지역에서 3000명을 대상으로 한 연구 결과, 50세 이상 standing X-ray 상의 knee OA [Kellgren–Lawrence(K–L) 분류 II 이상]의 환자는 2400만명(남자 840만, 여자 1560만)이었다. 그중 X-ray 상의 knee OA로 통증이 있는 환자는 820만명(남자 210만, 여자 610만)으로 추계되었다. 즉, X-ray 상의 knee OA grade와 무관하게 OA가 있으면서 무릎 통증이 있는 사람은 남자에서 25%, 여자에서 40%였다. X-ray에서 OA를 보여도 통증이 없는 경우가 더 많았던 것이다. 연령이 증가함에 따라 확실히 OA의 정도는 진행되지만, 무릎통증을 자각하는 사람의 비율이 그에 따라 증가하는 경향은 강하지 않았다. 여성의 경우 통증을 느끼는 사람이 많았고, 연령 증가에 따라 무릎 통증이 늘어나는 것은 명확했다. 즉, 연골이 감소되어 아픈 사람이 증가하는 것도 아니었다[3].

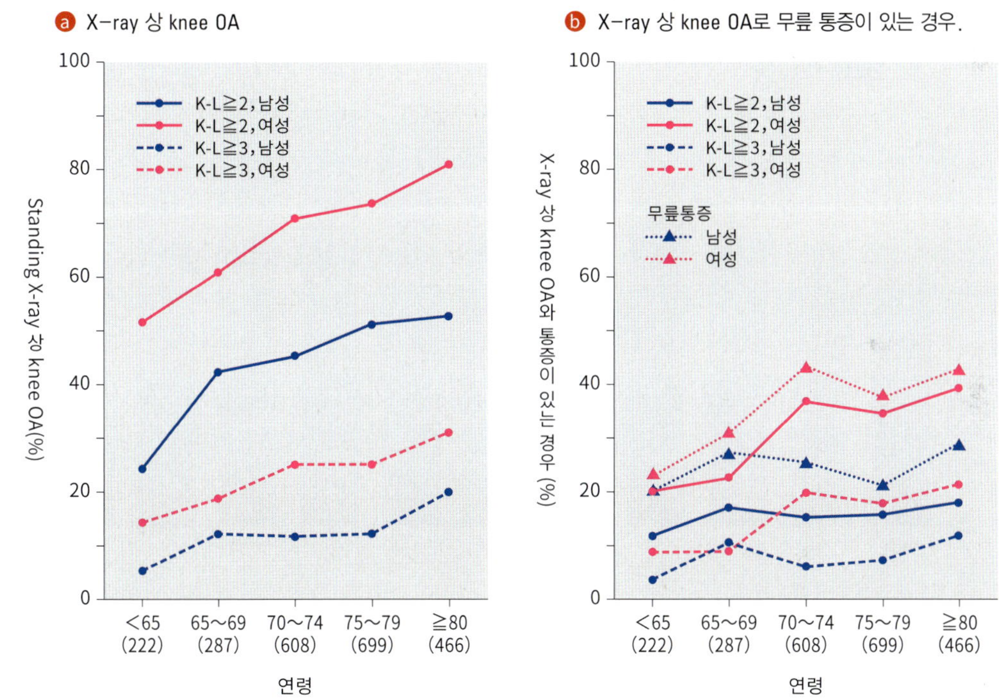

그림 1. ROAD study(일본인 약 3000명을 대상으로 한 코호트 연구)

50세 이상에서 standing X-ray 상의 knee OA (KL grade II 이상)을 보이는 사람은 일본 전국에서 2,400만명(남자 840만명, 여자 1560만명)

X-ray에서 knee OA로 통증을 느끼는 사람은 820만명(남자 210만명, 여자 610만명)

X-ray에서 knee OA grade와 무관하게 무릎이 아픈 사람은 남성에서 평균 25%, 여성에서 40%. X-ray에서 OA를 보일 때, 무릎 통증을 호소하는 경우가 더 적었다.

a: X-ray 상 knee OA, b: X-ray 상 knee OA로 무릎 통증이 있는 경우.

Column

일본의 인공슬관절 수술현황(그림 2)

최근 일본에서 인공슬관절 수술 건수가 연간 8만건을 넘을 정도로 뚜렷하게 증가하고 있다. 그러나 ROAD study에서 산출한 knee OA로 통증이 있는 환자수는 820만명인 것에 비하면 단지 1%에 지나지 않는다. 수술 대국인 미국조차 인공슬관절치환술TKA은 인구대비 일본의 4.5배 밖에 시행되고 있지 않다. Knee OA에 대해 다양한 수술법도 있지만 TKA만 따진다면 무릎 통증 인구 100명당 1명에서만 인공슬관절치환술을 받고 있는 것이다. 이 숫자는 무릎통증의 보존적 치료가 얼마나 중요한지를 설명해주는 것이다.

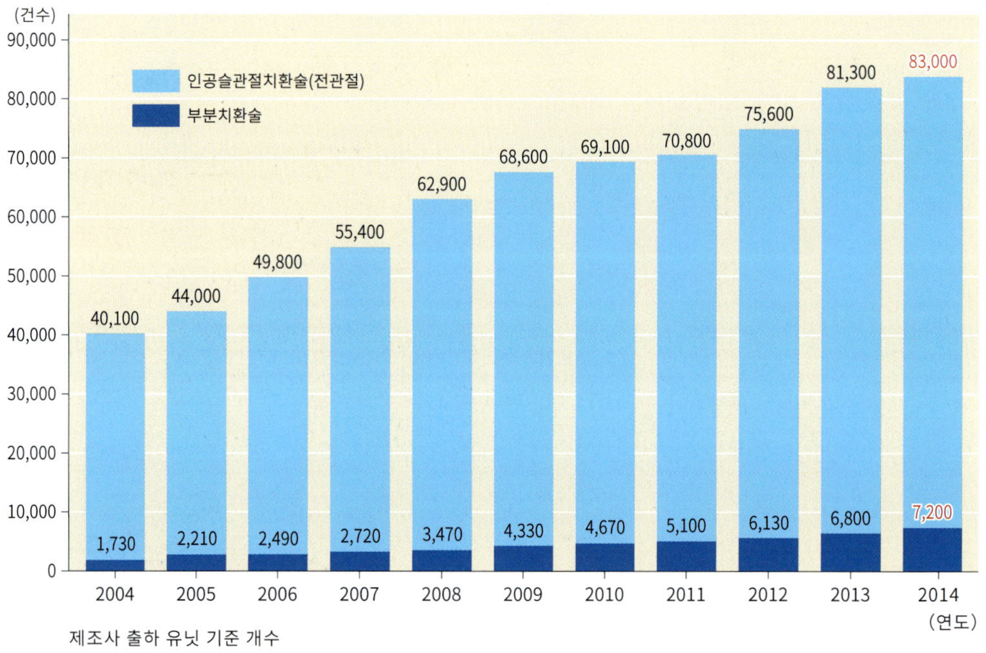

그림 2. 일본의 TKA 건수 추이

TKA의 수술 건수는 연간 약 8만 건이다. ROAD study에 따르면, 50세 이상에서 KL grade 2 이상의 knee OA로 무릎 통증을 느끼는 환자는 820만명(남자는 210만, 여자는 610만). 즉 통증 자각 환자의 99%는 일생동안 인공슬관절치환술을 받지 않는다. 무릎통증의 보존적 치료가 왜 중요한지를 알 수 있다.

전체적 통증 - 활막유래 슬관절 통증

급성관절염 증상

급성관절염은 부종fluid collection을 동반하고 '관절 전체'에서 통증을 느낀다. 이로 인해 정확한 통증 부위를 특정하기가 어렵다. 관절염Osteoarthritis:OA의 X-ray 상의 변화가 심한 부분에서 통증이 강한 경향을 보인다. 필자의 경험이나 현재까지의 연구 결과에서도 만성 관절염증은 연골 마모나 반월상연골 손상 부위에서 통증이 심하게 나타나고 관절에 부하가 증가하면 악화된다[4]. 급성염증이 안정되면 염증의 원인인 부하가 높은 관절 부위를 알 수 있다.

정상 관절액은 황색 투명한 수용성으로 보통 양이 증가하면 점도가 감소한다. 혈성, 백탁 등을 보이는 경우에는 knee OA와 감별을 요하는 병태를 배제해야 한다(그림 3).[5]

이러한 관절염 소견을 보이는 무릎 통증 치료의 기본은 우선 '관절염의 조절'이다.

다량의 부종edema을 동반한 슬관절염에서는 이를 개선하는 것이 매우 중요하다. 가능한 치료는 모두 동시에 시행한다. 목발crutch 사용, 붕대 압박, 항염증약 복용, 2주 간격 히알루론산 주사 등을 시행한다. 히알루론산 주사 간격은 부종이 심할 경우 주 1회로 한다. 냉치료나 찜질을 실시한다. 냉치료는 20분 후 10분 중단, 필요시 다시 20분을 실시한다. 너무 차갑지 않은 얼음주머니를 추천한다(그림 4).

흔히 압박붕대 사용을 간과하지만 효과적이며 중요하다(그림 5). 그리고 가장 중요한 것은 환자 스스로 관절염 조절의 중요성을 깨닫고, 활동량을 조절하는 것이다. 많은 경우 월 단위의 안정이 필요하다. 잦은 삼출액 배액과 히알루론산 투여만으로 즉시 개선되는 경우는 드물다.

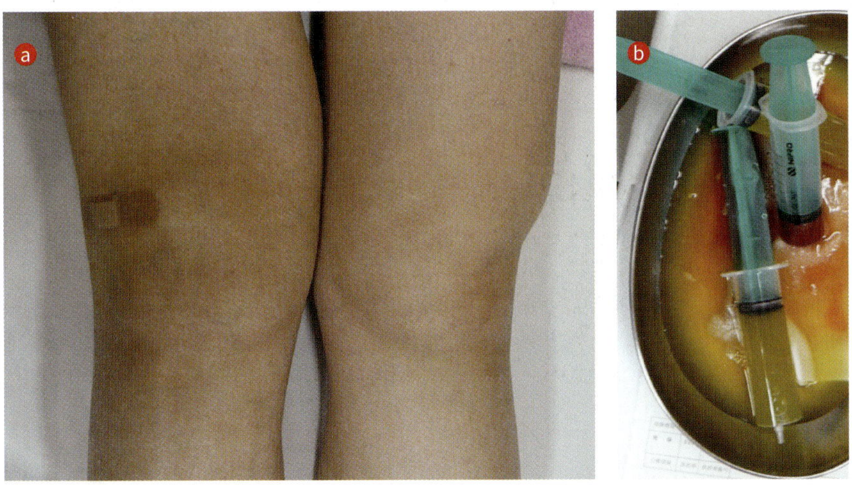

그림 3. 우측 무릎의 반복적 대량 삼출. 40대 여성으로 류마티스 관절염은 배제되었지만, 현저한 우측 무릎 종창(a)과 열감이 반복되었다. 관절액은 기본적으로 황색이었으며, 약간 점도가 낮고, 출혈성(hemorrhagic)으로 흡인을 지속하면 혈성이 되었다(b). 관절염 조절을 위해 류마티스 내과에 의뢰하였다.

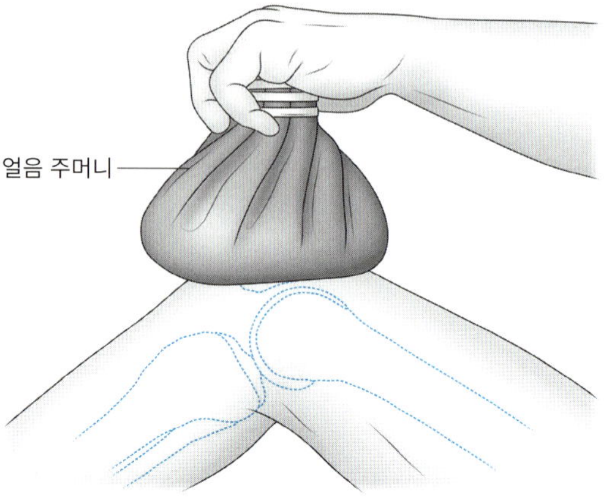

그림 4. 환부의 냉각.

다양한 냉치료가 있지만, 너무 온도가 낮으면 저온화상의 위험이 있다. 안전하게 반복하는 것이 중요하므로 얼음주머니를 권장한다. 열감이 있을 때 반드시 냉각을 해야 하는 것은 아니다. 특히 개선 경향을 보이면, 오히려 보온이 중요하다.

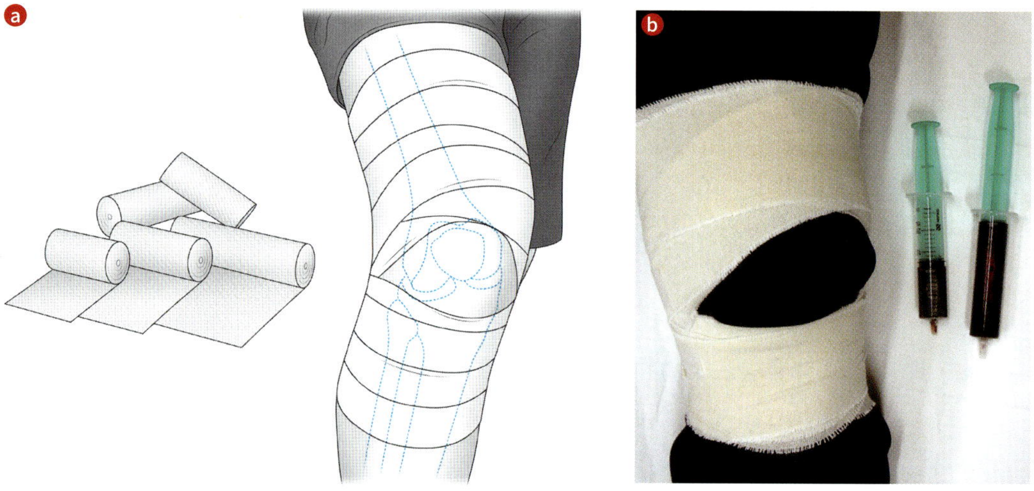

그림 5. 슬관절 수종의 압박 처치.

냉각과 동시에 중요한 것이 압박이다. 반복되는 슬관절 종창에 대해 압박 없이 냉각만으로는 조절이 되지 않는 경우가 많다.

a: 압박용 붕대가 별도로 판매되고 있지만 일반적인 압박붕대로도 가능하다.

b: 관절 혈종을 보이는 환자에 대해 배액한 혈종과 압박붕대로 타이즈 위에서 압박한 것이다.

조절의 관건은 압박붕대로 관절을 압박하고, 목발 보행으로 체중 부하를 낮추는 것이며 무엇보다 환자의 자각과 노력이 필요하다.

급성 부종의 경우에는 스테로이드의 관절 내 투여도 검토해 볼 수 있으나 이는 다른 방법으로 조절이 되지 않는 경우에만 고려한다. 작용 기간을 고려하면 트리암시놀론triamcinolone이 효과적이라고 할 수 있다. 그러나 트리암시놀론은 작용 기간이 길어 장기간 조직치유능력 저하를 유발한다. 또한 적정한 투여 용량이 불명한 부분도 많다. 따라서 잦은 주사는 매우 신중해야 하며, 최소한 6개월 간격을 두어야 한다. 또한 효과가 극적이므로 환자가 자신의 상태를 낙관할 수 있다. 이러한 역효과로 오히려 병태를 악화시킬 위험성도 있다. 필자의 스테로이드 관절 내 주사는 20년 동안 단 3회뿐이었다.

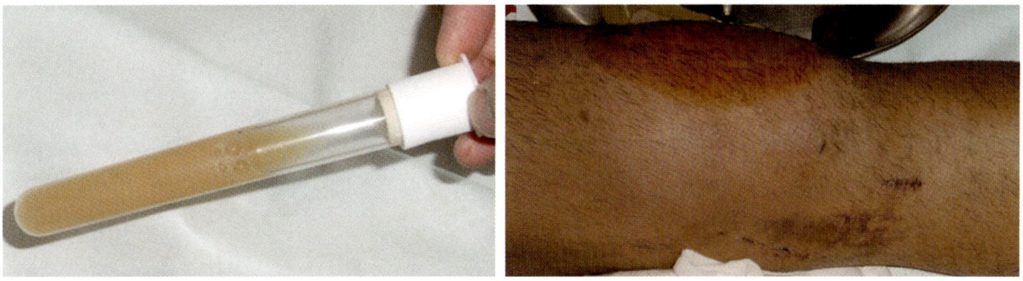

그림 6. 수술 후 감염이 의심되는 관절염. 수술 후 1개월 반. 관절액이 백탁을 보이며, 검사에서 백혈구가 현저히 증가되었지만, 세균이 검출되지는 않았다. 이후 양호한 경과를 보였다.

좀처럼 관절 부종이 조절되지 않는 경우 류마티스 관절염으로 대표되는 교원병의 증상 중 하나인 부종이 나타날 수 있다. 또한 감염증, 결정성 관절염(통풍·가성통풍)의 여부를 확인해야 한다. CBC, CRP, anti-CCP antibody, 항핵항체 등의 혈액 검사를 실시한다. 필요하다면 관절액의 세균, 결정의 존재 등도 검사한다. 또한, 다른 부위의 관절염 유무를 확인하는 것도 중요하다. 조절되지 않는 관절염인 경우에는 진단의 확정이 중요하다. 또한 이 증례는 "일반적인 관절염과는 다르다"라고 느껴지는 감성적인 면도 중요하다고 본다. 부종이 치료되지 않는 관절염의 경우, 류마티스 내과에 약물치료를 의뢰하기도 한다.

관절 삼출액이 백탁을 보이는 경우도 종종 있다. 검사에서는 백혈구가 매우 증가한 소견을 보이지만 세균 배양검사에서 감염이 배제되는 경우가 대부분이었다. 이러한 급성 관절염의 배경 원인에 대해서는 아직 불분명하다(그림 6).

만성관절염 증상

급성관절염의 증상이 개선되고 부종이 사라졌다 해도, 특히 X-ray에서 knee OA 소견을 보인 경우 열감, 경도의 종창이 지속되는 경우가 있다. 만성관절염 상태이다. 이러한 상태가 장기간 개선되지 않으면 연골 마모가 급격히 진행된다. 최대한 조기에 이러한 상태를 벗어나야 한다. 이와 같이 knee OA의 진행에 대한 연골의 퇴행성 변화와 관절 염증의 복잡한 기전이 보고 되었다(그림 7). 이러한 증례에서는 일상 중의 활동성이 기본적으로 높은 경향이 있다. 또한 관절염을 일으키기 쉬운 유전적인 요인이 있는 증례도 있다. 혹은 인지하고 있지만 활동을 중단할 수 없거나 늘리려는 사정도 있다. 이런 증례에 대해서는 예방적인 약물 복용과 지속적인 히알루론산 주사를 시행한다. 그러나 잘 조절되지 않으면, 연골 마모가 진행되고 치유되지 않는다. 만약 조절이 잘 된다고 해도 오랜 기간이 지나면 OA는 진행된 경우가 많다(그림 7)[6)]. 불가피한 관절면에 대한 역학적 부하에 의해 연골이 마모된 것이다. 무릎 통증을 잘 치료해도 일반적으로 1년 후 관절 간격 협소화가 진행되는 것이 대부분이다(그림 8).

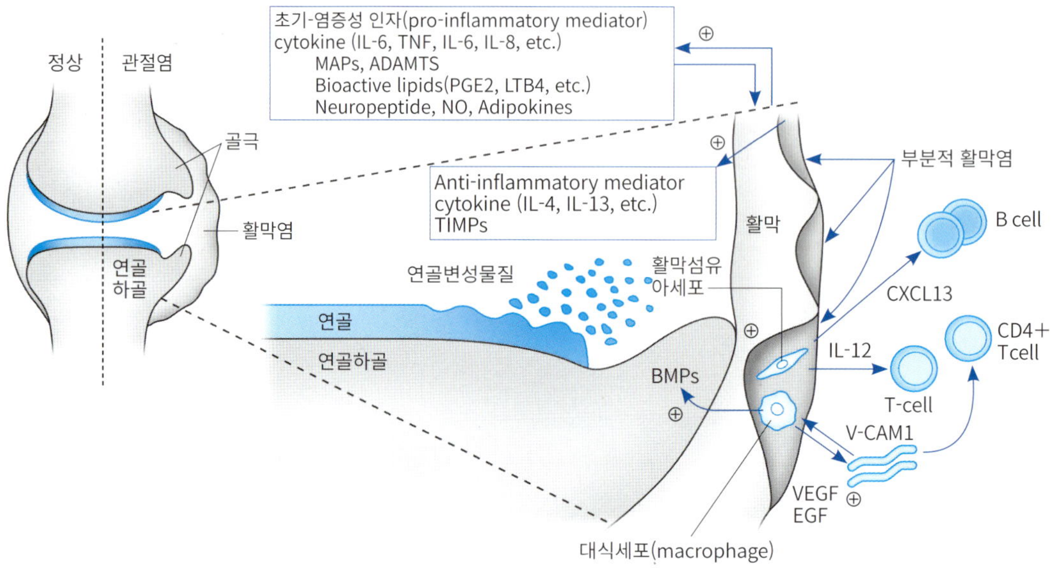

그림 7. Knee OA의 염증 매커니즘. OA는 연골의 퇴행성 변화(변성, degeneration)로 인한 관절 질환이며, 관절내의 염증은 역학적 요인과 작은 외상으로 인한 연골 마모 입자(cartilage wear particle)의 발생 및 환자의 염증 소인 등에 의해 유발된다[6]. 그러나 관절내 염증만으로 통증을 충분히 설명할 수는 없다.

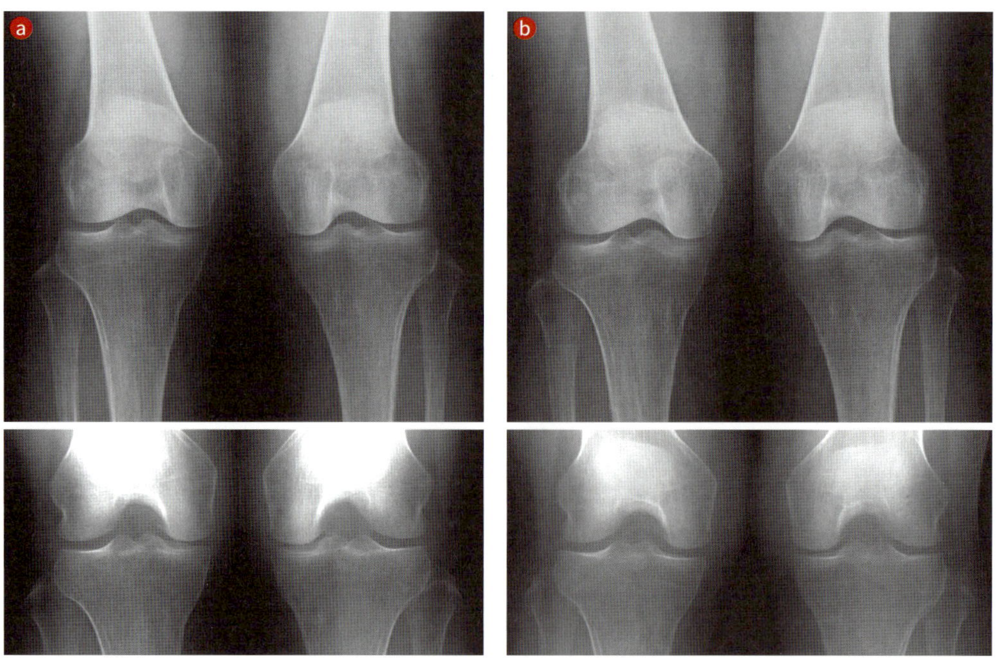

그림 8. 약해진 연골의 마모. 48세, 여성으로 증상은 진행되지 않고, 연골 마모가 명확했던 증례를 검색하여 적당한 예를 발견하였다. 엄밀히 보면, 증상이 안정되어 조절되어도 관절 간격의 협소화가 진행된 증례가 대부분이었다. 매우 드물게 X-ray에서 knee OA가 경도인 증례에서는 진행을 보이지 않았다.

a: 초진 시 standing X-ray, b: a의 2년 1개월 후 standing X-ray. 관절 간격 협소화는 진행되지 않았다.

Column

Knee OA의 관절내 염증과 무릎 주변의 건부착부병증 enthesopathy(그림 9)

무릎 통증의 단계별 분류, 관절통은 통증 발생 구조를 단계별로 파악할 수 있어야 하며, 관절 내부와 외부를 구분해 치료해야 한다(그림 10).

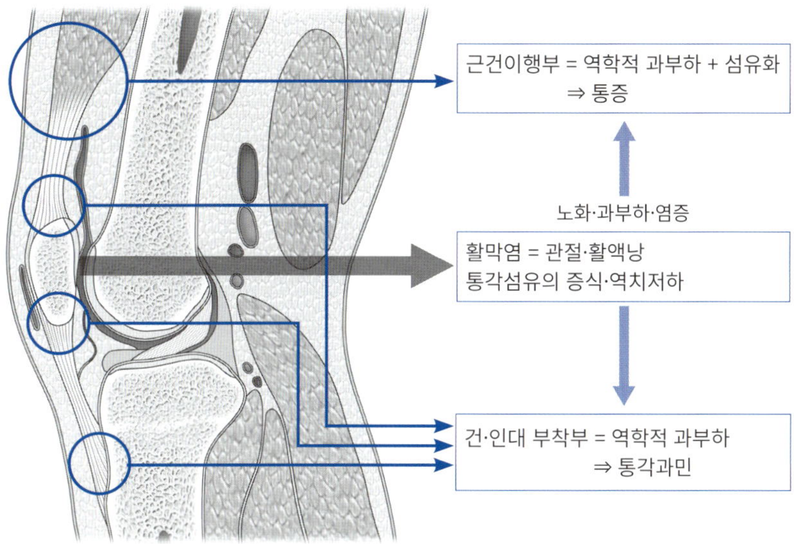

그림 9. 무릎 전방의 통증 유래 조직.

건 · 인대 부착부병증으로 인한 통증 발생 기전에 해당한다. 노화, 과부하, 외상 등의 자극이 가해져 관절내 다양한 활막염을 유발하며, 주위 조직의 통증 역치가 낮아진다. 동시에 통증 관절을 지탱하는 조직에 과부하가 발생해 더욱 통증을 쉽게 느끼게 된다. 관절내 염증이 안정되어도 주위 조직에 발생한 통증이 해소되지 않는 경우도 적지 않다. 이러한 통증 발생 부위가 건 · 인대 부착부와 근건이행부이다.

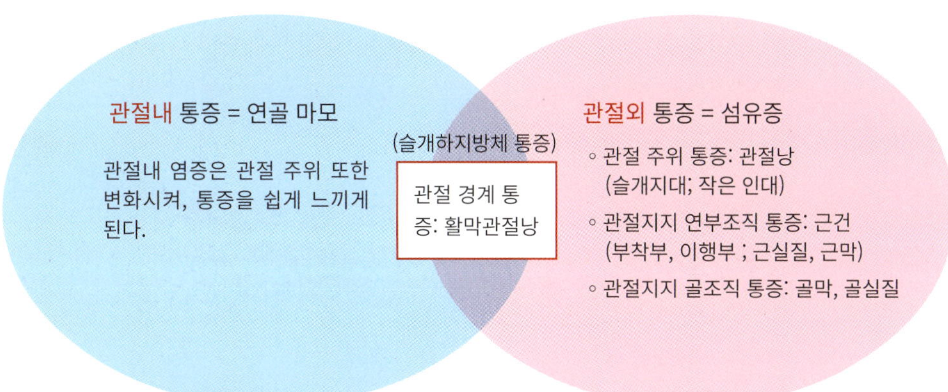

그림 10. 무릎 통증의 단계별 분류.

관절통은 통증발생 구조를 단계별로 파악하여, 관절 내부와 외부로 구분해 치료해야 한다.

무릎 전방 통증

슬개골 주위 통증 – 활막연골이행부Synovium-cartilage junction 통증

통증 유래 조직 파악을 위해 국소마취제(리도카인)나 히알루론산 제제를 관절강내에 주사하여 일시적으로 통증이 개선되는지 확인하는 것이 중요하다. [리도카인 테스트(p. 33 칼럼 참조][7]. 관절강내에 국소마취제를 주사했을 때 일시적으로 통증이 소실되면 관절을 감싸는 활막에서 통증이 유래했다고 볼 수 있다. 한편, 같은 환자에서도 무릎 통증이 관절염의 개선으로 인해 그 통증의 특징이 변할 가능성이 있고 또한 그런 경우가 드물지 않다는 것을 이해할 필요가 있다(무릎 전방 통증 유래 조직과 염증의 질적 변화).

통점pain spot 스트레칭의 효과가 가장 높은 통증은 슬개골 주위 통증이며, 또한 슬개골 주위 통증은 무릎 통증에서 가장 흔하다. 만약 knee OA가 X-ray 상 내측에서 뚜렷한 내측형 혹은 외측에서 뚜렷한 외측형 일지라도, 무릎에 가해지는 하중을 받는 굴곡·신전 동작에서 통증을 호소하는 경우에는 무릎 전방통증, 즉 슬개골 주위 통증을 보이는 경우가 많아 치료가 필요하다.

슬개골을 여덟 방향에서 중심을 향해 천천히 통증이 유발될 때까지 움직이면 증례에 따라 상이한 방향과 강도에서 통증이 유발된다. 이러한 통증의 대부분은 국소마취제를 관절강내 주사하면 일시적으로 통증이 소실된다(그림 11).

슬개골 이동 스트레칭(8 방향)과 무릎 전방통증

관절 내 마취제 주사를 통한 통증 소실에는 경향이 있다. 슬개골 아래에서 위로 스트레칭할 때의 통증은 거의 소실된다. 위에서 아래로 스트레칭할 때의 통증이 잔존하는 경우가 있다. 일반적으로 슬개골을 아래에서 위(하내측, 하외측 포함)로 이동시킬 때 유발되는 통증이 가장 흔하며, 강도도 높다. 이와 같은 유발통은 활막연골이행부의 통증으로 이해해야 할 것이다(그림 12). 그러

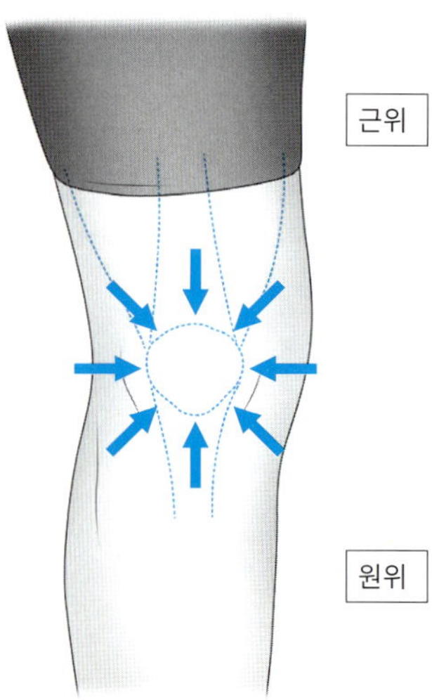

그림 11: 8 방향의 수동적 슬개골 이동동작과 부위에 따른 유발통 유무 및 통증의 정도 차이

나 경험상 히알루론산 관절강내 주사나 진통제 복용으로는 이러한 통증이 장기적으로 개선되지 않았다. 이런 경우는 슬개골의 통점 스트레칭의 효과가 매우 높다. 배경을 고찰해보면, 통증이 발생하는 부위는 슬개골 주위 활막연골이행부가 타당할 것이다[8)]. 활막주름synovial fold 조직을 포함한 활막연골이행부의 섬유화와 일종의 유착이 발생 기전으로 생각된다. 이러한 변화는 관절에 나타난 염증, 명확한 관절염 증상을 동반하지 않아도 반복된 운동, 연령 증가 등에 의해 발생할 것으로 보인다.

슬개골을 위에서 아래로 스트레칭할 때 통증은 국소마취제의 관절 내 투여로는 소실되지 않는 부분이 있다. 따라서 위에서 아래로의 스트레칭 유발통에는 활막 슬개골 이행부 외에서 유래된 통증이 동반되었을 것으로 추측된다. 슬개골을 위에서 아래로 스트레칭할 때 통증을 보이는 경우에는 한 손으로 슬개골의 하방 이동을 막고 위에서 슬개골을 누르면 통증이 재현되기도 한다(그림 13). 즉, 대퇴근건의 슬개골 부착부나 슬개골 골막에서 압통이 나타난다(골막통periostalgia). 이러한 경우, 보다 근위의 대퇴직근이나 광근vastus에 압통이 적지 않게 확인된다(근근막성 통증).

그림 12. 통점 스트레칭
8방향으로 슬개골을 이동(수동적)시킬 때, 유발통이 있는 부위에는 각각의 패턴과 의의가 있다. 이러한 이동동작(통점 스트레칭)이 무릎 통증의 진단과 치료에 매우 중요하다.

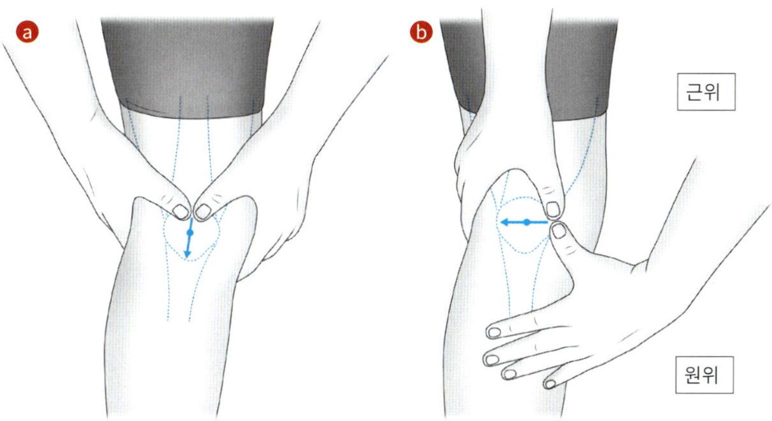

그림 13. 통증 유발부위의 특정. 8방향으로 슬개골을 수동 이동시키며, 각 방향의 통증 유발 조직에는 골막, 슬개골의 활막 등이 있다. 특히 슬개골 근위부에서 이동시 통증이 있는 경우가 있다. 이 때 한쪽 손으로 슬개골의 하방이동을 막고, 위에서 슬개골을 풀어주듯이 아래로 눌러본다. 이 때 통증이 유발된다면, 통증 발생 조직은 대퇴근막의 슬개골 부착부로 판단한다.

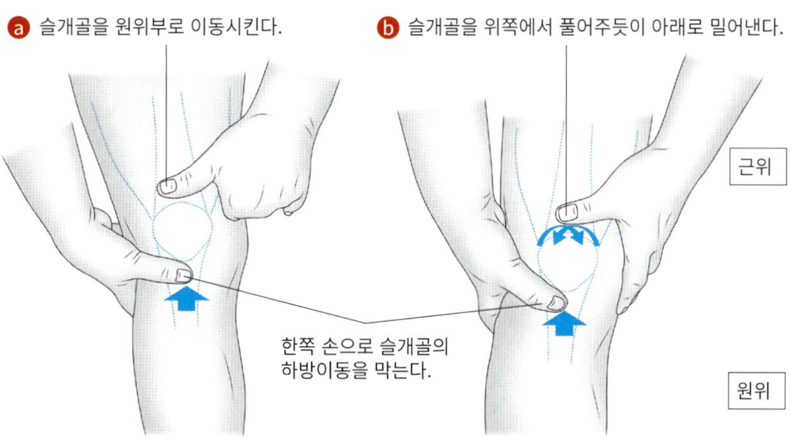

근근막성 통증을 개선하기 위해서는 이른바 마사지와 근육간 혹은 근막 부착부의 압통점을 풀어주거나 지압하는 것이 효과적이다. 또한 근육 자체의 강한 마사지가 효과적이다. 서거나 엎드린 자세에서 무릎 앞면을 늘이는 일반적인 스트레칭이 필요하다. 대퇴사두근에서 유래하는 통증에 대해서는 근근막 조직의 스트레칭이 중요하며, 대퇴직근이 굴곡작용을 하는 고관절도 포함해 스트레칭하는 것이 기본이다. 근근막성통증에 대해서는 한냉 시·야간에 하지 전체를 보온해야 한다. 수면장애가 동반된 경우에는 증상이 있을 경우 진통제 복용도 효과적이다.

^활막연골이행부Synovium-cartilage junction와 외측지대lateral retinaculum의 통증이 혼합된 경우 슬개골을 외측에서 내측으로 이동시킬 때 통증이 가장 심하게 나타난다. 슬개골 하외측에서의 스트레칭은 슬개골의 가동성이 없어도 심한 통증을 호소하는 경우가 적지 않고, 통증 완화의 효과가 크다. 외측지대는 외측광근근막, 대퇴근막긴장근·장경인대, 외측근간중격lateral intermuscular septum 복합체의 일부로 여겨지며, 이 부위 통증의 개선에는 대퇴근막긴장근·장경인대의 스트레칭이 필요하다. 대퇴의 외측, 대퇴근막긴장근의 압통 부위를 근위에서 원위로 풀어주고 지압하는 방법이 있다. 물론 근육 자체의 스트레칭 운동도 포함시키는 것이 좋으나 쉽지는 않다.

슬개골을 내측에서 외측으로 이동시킬 때 통증이 가장 심하게 나타나는 경우도 있다. 내측 슬개지대의 통증과 슬개골 하내측의 활막슬개골 이행부 통증이 혼합된 경우가 흔하며, 하내측에서 통점 스트레칭하고, 슬개지대를 따라 지압하는 것이 효과적이다. 내측 슬개지대의 원위 부착부위는 경골골막에 이행된다. 따라서 골막의 압통부위(내측 슬개지대)의 지압이 효과적이다.

경골 근위부 전내측의 통증은 내반슬에서 빠른 보행 시 통증이나 만성적인 통증을 유발하는 원인(부위)이다. X-ray에서 OA 소견이 없어도 통증이 발생하는 부위이며, 내측형 OA에서도 이 부위에 압통이 흔하다. 중등도 이상의 내측형 OA에서는 이 부위에 골극이 형성된 경우가 많고, 골극 부위 지압이 통증 완화에 효과적이다(그림 14).

무릎 전방 통증에서 빠뜨릴 수 없는 것이 슬개건의 압통이다. 압통 자체는 건측에서도 흔히 관찰되며, 통증이 느껴지는 경우 슬개건 긴장도가 증가되어 있음을 의미한다. 이 기전에는 슬개하지방체의 섬유화와 통각 역치의 저하가 있을 것으로 보인다. 스트레칭이 효과적이며, 양쪽 엄지 손가락을 겹쳐 압통 부위의 단단한 부분을 풀어주듯이 누른다. 내·외측으로 살짝 흔들리듯 움직이면(풀어주면) 효과적이다(그림 15). 많은 경우 슬개건 외측의 긴장도가 높고 통증이 있다. 그러나 슬개하지방체의 종창이 동반되어 자발통이 있는 경우 별도의 치료가 필요하다.

슬개건염(증)

점프를 반복하는 종목의 선수에서 흔히 발생하는 질환이다. 필자는 배구 선수에서 경험한 적이 많았으며 몸이 뻣뻣한 선수보다는 오히려 몸이 유연하다는 인상을 받았던 선수에서 많이 경험하였다. 그 밖에 축구 선수나 야구 선수에서도 경험이 있지만 그중에는 힘줄의 염증이 반복되어 유착 혹은 조직의 팽윤이 동반되어 경직되거나 위약해져 통증을 호소한 선수도 있다. 어떤 증례

그림 14. 진행 말기의 관절증.

내측형 관절증이나 내반변형이 있는 무릎에서는 경골 전내측 근위에 강한 통증을 호소하고, 경골 전내측에 강한 압통(a, 별표)를 보일 때가 적지 않다. 특히 진행 말기의 관절증에서는 이 부위에 골극이 형성된다(b, 화살표). 압통이 있는 골막은 내측슬개지대의 경골골막 이행부로 보인다. 한편, 골극 위의 압통은 활막 부착부로, 골극형성이 진행된 부위의 통증 역치가 저하된다.

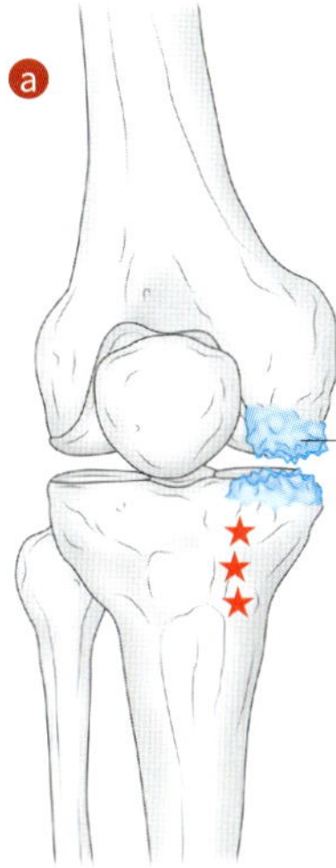

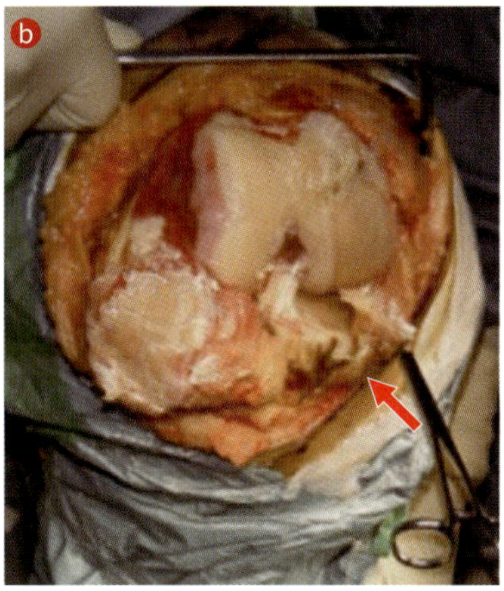

그림 15. 슬개건 마사지(풀기).

무릎 전방 통증을 호소하는 환자 중에는 슬개건을 풀어주듯이 누르면, 강한 통증이 유발되는 경우가 있다. 통증의 치료에도 이용되는 소견으로, 통증 시 대처 방법이기도 하다.

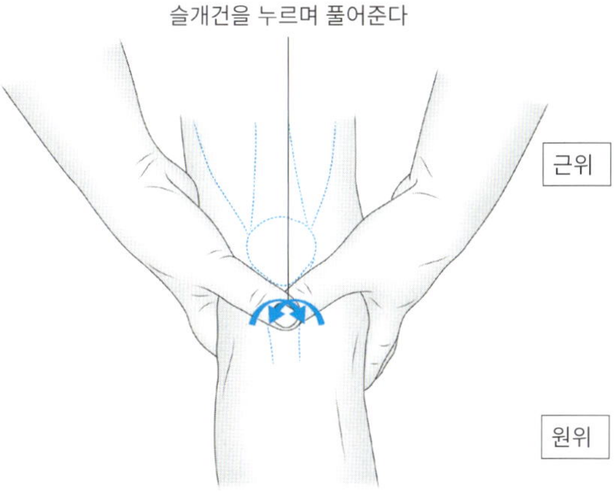

에서든 슬개건염의 본질은 슬개건의 근위나 원위의 슬개건 부착부병증이다.

슬개건염의 확정 진단 기준으로 널리 인정되고 있는 것은 없으며 "점프를 반복하는 운동선수의 슬개골 하극 부근의 통증" 등으로 애매하게 정의되어 있다. 이와 같이 특정 부위를 대상으로 특이적인 치료를 실시할 수 없기 때문에 광의의 슬개건염이라고 하고 싶다. 신전위의 통증으로 압통이 발생하는 병태는 다양하게 존재한다. 필자는 임상적으로 한발 무릎 굴곡 동작에서 무릎 전방 통증이 있고, 신전위와 굴곡위 모두에서 슬개골 하극 부근에 압통을 보이는 예를 협의의 슬개건염으로 명명하였으며 MRI에서 슬개건의 근위 부착부에 건의 변화 소견이 관찰되면 협의의 슬개건염이라고 확정진단한다. 건의 변화 중, 건의 부종이나 슬개건·슬개하지방체 사이의 유착은 특이성이 낮지만, 슬개건 근위단 후면의 고신호 영상이나 부분 파열 소견은 확정진단의 근거가 된다(그림 16). 건염이라고 해도 조직학적으로는 염증소견이 적은 '부착부병증'이다. '–증'이라고 표현해야 한다.

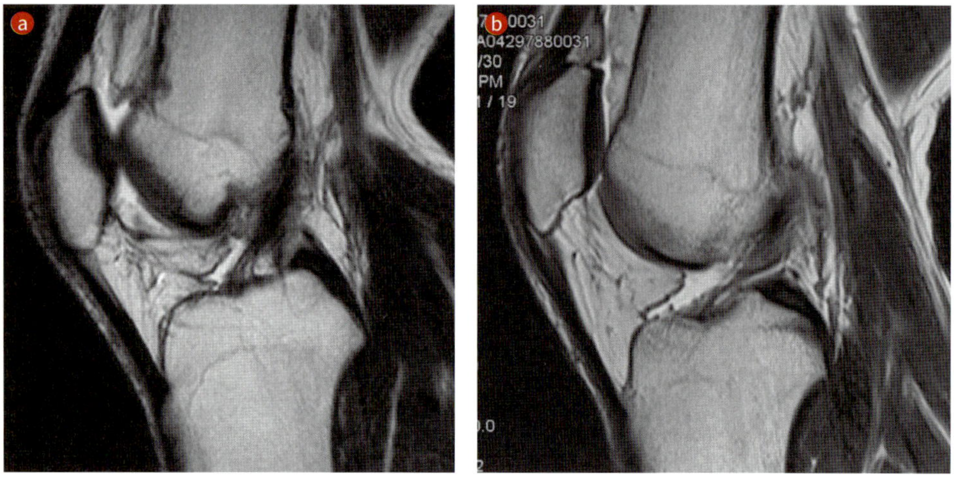

그림 16. 협의의 슬개건염이 의심되는 환자의 MRI 영상.

점프를 반복하는 스포츠에 참여하며, 점프의 착지 시에 무릎 전방 통증을 호소하는 환자 중 무릎 신전위와 굴곡위 모두에서 슬개건 근위부에 압통을 보이는 경우를 협의의 슬개건염이라고 한다. 이와 같은 환자의 MRI sagittal image 영상에서는 슬개건 부착부 후방이 고신호 영상을 보이거나 슬개건의 후방 부분 파열이 의심되는 소견을 보이는 경우도 적지 않다.

a: 슬개건 부착부 후면의 고신호영상
b: 슬개건 근위단 후면의 파열 소견. 부착부의 파열이 슬개골 하단을 지나 전방까지 이른 것으로 보인다.

그림 17. 10%의 장력을 슬개건에 가했을 때 슬개골과 이루는 각도의 변화에 따른 장력의 분포와 크기.

슬개골과 슬개건의 각도가 증가하면, 전체 장력이 증가한다. 특히 슬개건 부착부 후방에서 장력의 증가가 현저하다. ⊗는 슬개골의 회전 중심이다. 굴곡을 증가시키면, 슬개건 근위 부착부, 특히 후방의 부하가 증가한다.

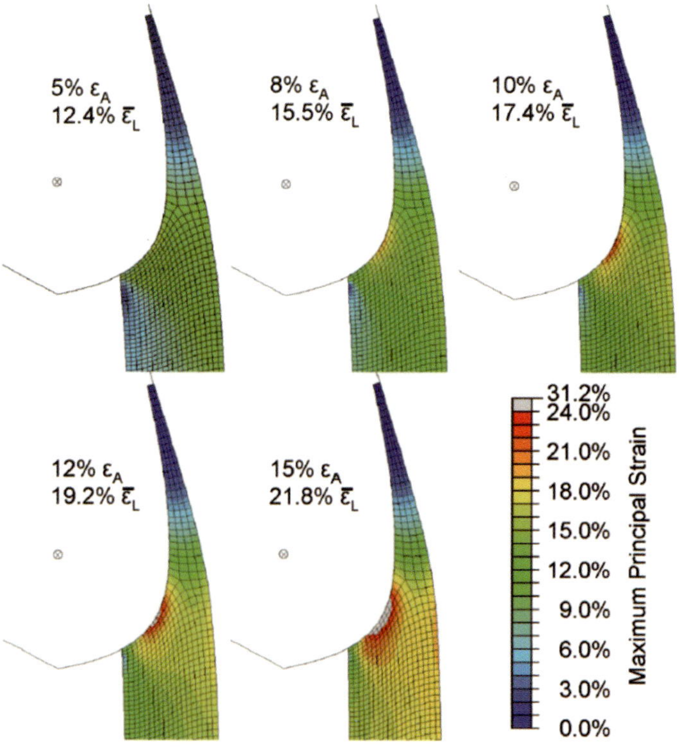

(Lavagnino M, et al. Patellar tendon strain is increased at the site of the jumper's knee lesion during knee flexion and tendon loading: results and cadaveric testing of a computational model. Am J Sports Med 2008; 36:2110-8 전제)

병변은 부착부 후면에서 발생하여 주위의 활막(슬개하지방체)의 염증을 동반해 통증이 유발되며, 통증과 함께 후면부터 건조직의 손상, 파열이 진행된다(그림 17)[9]. 이른바 부착부병증 Enthesopathy이다.

현재까지의 경험상 슬개건염의 치료 효과와 지속성은 MRI의 슬개건 후면의 파열 유무와 범위에 의해 결정된다.

오스굿씨 병Osgood Schlatter disease

무릎 신전기구의 과부하로 인해 사춘기에 발생하는 슬개건 원위부착부인 경골조면의 병변에는 오스굿씨 병이 유명하며, 그 배경에는 무릎 신전기구의 단축이나 경직, 하지의 회전정렬 이상이 지적된다. 난치성 소아 증례에서는 압통이 슬개건 원위부착부보다 원위의 골막에서 보였으며, 타 병원에서 시행한 일반적인 치료로 개선되지 않았다. 1~2개월 동안 골막을 지압하여 통증이 개선되었고 스포츠 활동에도 지장이 없게 되었다. 또한 오스굿씨 병이 고등학생 이후 사춘기에 발생한 경우, 박리된 원위 골막이 골성 성장하여 부착부에서 위관절 양상의 통증을 유발하기도 한다. 이런 경우 골편을 절제하여 경기에 복귀할 수 있었다. 아직 소아 사춘기의 오스굿병이 성인까지 문제를 일으킨 경험은 없다(그림 18).

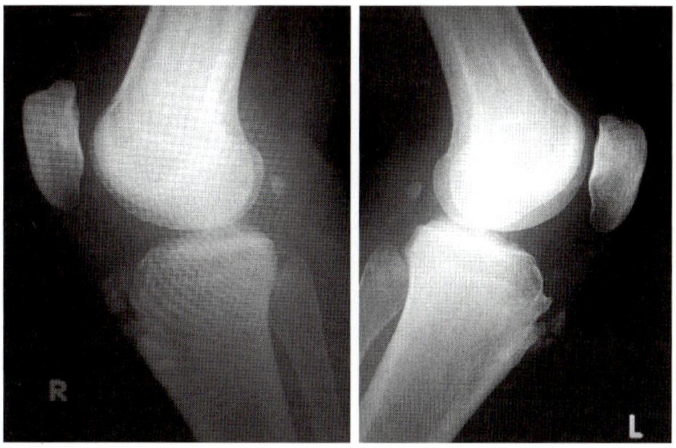

그림 18. 오스굿씨 병 증례

18세 여성. 배구선수. 현재 무릎 및 경골 조면의 통증은 없다.

Column

운동선수에서 슬개골 스트레칭 방법(그림 19)

운동선수의 점프와 착지 동작에서 무릎 전방 통증이 흔하다. 운동 중에는 매우 강한 힘이 무릎 신전기구에 가해진다. 주로 슬개골 주위 통증으로, 활막슬개골이행부의 통증으로 보이는 경우가 흔하다. 그러나 일반적인 통점 스트레칭으로는 통증이 유발되지 않을 수 있다. 이런 경우에는 양손으로 가볍게 무릎을 올려 20° 정도 굴곡시킨 자세에서 슬개골을 하방 혹은 하내측, 하외측에서 양엄지로 이동시킨다. 이 시점에서는 통증이 유발되지 않을 수 있다. 슬개골을 이동시킨 채로 천천히 무릎을 신전하면 강한 통증이 유발되는 증례가 있다(그림 19). 이러한 술기로 셀프케어를 시행하여 무릎이 무겁고 아픈 것이 소실되기도 한다. 이를 '스포츠 통점 스츠레칭'으로 지도하는 경우도 있다. 가벼운 굴곡 자세에서의 슬개골 스트레칭 또한 동일한 효과를 보일 수 있다.

그러나 이러한 증상을 호소하는 운동선수는 약한 정도의 관절염 증상을 먼저 조절하는 것이 중요하다. 따라서 시행 전에 히알루론산의 관절강내주사나, 예방적인 COX-2 저해제를 투여하여 염증을 억제할 필요가 있다. 또한 협의의 슬개건염의 증례에서는 이러한 슬개골 스트레칭의 효과가 적다. 기본적인 슬개골의 가동성을 획득하고 유지해야 한다. 그러나 슬개골의 가동성을 회복하는 것만으로는 협의의 슬개건염 통증을 해소할 수 없다.

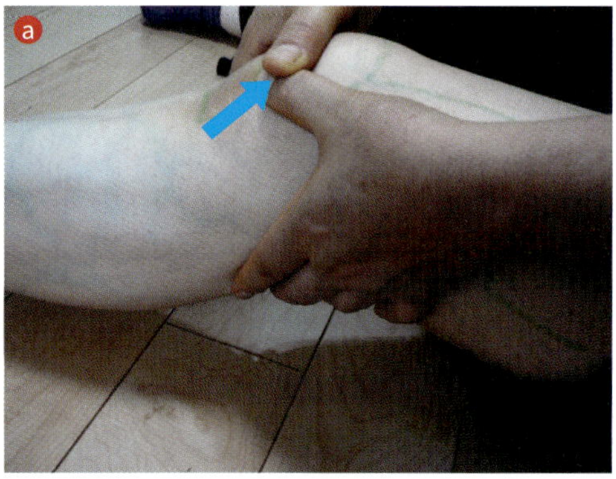

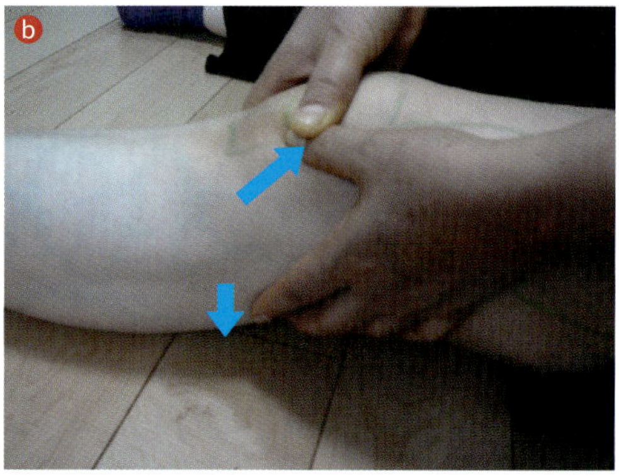

그림 19: 스포츠 통점 스트레칭의 술기.

운동선수에서는 무릎 전방 통증을 호소하지만, 이른바 8방향 슬개골 통점 스트레칭 조작에서는 유발통이 없을 수 있다. 그러나 이러한 환자의 무릎을 경도 굴곡위에서 주로 원위에서 근위 방향으로 슬개골을 이동시키면 통증이 유발되는 경우가 있다(a). 또한 무릎을 경도 굴곡위에서 슬개골을 근위로 이동시킨 상태에서 무릎을 수동적으로 신전시키면(b), 강한 유발통이 있다. 이러한 술기를 환자 스스로 익히게 하면, 매우 효과적으로 통증을 조절할 수도 있다. 이러한 술기를 '스포츠 통점 스트레칭'이라고 하며, 선수들에게 지도하고 있다.

Column

건·인대 부착부통증·골막통에 대한 체외충격파치료(ESWT)의 효과와 가능성 고찰

건·인대부착부병증, 이른바 골막통(periostalgia)의 치료에 고심하고 있다. 골막의 지압으로 통증이 경감될 수 있지만 그 효과가 길지 않다. 또한 지속되는 통증도 드물지 않다. ESWT(extracorporeal shock wave thearapy)는 이러한 골막통에 효과가 있을 것으로 예상된다. ESWT의 효과에 대한 근거는 늘어나고 있으며, 족저근막염에 대한 효과가 널리 알려져 있다. 그러나 족저근막을 감싸는 구조가 복잡하여, 기타 치료법에 효과가 적은 통증이 ESWT를 통해 개선되는지에 대해 필자의 경험은 충분하지 않다. ESWT의 효과가 해부학적 혹은 통증 부위에 따라 해석 및 평가되기를 기대해본다[10), 11)].

슬개하지방체의 통증

무릎 전방통증을 호소하는 환자 중에는 피로, 야간, 한랭으로 인해 무겁고 불편한 통증을 호소하는 경우가 있다. 슬개골의 원위부에 종창을 보이며, 중앙으로 주행하는 슬개건을 지나 부어 있는 것이 관찰된다. 열감은 없다. 보통 NSAIDs 효과는 없다. 불쾌한 통증은 부하가 큰 동작으로 악화되며, 안정 시 통증이 있는 것이 특징이다. 종창은 슬개하지방체로 여겨진다(그림 20). 슬개하지방체로 인한 무릎 통증 중 유명한 것이 Hoffa 병이다[12)~17)]. 그러나 예전부터 유명한 Hoffa 병은 필자가 경험한 수많은 슬개하지방체염과는 상이했다. Hoffa 병 환자의 슬개건을 압박하면 유발통이 있다. 이러한 슬개하지방체 통증에는 압통 스트레칭이 효과가 없고 오히려 악화시킨다. 통증은 일반적인 동작시 통증과는 달리, 둔하고 무거운 안정 시 통증을 포함한다. 슬개하지방체에는 다수의 혈관과 신경이 분포되어 있어 무릎 내부의 조직 중 가장 통증에 민감하다[18)]. 지방체염이라는 전신성 염증성 질환도 언급되고 있지만, 부분적 염증으로서 슬개하지방체염도 거론되고 있다. 지방체성 관절염Adipose Tissue in Knee Osteoarthritis[19),20)]이라는 개념도 있다.

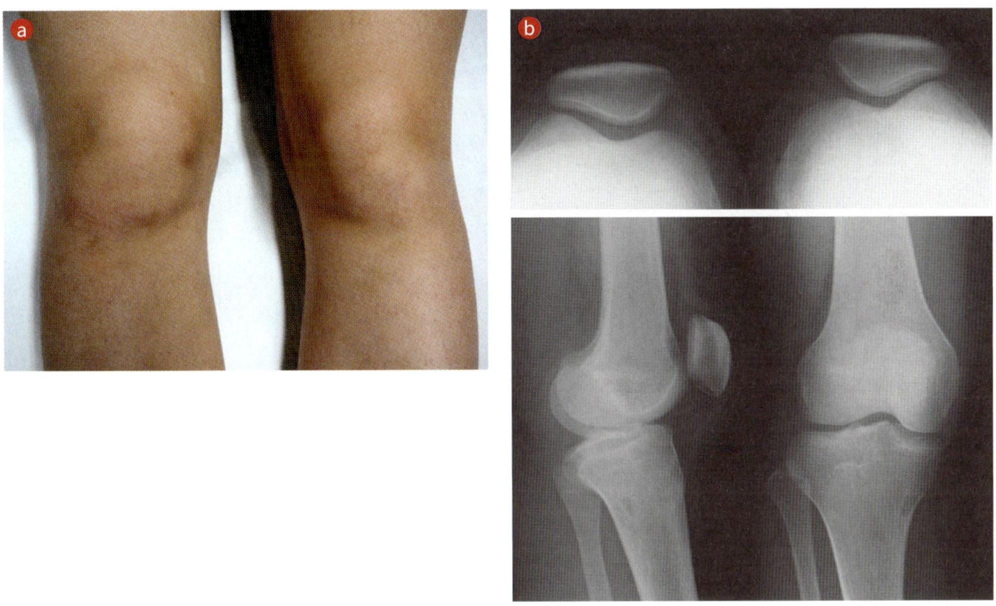

그림 20: 프레가발린(Lyrica®)투여로 효과가 있는 슬개하지방체 유래 의심 통증

고등학교 3학년, 여성. 중학교 2학년때 스키를 타다가 우측 무릎 염좌 발생 후 통증 지속. 우측 다리에 힘을 줄 때마다 아팠고, 겨울이 가장 심했다. 통증을 참고, 보조기를 착용한 채로 동아리에서 힙합 댄스를 계속하고 있다.

a: 시진에서는, 슬개건 양측으로 부종을 보였다. 관절의 열감이나 삼출은 없었다. Lyrica® 50mg, 1일 1회 투여하여 불쾌한 통증이 호전되었다.

b: 단순 X-ray. 슬개골 외방경사가 뚜렷하다. 기타 이상 소견은 보이지 않았다.

Column

슬개하지방체의 통증 치료

필자는 슬개하지방체(IFP)의 통증을 신경병증성 통증으로 판단하여 프레가발린(Lyrica®)을 투여하였다. 초기 수년간 지방체염 의심 환자에게 용법용량에 따라 75mg을 처방했다. 그러나 심한 부작용, 어지러움, 졸림 등의 증상으로 인해 복용을 지속할 수 없었다. 이때문에 25mg을 2회 복용하게 했고, 통증은 있었지만 불쾌감은 개선되었다. 그 이후 수년간 Lyrica®를 투여하며 무릎 통증은 지속되어도 불쾌감이 소실되어 근력을 강화시킬 수 있었다. 현재 통증은 있지만 부하가 과도해지거나, 온도가 내려가지 않으면 용인 가능한 수준으로 안정되었다. Lyrica® 또한 거의 복용할 필요가 없어졌다. 간혹 슬개하지방체염이 의심되는 환자가 내원하는 경우 예외 없이 Lyrica®를 복용하면 불쾌한 통증이 개선되는데 도움이 되었다. 이러한 슬개하지방체염의 남녀비는 동일했으며, 연령은 10~50대에서 폭넓게 관찰되었다.
슬개하지방체는 무릎 신전기구의 일부로 무릎 전면의 쿠션 등으로 기능하며, 관절염에서 병태나 통증 기전에 대해서는 명확하지 않은 부분이 많다. 슬개하지방체에는 신경 · 혈관이 풍부하며 외상이나 수술 후 또는 연령증가에 따라 유착이나 섬유화가 발생하여 통증을 유발한다. 그러나 통상 단단하게 붓는 경우는 많지 않다. 슬개건 상부를 마사지하면 증상이 개선된다. 필자는 슬개하지방체염이 상당히 특이적인 무릎 통증이라고 생각한다.

대퇴사두근으로 인한 무릎 전방 통증

대퇴사두근 중 광근(내측, 중간, 외측)은 단관절·항중력근이다. 단관절근육은 피로로 인한 통증이 쉽게 발생한다. 장시간 서있거나 걸으면 피로로 인해 통증이 발생할 수 있다. 광근에 따라 압통 부위가 달라진다.

내측광근에서는 원위 대퇴골 부착부, 내측광근 중격부, 내측광근의 내연medial margin을 따라 압통이 있고, 근위 정지부를 따라 근위 외측으로 압통 부위가 이행된다(그림 21). 고령자에서는 내층광근의 원위 부착부에 강한 압통을 호소하기도 한다. 점프를 반복하는 종목의 운동선수에서는 내측광근의 근위단에서 중간광근과 경계를 이루는 부분에서 근육 손상이 적지 않으며, 매우 근위 부분으로 무릎 통증과 감별할 필요는 없다. 중간광근의 근육통은 그다지 명확하지 않으나 내측광근 및 외측광근과의 경계부에 압통이 흔하다.

한편, 대퇴사두근 중에서 유일하게 다관절근인 대퇴직근의 무릎 통증 관련성은 불명확하지만, 대퇴근건의 슬개골부착부병증으로써 무릎 통증을 보이는 경우가 있다.

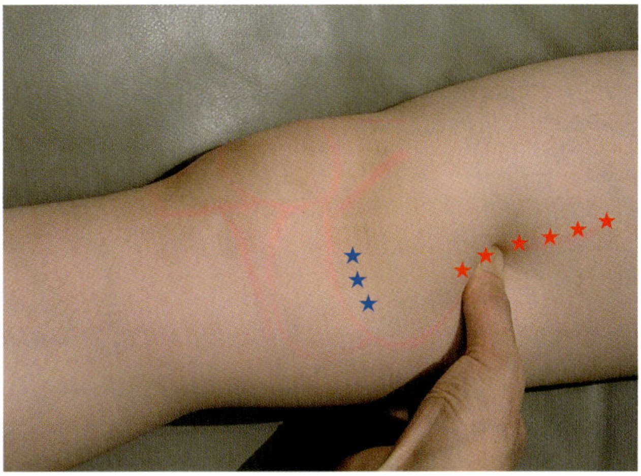

그림 21. 내측광근부착부 통증
내측광근에서는 원위 대퇴골부착부(★), 내측근 간중격부, 내측광근의 내연(★)을 따라 압통이 흔하다.

무릎 내측의 통증

내측형 무릎 관절염이 가장 흔하다. 인간은 이족보행을 하기 때문에 무릎 내측에 체중이 부하되면서 관절염이 명확하지 않은 사람에서도 내측에 통증이 많이 나타난다. 그러나 내측형 관절염이 반드시 관절 내측의 통증을 유발하는 것은 아니다. 필자는 환자의 증상에 따라 몇 가지 패턴으로 구별하여 치료하고 있다.

움직이기 시작할 때의 통증

이는 가장 흔한 통증으로 부위에 따른 특이성은 없다. 대부분 관절염 후의 활막 유착이나 섬유화로 인해 발생하는 무릎 신전기구 관련 통증이다. 또한 무릎 관절염의 정도가 진행하거나 고령이 되면 무릎 관절 주위를 지지하는 근육조직을 포함한 관절주위 조직의 유연성이 저하되어 움직일 때의 통증이 일상화된다.

보행시 전내측에 강한 통증

관절염의 X-ray grade에 관계없이 종종 관찰되는 증상이다. 꽤 심한 통증으로 필자도 한번 경험해 본 적이 있다. 해부학적으로는 내측슬개지대의 경골 전내측 근위부착부의 통증이다(그림 14). 전방이 아프다고 호소하는 경우도 있다. 기저에는 내반슬을 동반한 하중 부하의 축적이 있다. 환자에게는 과도한 움직임, 피로의 축적이 원인이라고 설명한다. NSAIDs의 복용은 거의 효과가 없다. 휴식 후에도 극적인 개선은 없다. 필자가 '골막통'periostalgia으로 보는 통증에 약물치료는 대부분 효과가 없다.

그러나 이러한 골막통periostalgia에 대한 '통점 스트레칭'의 효과는 크다. 그러나 여기서 말하는 스트레칭은 뼈 위의 압점을 누르는 '지압'이다. 통증을 참으며 5초 간격으로 1~2분 동안 부위를 바꿔가며 반복한다. 잠시 후 거짓말처럼 보행이 편해진다.

이 방법은 일시적으로 무릎 통증을 완화시키는 치료일 뿐이다. 따라서 내측 관절염의 진행에 따라 효과는 점점 저하된다. 한편, KL grade IV에서 연골이 소실되고 하중부의 뼈도 마모된 환자에서도 통증 완화 효과가 있다. 동일 부위의 통증은 이러한 '지압'으로 조절되는 경우도 자주 볼 수 있다(그림 22).

K-L grade의 진행을 막기 위한 노력, 즉 연골조직을 보존하기 위한 치료는 통증억제 치료와는 다른 차원의 문제이며, 오히려 양립하기 어렵다. 보존적 치료의 지속성을 높여 장기화하는 것이 무릎 관절염 치료의 중요한 목표이다.

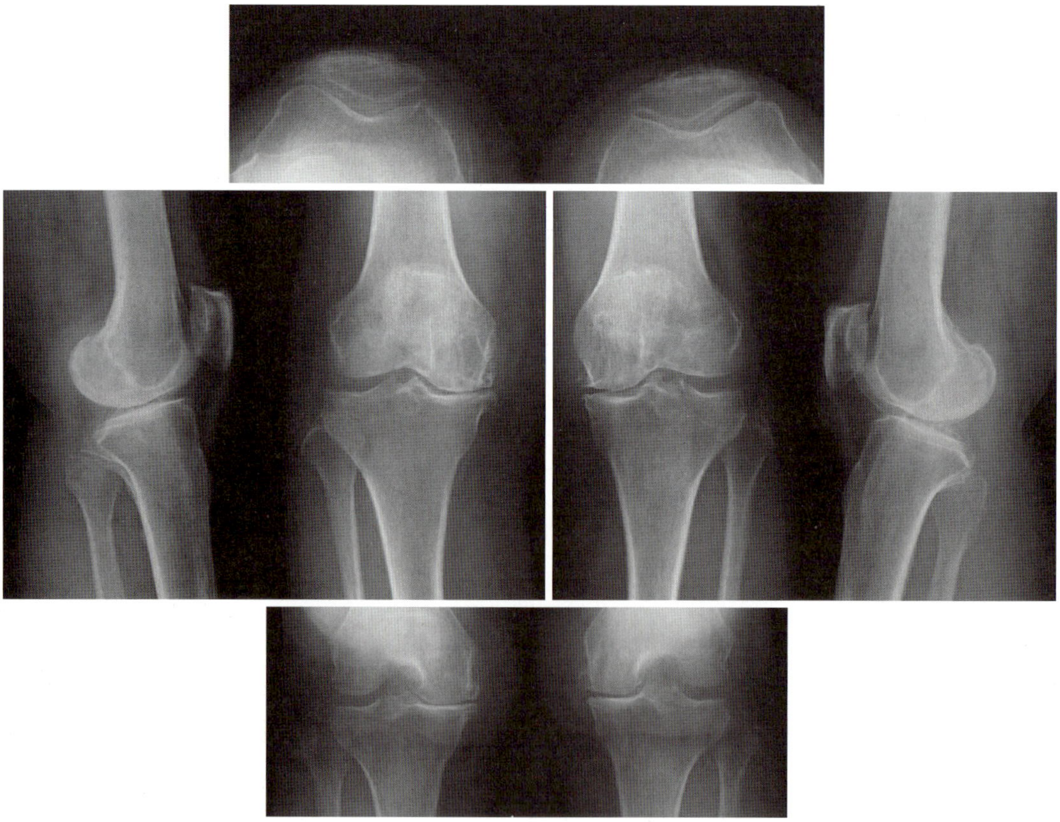

그림 22. 지압을 이용한 무릎 통증 조절

KL grade III~IV에서 연골이 소실되고 하중부의 골 마모가 진행되는 많은 환자 중에서도 통점 스트레칭의 통증완화 효과가 있었다. 이와 같은 환자는 정렬 변화가 심하지 않고 외측 thrust도 눈에 띄지 않는 경향을 보였다.
82세, 여성. 무릎 통증은 수년간 셀프 케어만으로 조절되고 있다.

Column

내측 관절간격의 압통

동경의치과대학의 내측형 관절염에 대한 TKA 수술 전 컨퍼런스에서 '내측 관절간격 부위 통증'이라고 대수롭지 않게 발표하는 의사가 종종 있다. 그러나 필자의 경험에서는 진성 내측 관절간격 부위 통증이 그다지 많지 않았다. 그리고 TKA의 적응증인 고도의 OA 환자에서는 특히 그 빈도가 낮다고 느껴졌다. 왜 이렇게 다른 것일까? 이는 관절간격의 압통에 대해 세심히 평가하지 않기 때문일 것이다. 실제로 중앙의 내측 관절간격 압통은 드물다. 관절 염증이 명확한 증례에서만 나타나기 때문이다.

내측 중앙의 간격에 심한 통증을 호소하는 환자에서는 간격의 5~10mm 정도 원위부, 즉 경골에서 심한 압통을 보인다. 이 부위는 MCL 심층의 경골 부착부로 판단된다. 섬유성 관절낭의 부착부이다(그림 23a). 이 곳의 강한 통증을 호소하는 증례의 공통점은 그다지 명확하지 않다. 관절염 증상의 소실 후에 나타나는 내측형 관절염(X-ray에서는 정상이어도)으로 인한 통증으로 해석된다. 인대골부착부병증으로 볼 수 있다(그림 23b)[21]. 이러한 통증 치료의 기본은 관절염증상의 조절과 압통점에 히알루론산 주사와 부착부 뼈의 지압이다. 통증이 매우 심하고 관절 내 주사로 일시적인 통증억제효과도 적어 곤란했던 경우도 있다. 하지만 통증을 유발할 심각한 질환이 없고 조절만 잘 된다면 큰 문제는 없다.

한편, 반월상연골 손상의 신체 소견으로, 관절간격의 압통은 McMurray test보다 민감도가 높은 검사로 보고되었다. 반월상연골 손상에서는 관절간격이 존재하므로 의미가 클 수도 있다[22]. 그러나 초기의 무릎 관절염에서도 MRI의 80%에서 반월상연골의 이상을 보이므로 반월상연골 손상 자체의 의의 또한 재고해야 할 것으로 보인다.

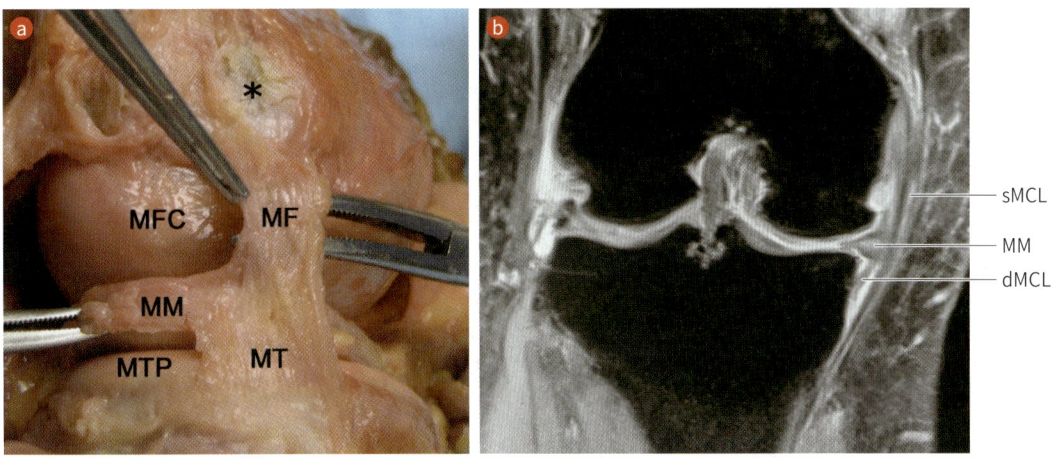

그림 23. MCL 심층 조직

a: 내측측부인대의 심층과 내측 구조, b: 무릎 관절염의 MRI

MFC: 대퇴골관절면, MM: 내측 반월상연골, MTP: 경골 관절면, MF: 대퇴골측 관상인대, MT: 경골측 관상인대

*: MCL 천층의 대퇴골 부착부, sMCL: 내측측부인대 천층, dMCL: 내측측부인대 심층

a (LaPrade RF, et al. The anatomy of the medial part of the knee. J Bone Joint Surg Am 2007;89:2000-10.

내측의 과부하로 인한 후내측 통증

무릎 신전각도가 유지되는 경우, 무릎 내측의 과부하로 유발되는 경골 전내측 통증을 흔하게 호소한다. 그러나 무릎 후방 내측의 강한 통증을 호소하는 환자도 적지 않다. 이러한 환자들은 관절염의 조절이 충분하지 않았고, 과체중, 신전 제한이 있다는 공통점이 있다. 신전 제한의 원인이 구축이 아닌 신전은 되지만 무릎을 구부려 걷는 기능적인 경우도 있다.

이러한 경우의 압통점은 내측 간격의 후방, 간격보다 1cm 원위부이다. 이는 반막양근semimembranosus ; SM건의 direct head 부착부로 판단된다(그림 24). 필자는 이 부위의 압통에 대해 30년 전부터 주목하고 있었다. 왜냐하면 당시 내측 반월상연골의 절제술 환자는 수술 후 예외 없이 일시적으로 후방 내측 통증을 호소하였기 때문이다. 압통점을 찾으면 최대 압통점은 절제한 간격부보다 약간 원위부였다.

이 부위의 치료는 관절염의 조절과 신전 제한의 개선, 무릎 굴곡근의 강화, 그리고 압통점을 풀어주는 지압 및 햄스트링의 강한 마사지이다. 매우 심한 통증을 호소하는 환자에게는 히알루론산에 1mL 국소마취제를 혼합하여 압통 부위에 주사한다. 건·건초 사이에 주사할 필요가 있다. 깊게 주입하면 효과가 적다. 이를 반복하면 대부분의 경우 통증이 개선된다.

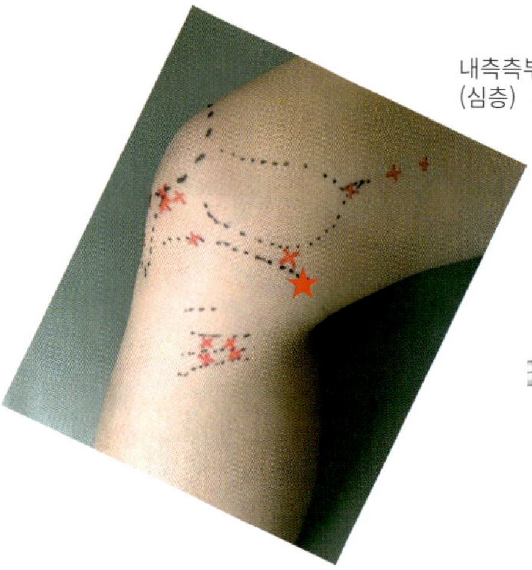

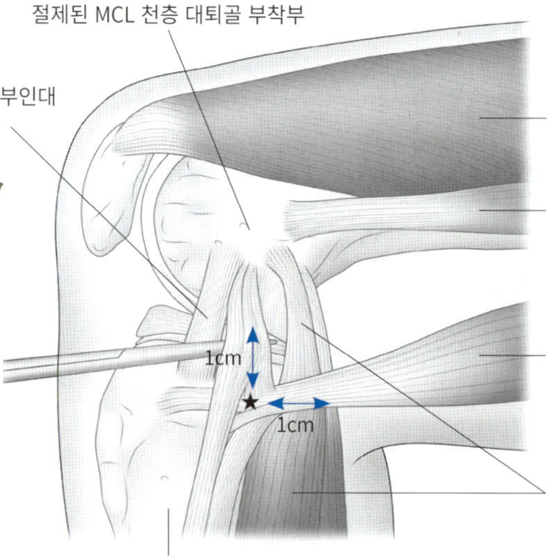

그림 24. 반막양근(SM)건의 direct head 부착부

SM건의 direct head 부착부는 경골관절면의 1cm 원위부로 경골 내측후연의 1cm 전방(별표시). 압통이 있는 증례에서는 끈처럼 만져지는 경우도 흔하다. 내측형 관절염이나 내반슬에서도 내측의 피로로 인해 굴곡 구축을 보이는 경향의 무릎이다.

Column

반막양근 증후군

간혹 반막양근(semimembranosus; SM) 부착부가 무릎을 굽히고 펴거나 비틀 때 심하게 걸리는(catching) 경우가 있는데 이를 반막양근 증후군이라고도 한다. 무릎이 어긋나는 듯이 느껴지며, 내측 반월상연골 손상으로 오진되는 경우도 있다. 압통점의 해부학적 이유를 깊이 이해하면 이를 피할 수 있을 것이다(그림 25). SM은 무릎 후내측을 지지하는 중요한 구조로 부착부는 5개로 분지되어 경골근위부에 부착된다. 무릎을 편 상태(신전위)에서 굽히면(굴곡), 단관절근인 SM의 하중 분담이 증가하여 피로하게 된다. 한편 ACL 재건술의 이식건으로 이용되는 반건양근(semitendinosus; ST)은 무릎의 굴곡운동, 특히 굽힌 상태(굴곡위)에서 주동적으로 무릎을 굴곡시키는 작용을 한다. 따라서 이를 채취하면, 무릎 굴곡위에서 굴곡근력이 저하된다. 그러나 MRI에서, 채취한 ST는 약 75%에서 재생되어 근력도 개선되는 경향이 있다. 한편, 원위의 경골 부착부는 장기간 경과되어도 재생되지 않는다고 보고되었다[23]. 양측 ACL 재건 증례인 스키 선수의 수술 후 약 15년 이상 경과된 ST 측은 근육 트레이닝으로 햄스트링이 연축되어 고생했고, 수술 후 25년 이상 경과된 BTB(bone tendon bone)측은 SM의 걸림으로 힘들어했다.

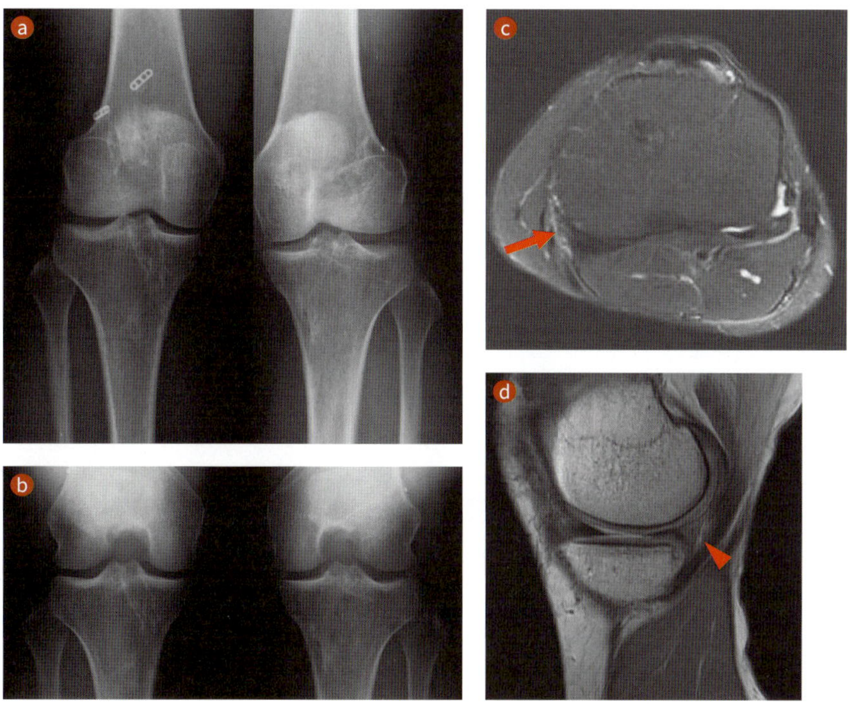

그림 25. 반막양근건 부착부염

좌측 전방십자인대 파열 수술(bone to tendon to bone graft; BTB)를 통한 ACL 재건. 수술 후 25년. 무릎의 굴곡 · 신전, 비트는 동작에서 심한 걸림을 보여, 내측 반월상연골(MM)손상으로 진단되었다(화살촉은 경도의 변성을 보이는 MM). 무릎 신전 근력이 저하되고, 반막양근건 부착부 부근의 종창이 보이며(화살표), 무릎이 빠지는 느낌을 호소해 MM 손상으로 오진되기도 한다. 반막양근 증후군으로 부르기도 한다. 부착부의 치료와 신전 근력 강화를 지시하였다. 3개월 후 증상이 경감되었고 우측은 반건양근건을 이용한 재건술을 15년 전 시행받았다.

a: both knee standing X-ray, b: Rosenberg view (45° 굴곡위), c: MRI axial image, d: MRI sagittal image

Column

'Cleaning'의 효과

운동 선수의 관절병증에 대한 'cleaning(슬관절경 수술)'이라는 치료 개념이 있다. 필자는 납득하기 어려운 수술이지만 때로 효과가 있는 듯하다(그림 26). McMurray test 양성인 경우 때로 슬개골 주위에 걸림이 있을 수 있다. 이를 제거하는 것이 효과의 기본일까? 이러한 증례의 경우는 신체 전반이 경직되어 있고, 통증 역치가 낮은 경향이 있다.
운동선수의 스포츠 손상을 관절경으로 관찰하며 눈으로 보이는 표면을 매끈하게 하거나 걸리는 부분의 구조를 깎아낸다. 이는 필자의 통증 치료에 대한 생각과는 상반된다. 그러나 많은 선수에게 널리 수용되는 측면이 있다. 수술은 큰 결심을 요하며, 장기간 열심히 재활의 의지를 다지는 의의도 있기 때문일까? 수술을 받지 않아도 그 정도의 기간 동안 보존적 치료를 시행한다면, 동일한 결과를 얻을 수 있다고 믿는다. 그러나 수술이 선수들에게는 대체적으로 불평은 없었다. 수술은 시간을 최소화하려는 노력이 필요하다. 예방과 선제치료에 힘써 공백 없는 선수 생명을 유지하도록 해야 할 것이다.

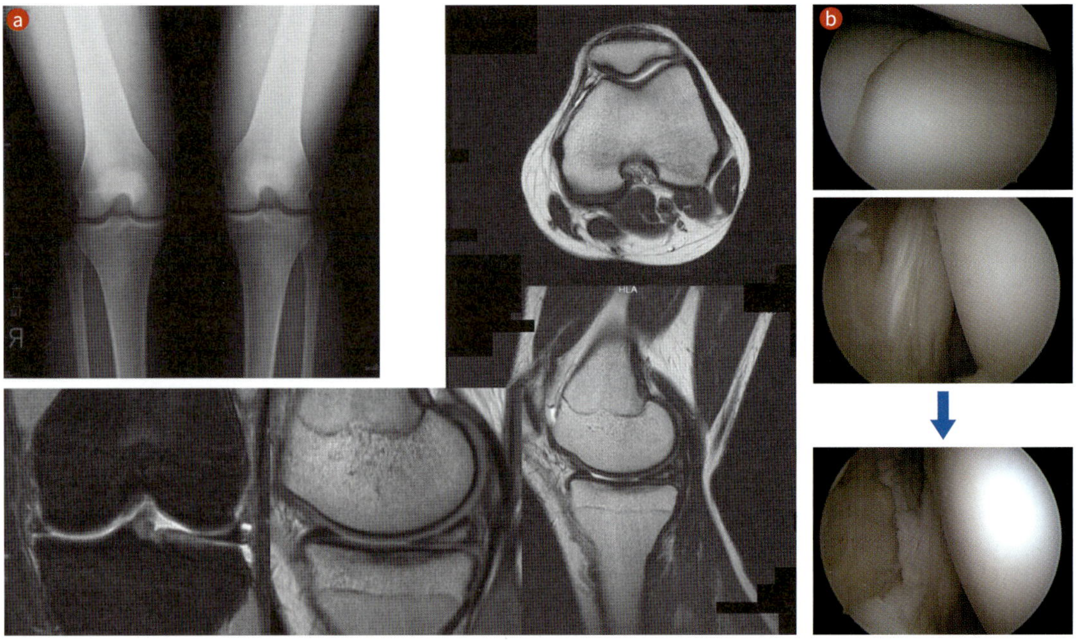

그림 26. McMurray test양성에는 주의가 필요. 18세 여성. 배구선수

이전부터 반복되는 catching이 있었으며, locking이 발생하여 내원. ROM −30/70, 통증 ++

a: MRI에서 내측 반월상연골 후절의 변성 파열과 중절(middle body)의 탈출을 보였다.

b: 관절경 소견. 내측 반월상연골 파열은 불명확. 저명한 활막증식을 보이며, 내측의 섬유성속과 대응하는 내측 과연골에 섬유화를 보였다. 섬유속의 절제로 인해 증상이 경감되고, 경기에 복귀했다.

그러나 과체중, 신전 제한 경향이 있는 환자의 경우에서 좀 더 광범위한 내측 통증을 호소하는 경우도 있다. 이러한 경우 압통점을 찾으면, 매우 넓은 범위에서 심한 압통을 보인다. 경골 내측연을 따라 근위부에는 거위발에 이르는 부위이다(그림 27). 흔히 비복근 내측두에서 광범위한 압통을 보이기도 한다. 이러한 경우는 비복근막의 경골부착부 통증으로 해석할 수 있다. 게다가 비복근 내측두의 긴장을 완화시키는 강한 마사지와 습포, calf pumping을 조합해 시행하면 조절이 가능하다. 이런 부위 통증은 NSAIDs에는 잘 반응하지 않는다.

난치성 내측 통증에 대해서 간혹 수술(대부분 비교적 젊은 연령에 대해 TKA)을 선택하는 것도 중요한 결정이다. 호전되지 않는 극심한 통증에 대해 연령을 기준으로 치료를 선택할 필요는 없다(그림 28).

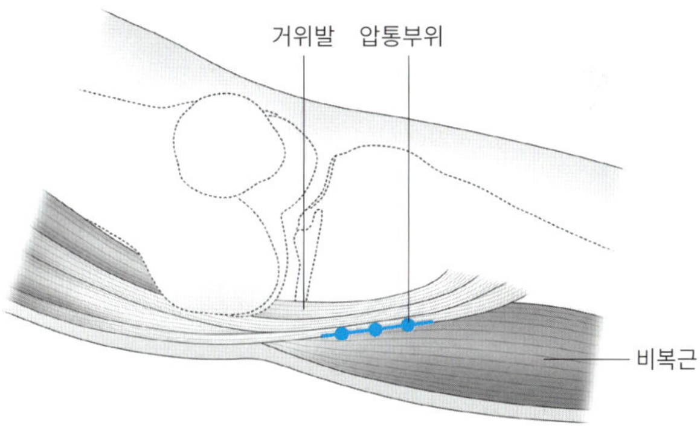

그림 27. 신전 제한 경향이 있는 증례에서 SM 부착부 원위에서 광범위한 내측 통증을 호소하는 경우

이런 증례에서는 종종 매우 넓은 범위에서 강한 압통을 보이기도 한다. 경골 내측연을 따라 근위부터 거위발까지 넓게 비복근 내측두의 압통을 호소한다. 이는 비복근막의 경골부착부 통증으로 해석할 수 있다.

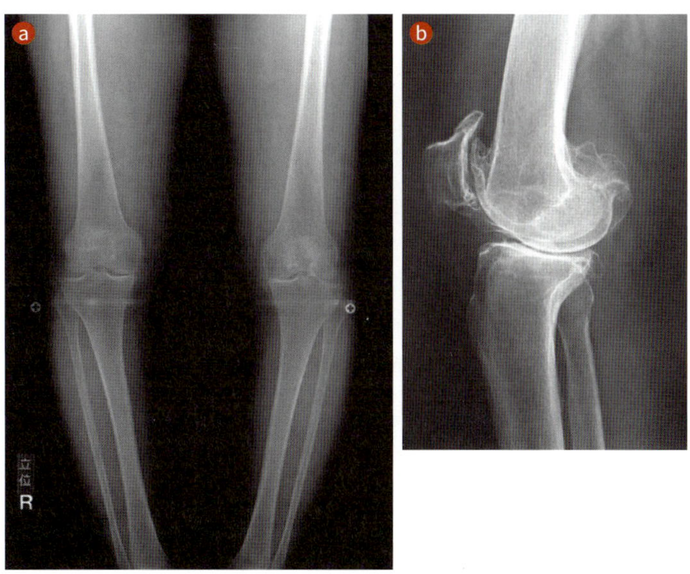

그림 28. 난치성 무릎 내측 통증

하중부하로 인한 통증 악화와 반복되는 통증. 다음과 같은 환자에서는 적극적으로 수술을 선택하는 것도 중요한 판단이라고 본다.

- a: 고도의 내반슬, lateral thrust가 현저하며, 내측의 통증이 개선되지 않는 증례
- b: ROM의 제한이 서서히 진행되어 굴곡이 점점 악화되는 증례. 골증식으로 인해 골극이 뚜렷하다.

그 밖에, 목표한 활동을 위해 수술을 원하는 내측형 KL grade III, IV의 슬관절

외측 통증

외측에서는 양반다리figure of four 자세의 진찰이 기본이다. 비골두의 근위부에 외측 측부인대lateral collateral ligament; LCL를 촉진한다. 양반다리에서는 외측 관절간격이 벌어져, 관절간격 부위를 진찰하기에 좋다. 그러나 LCL보다 후방의 관절간격은 복잡한 후외측 구성체의 존재로 인해 해부학적 구조를 의식하며 정확히 촉진하는 것이 곤란하다(그림 29)[24)].

외측 측부인대(LCL) 통증

운동선수에서 무릎 외측 통증은 흔하다. 종종 catching(걸리는 느낌)을 동반하며 외측 반월상연골 손상이 의심되는 증상을 호소하기도 한다. 외측구성체의 압통을 확인하면, LCL 중앙에 최대 압통을 보이는 경우가 적지 않다. 환자의 하지를 신전상태에서 경도 외반하여 굴곡·신전하면 통증이 심하다. 이러한 환자에서는 측부 구획lateral compartment을 중심으로 관절염이 잠재해 있을 가능성이 있다. 이와 같은 통증에는 진통제의 효과가 적다. 신전위에서 내반 스트레칭이나 LCL에 지압, 마사지(풀기)도 통증에는 효과가 있지만 치료적 효과는 낮다. 최대 압통점을 중심으로 히알루론산 + 1mL 국소마취제를 주사하는 것이 가장 효과적이다. 1~2회 주사로 심한 통증이 호전되는 경우도 흔하다. 그러나 관절내 염증 증상이 있으면, 증상이 완전히 개선되지 않는다. 관절내 염증 조절이 기본적으로 중요하다.

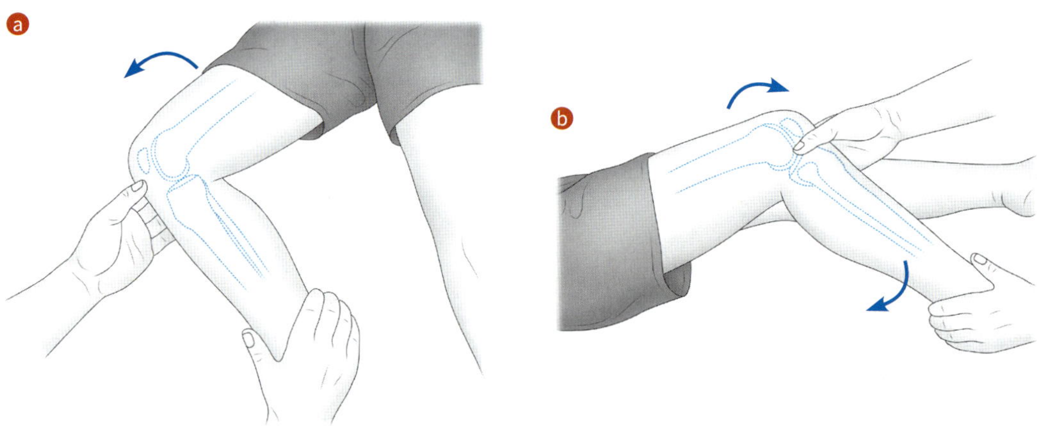

그림 29. 촉진

무릎 외측부 압통점을 해부학적으로 이해하기 위해서는, 양반다리(figure of four, a)와 외반위(b)에서 촉진해야 한다. 특히 관절간격부와 LCL의 압통부위를 감별하기 위해서는 4자 자세에서의 촉진이 필수적이다.

외측 관절간격 통증

양반다리(4자) 자세에서, LCL 전방 외측 관절간격의 압통 유무는 쉽게 확인된다. 내측과 같이 예리한 관절낭 부착부 통증이 아닌, 관절간격의 막연한 압통 소견을 보이는 경우가 많다. 빈도는 내측보다 높다. 외측 반월상연골 수술 후나 외측형 관절염에서 이 부위의 압통을 보이는 예가 적지 않으며 활동량이 증가하면 통증이 악화된다. 즉 관절 내 염증이 심해져 통증이 증가하는 것이다. 그러므로 관절내 염증 조절이 매우 중요하다. 연속적 히알루론산 관절 내 주사, 예방적 COX-2 저해제 복용, 활동 전 첩부제의 예방적 사용 등의 관절 내 염증 조절을 지속한다.

수술 후 스포츠활동에 복귀하기까지는 서서히 이런 통증을 경험하게 된다. 활동량이 증가하면 가벼운 염증증상을 동반하며 외측 통증이 악화된다(그림 30, 31). 치료에는 시간도 필요하다. 외측 관절간격의 압통과 경도의 관절종창이 해소되면, 다음으로 활동 수준을 높여간다. 그러나 반월상연골 치료 후에도 관절염이 장기적으로 원상회복되는 치료는 아니다. 증상을 재발시키지 않고, 악화시키지 않도록 하는 것이 중요하다. 그럼에도 불구하고, 종창을 동반한 관절염이 반복되고 조절이 곤란한 선수에서는 연골이 소실되어 스포츠 활동의 중단을 선택할 수밖에 없다(그림 32).

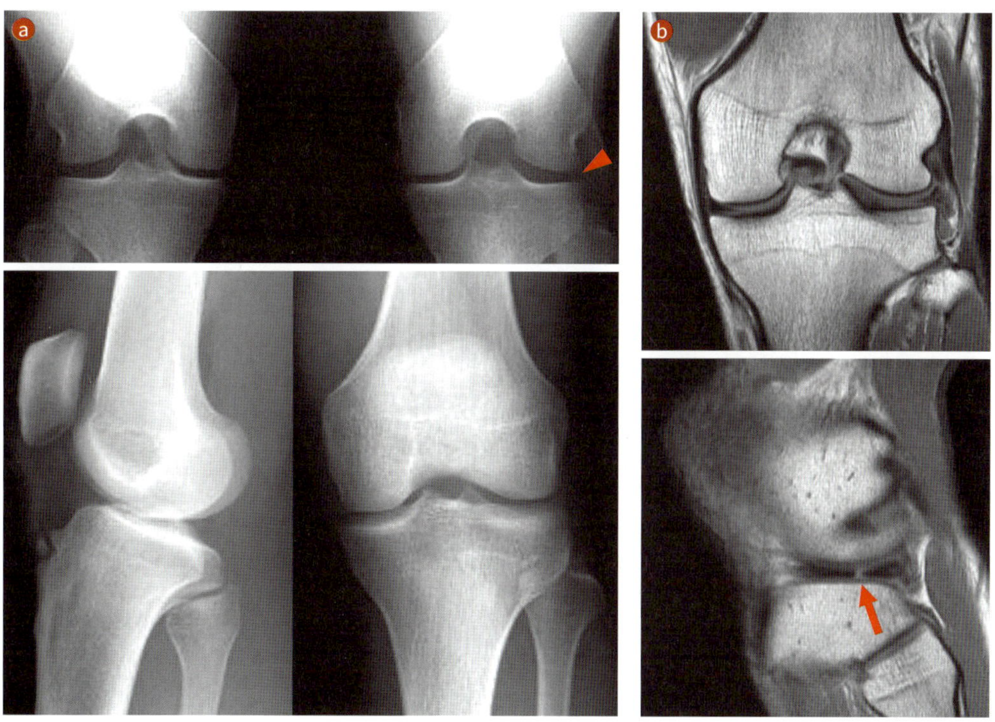

그림 30. 외측 관절간격 통증 ① 21세 남성. 대학 축구부 3학년. 좌측 무릎 통증으로 축구를 계속하기 어려워 내원하였다.

a: Rosenberg view에서도 관절간격의 협소화를 보인다(화살촉).

b: MRI에서 외측 반월상연골 중절(middle body)의 방사상 파열(radial tear, 화살표)을 보이며, 봉합술 4개월 후 축구 및 시합에 복귀하게 되었다.

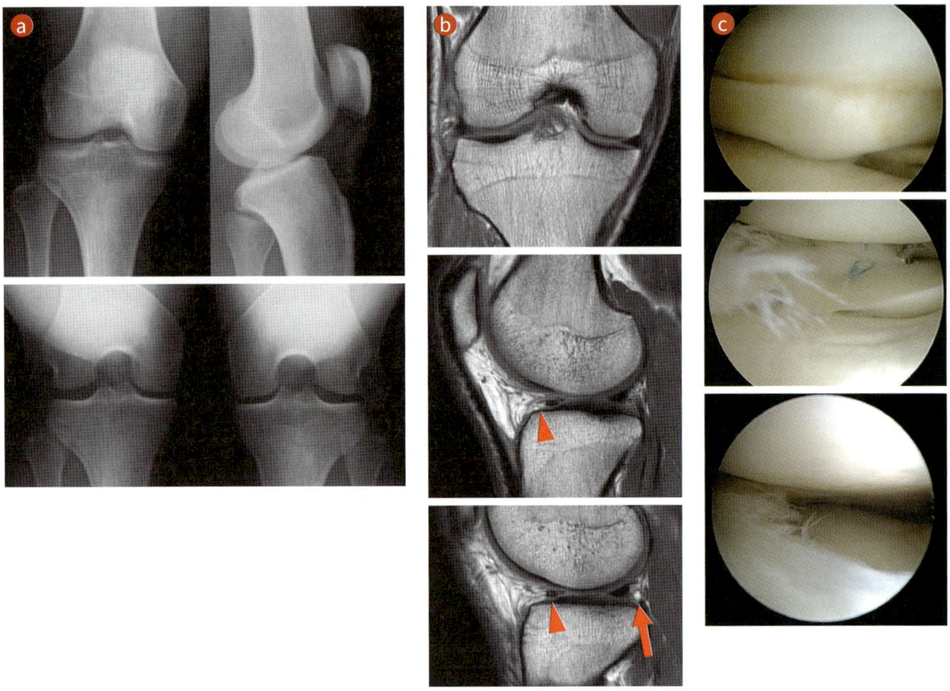

그림 31. 외측 관절간격 통증 ② 그림 30과 동일한 증례. 복귀 3개월 후 우측 무릎 외측 손상으로 내원하였다.

a: X-ray에서 이전보다 우측 무릎 외측의 관절간격이 협소화되었다.

b: MRI에서는 외측 반월상연골 후절의 종파열(longitudinal tear, 화살표)과 전절의 손상(화살촉)이 의심되었다.

c: 관절경 소견. 우측 무릎은 후절의 종파열에 의한 locking의 재현과, 전절의 원섬유화(fibrillation)가 관찰되었다. 후절을 all-inside로 봉합하였고, 전절의 원섬유화는 trimming하였다.

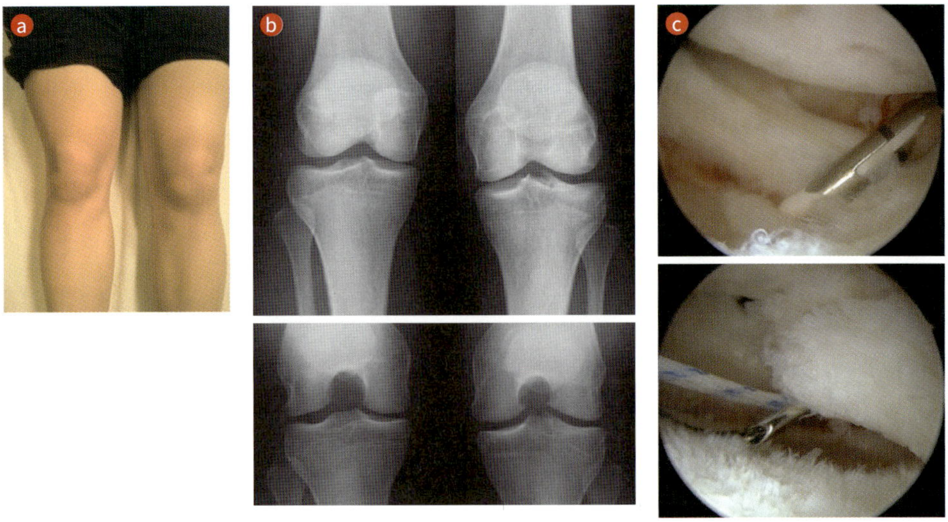

그림 32. 외측 반월상연골 수술 후의 반복되는 관절염. 20세. 여성. 배구 선수. 주소: 좌측 무릎 통증, 종창(a).

배구부에서 고등학교 2학년 때(17세), 외측 반월상연골 부분절제술을 받았다. 수술 후 무릎 종창이 반복되었다.
프로 배구단에 입단하여 배구를 계속하던 중, 무릎 종창과 통증이 악화되었다.
좌측 무릎은 종창과 열감이 있고, 45° 굴곡, 하중위(Rosenberg view) 촬영에서 좌외측 관절간격 협소화와 관절면의 리모델링을 보였다(b). 관절경에서는 대퇴골 외측과 경골 외측의 관절면(mirror lesion)에 연골 결손이 있고, 외측 반월상연골의 탈출(lateral meniscus extrusion: 이하 LME)을 보였다. 탈출을 교정하는 수술을 시행하였다(c).

외측광근의 근근막통

외측광근의 압통은 발생 빈도가 높다. 내반슬에서 외측광근 통증을 호소하는 경우 외측광근 전체의 근근막통으로 보는 경우가 많지만 압통이 가장 강한 곳은 주로 대퇴근막긴장근·장경인대와 접하는 외측광근의 외측연이다. 이 부분에서 압통이 가장 심하다(그림 33).

대퇴근막긴장근은 장골날개 외측외연부에서 대퇴외측 원위부로 주행하여 외측광근 외측연과 접하며, 강한 근막조직(장경인대)이 되어 외측 근간중격에서 대퇴골 외측 과부를 지나, 경골 전외측의 Gerdy 결절Gerdy tubercle에 부착한다. 대퇴근막긴장근·장경인대의 통증은 외측 근간중격부터 근위부에 흔하다.

장경인대염은 대퇴근막긴장근 원위부의 근육 부위 염증을 동반하며, 무릎의 굴곡이나 신전에 따라 대퇴골 외측 상과 위를 활주하여 자극을 받기 쉬우므로 통증의 원인이 된다. 장경인대는 슬개골 외측지대와 일체로 작용하므로 슬개골 외측의 움직임에 따라 관절내 염증의 영향을 받아 경직되어 통증의 원인이 될 수 있다.

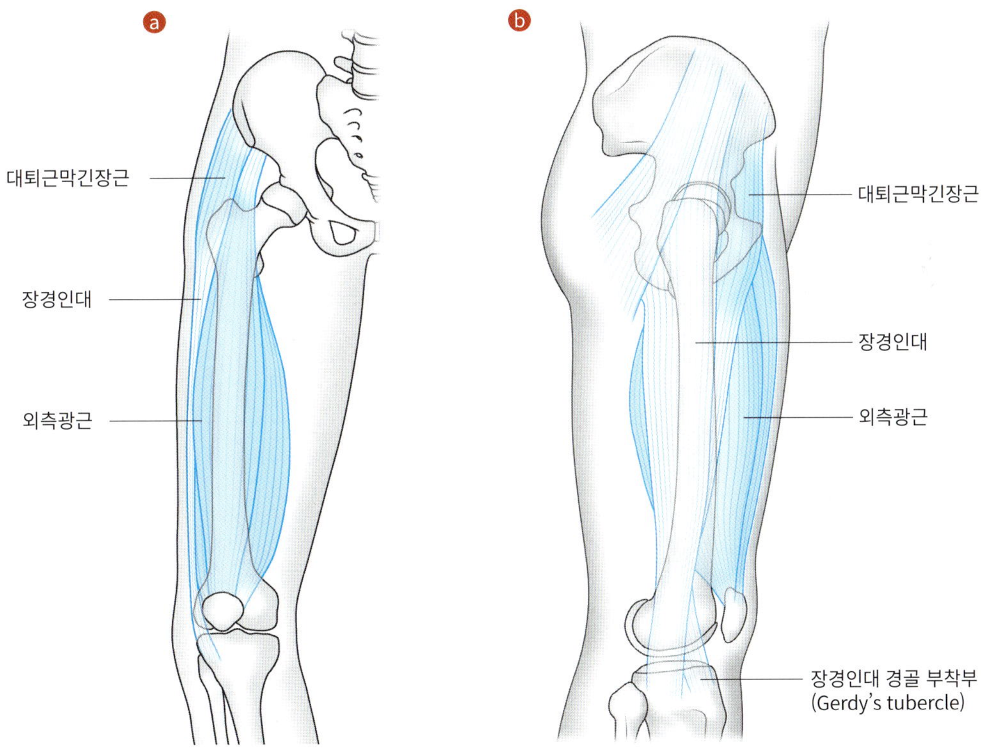

그림 33. 내반슬에서 대퇴외측 통증

내반슬에서는 동작 시 무릎 내반 모멘트(moment)를 대퇴근막긴장근 · 장경인대가 지지하게 되므로 피로성 근근막통증이 흔히 발생한다. 장경인대와 외측광근의 근막은 일체화되어 외측광근을 중심으로 대퇴사두근의 통증을 보이기도 한다. 간혹 슬개골 외측의 신장통을 동반할 수 있다.

내반슬의 대퇴외측 통증

X-ray에서 내측형 슬관절이 명확하고, 내반슬이면서 내측 통증을 전혀 호소하지 않고 대퇴외측이 심하게 아프다는 증례도 적지 않다. 이런 경우 대퇴근막긴장근·장경인대를 따라 심한 압통이 나타난다[5]. 동작 시의 내반 움직임을 대퇴근막긴장근·장경인대로 지지함으로 인해 발생하는 피로성 근근막통이다. 장경인대와 외측광근 근막은 하나(일체화)가 되어 외측광근 위주의 대퇴사두근 통증을 보이기도 한다(그림 34). 슬개골 외측의 신장통(스트레칭 시 통증)을 동반한 경우도 드물지 않다. 근근막통이라면 야간통도 흔하다. 보온과 강한 마사지, 통증 발생시 진통제 복용이 효과적이다. 이러한 근근막통증의 완화에는 록소프로펜, 디클로페낙 등의 NSAIDs가 효과적이며, COX-2 저해제는 효과가 낮다. 기본적으로 통증이 발생시 효과가 낮은 것이 COX-2 저해제의 특징이다.

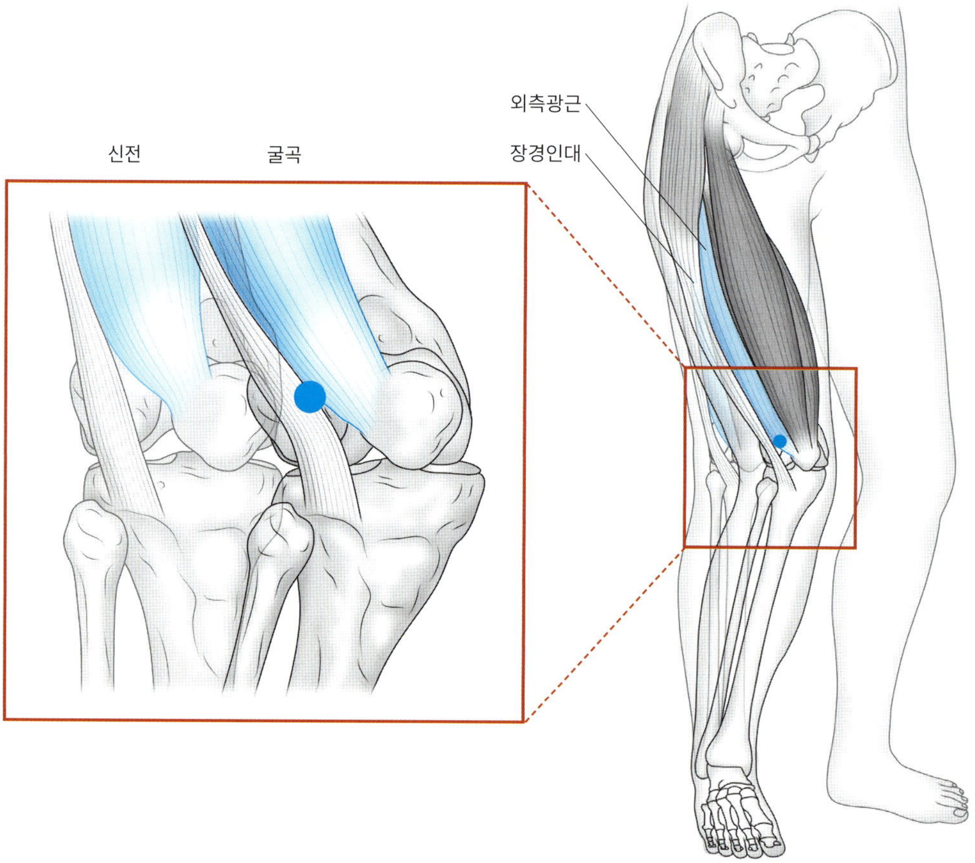

그림 34. 외측광근

무릎 신전기구의 하나이며, 대퇴 외측을 지지하는 길고 큰 근육이다. 내반슬에서는 내측의 부하를 낮추기 위해, 외측광근이 과활동하게 된다. 원위부 부착부인 외측 근간중격부가 장경인대와 복합체를 형성하여, 무릎 굴곡, 신전에 따라 대퇴골 외측과(lateral condyle of femur)와 마찰(●)을 일으켜 통증의 원인이 된다.

대퇴의 근육통과 동시에 하퇴외측의 통증을 호소하는 경우도 있다. 비골근 근위의 근근막통증이 흔하다. 족관절 외과부터 비골의 후면에서 근위로 이동하며 압박한다. 근건이행부에서 근위의 근복부위 압통을 확인한다. 대개 근육의 통증은 심하다. 비골근의 통증이 있는 경우 족관절의 능동 내번과 외번 운동을 처방한다(그림 35).

그러나 이러한 증례에서는 근본 원인인 내측 구획의 부하와 염증을 조절하는 것이 가장 중요할 것이다.

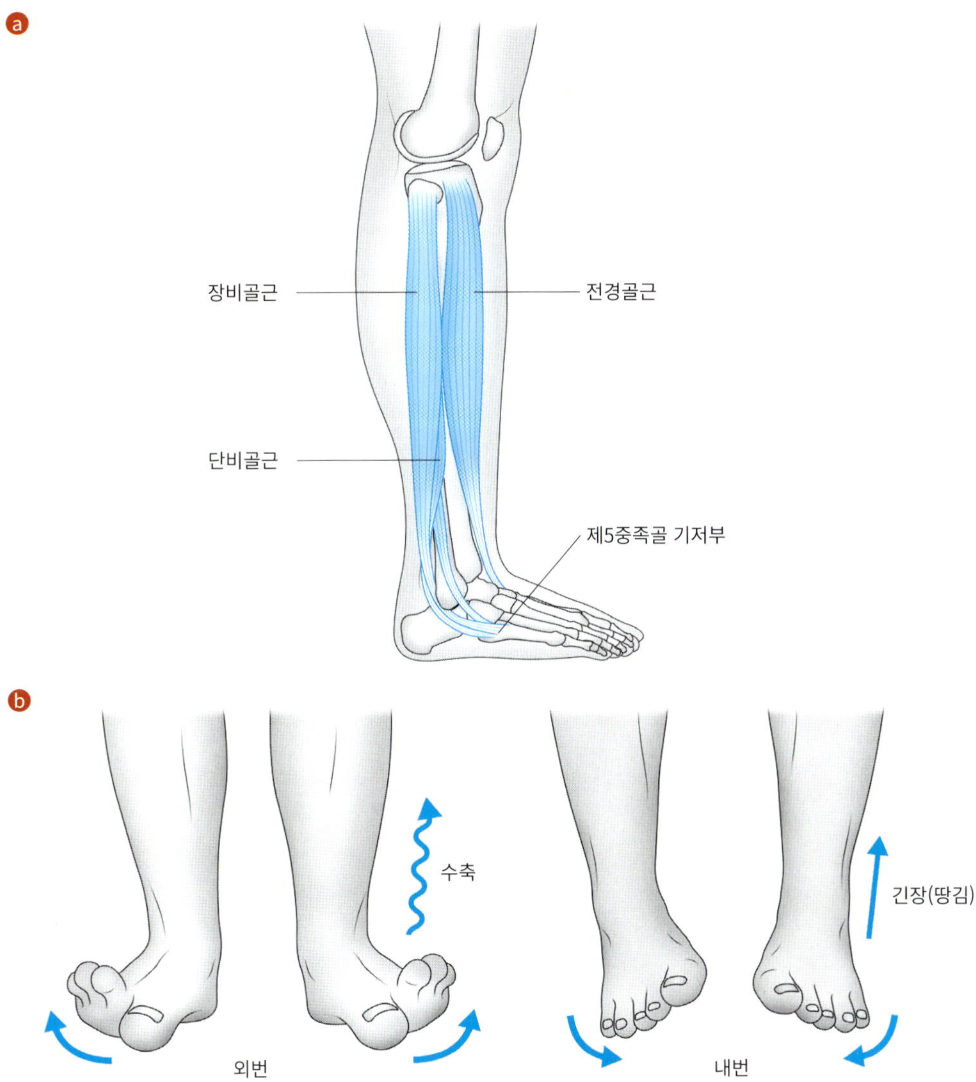

그림 35. 대퇴외측의 근통과 하퇴외측 통증을 동시에 호소하는 증례

비골근 근위의 근근막통이 흔하다.

a: 족관절 외과부터 비골의 후면에서 근위를 향해가며 압박한다. 근건이행부에서 근위의 근복부위 압통을 확인한다.

b: 비골근의 통증이 있는 경우 족관절의 배굴 · 저굴 및 능동적 내번 · 외번 운동을 시행하도록 한다.

전경골근의 부착부 통증

장경인대의 경골 부착부인 Gerdy's tubercle의 통증은 극히 예외적이다. 그러나 전경골근 근위 부착부에 강한 압통을 보이는 경우가 있다. 전경골근은 근막이 두껍고 무릎 전면의 대퇴근막과 연속된다. 무릎 외측 안정화기구의 일부라고도 한다. 전경골근의 기능은 족관절의 배굴이지만, 그 근위부는 무릎의 안정화기구로서 하중을 지지하는 항중력근 작용이 있다(그림 36).

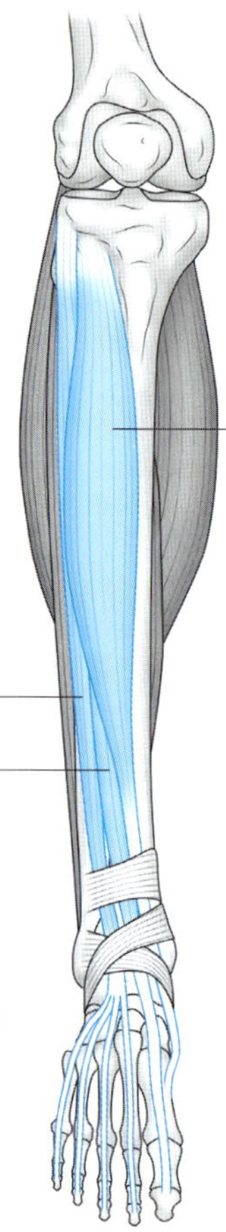

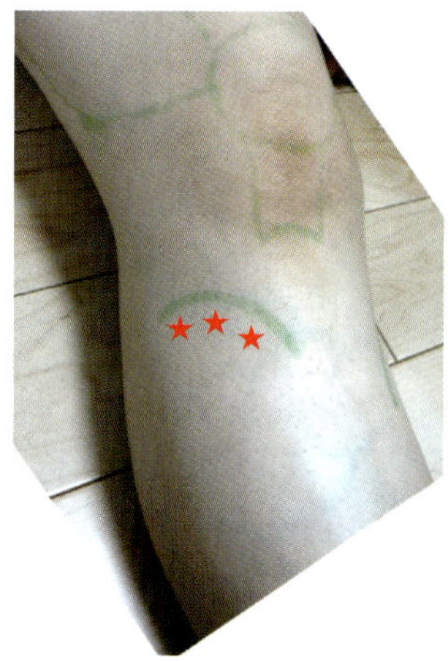

그림 36. 전경골근과 무릎 통증

전경골근은 족관절의 배굴근육이며, 경골 근위부에 넓게 부착하여 근막이 두꺼워 슬관절 외측에서 안정화에 기여한다. 또한 다양한 동작시 무릎의 굴곡, 신전에 연동하여 작용한다. 내측형 관절염 환자에서 종종 전경골근 근위부착부 통증을 보인다(★).

Column

근근막통의 치료

치료의 기본은 그 근육 전체의 긴장을 낮추는 것이다. 긴장을 풀기 위해서는 능동 운동 또한 중요하다. 근막으로 둘러싸인 구획의 압력을 낮추는 것이다. 한편 '점'으로 표현되는 압통 부위에는 국소적 제통이 효과적이다. 하지의 저림을 호소하는 환자에서도 근육통이 심한 경우가 적지 않고, 그 저린 느낌은 근육통을 개선하면 호전되는 경우도 흔하다. 신경지배 영역에 일치하지 않는 저림은 구획증후군compartment syndrome일 수 있다.

외측의 통증에 대해 수술, 즉 관절 내 조작을 결정하는 경우에는 우선 lidocaine(xylocaine) test를 실시해 본다.

Column

Lidocaine test

무릎 외측 통증 치료에 대해 수술을 고려하는 경우에는 lidocaine(xylocaine)을 5ml 혹은 히알루론산제제와 혼합하여 5ml, 관절강 내에 주사해보자. 특히 통증 호소가 심한 경우에 필요하다. 증상이 뚜렷하게 개선된다면, 관절경을 시행해도 무방하다. 효과가 적다면 수술을 시행하지 않아야 한다. 수술치료의 적응증에 대한 consensus는 아직 불분명하다. 외측의 하중 환경은 내측만큼 나쁘지 않다. 통증 치료의 적응은 다양하다. 필자는 KL grade IV에서 통증만으로는 TKA의 적응증이 아니라고 생각한다. 심한 통증은 관절 유래가 아닌 경우도 흔하다.

후방 통증

비복근 외측두 근위부 통증

해부학적으로는 예외 없이 비복근 외측두 건부위에 압통이 있다. 매우 빈도가 높으며, 이 부위 통증에 대해서는 아직 정확히 밝혀지지 않았다. 비복근 외측두의 피로 혹은 운동선수의 급격한 스트레칭에 의한 경우가 있다.

일반적으로 슬관절을 내측 대퇴경골관절, 외측 대퇴경골관절, 슬개대퇴관절로 나누었을 때, (잠재적으로) 연골기능이 저하된 부위의 대칭 근건에 과부하가 발생한다. 슬개대퇴(PF)관절이 잠재적으로 악화되면 무릎 후방에 과부하가 발생한다. 과부하에 노출되는 가장 큰 조직은 비복근이다. 대퇴사두근과 비복근 모두 내측과 외측 부분으로 나뉘며, 부하의 편중은 환자에 따라 상이하다. 동적인(움직임 중에서도) 정렬의 영향을 강하게 받는다고 여겨진다. 동적 정렬dynamic alignment, 즉 하지가 어떻게 쓰이는 지와 정적 정렬(하지의 형태)이 어떠한 지에 따라 체중이 어떻게 이동하는지 결정된다(그림 37). 사람은 이족보행을 위해 필연적으로 내측에 하중 부하가 가해지게 된다. 따라서 움직일 때에도 신전기구와 내측에 부하가 가해지는 패턴이 많아진다. 비복근 외측두 근위의 건은 해부학적으로 fabella가 존재하는 부위이다. Fabella는 비복근 외측두 건의 종자골sesamoid bone이다. 종자골은 작용근의 역학적 효율을 높이기 위해 존재하기 때문에 이 부위에 부하가 가해지기 쉽다는 것을 방증한다(그림 38).

그리고 ACL 손상 환자에서 손상 후에 장기간에 걸쳐 이 부위 통증을 호소하는 경우가 있다. 원인으로는 ACL 손상 시 경골이 내회전 아탈구될 때, 비복근의 외측두 근위부가 강한 견인력을 받아 근육이 손상되기 때문으로 보인다[26)]. ACL 손상 후에는 신전기구가 작용하면 무릎의 탈구 불안정감이 유발되기 때문에 이를 막으려고 한다. 즉, 무릎을 약간 굴곡시켜, 신전근을 수축하지 않으려 한다[27)]. 따라서 같은 동작에서도 비복근 외측부의 부하가 커지게 된다.

치료로는 신전근력을 저하시키는 요인의 개선, 즉, 무릎 전방 통증에 대한 슬개골 주위 스트레칭을 포함한 무릎 신전기능의 기능개선이 필요하다. 염증이 있다면 관절염부터 조절한다. 이후 대퇴사두근 세팅Q-setting과 calf pumping이 기본이다. 또한 비복근 외측두를 아킬레스건 이행부에서부터 근위를 향해 강하게 마사지하도록 셀프 케어를 교육한다. 매우 통증이 심하고 스포츠 복귀에 걸림돌이 되고 있는 경우에는 최대 압통부위인 비복근 외측두 건부위에 히알루론산과 국소마취제 혼합제제를 1ml 주사하면 극적인 개선을 보인다.

통증이 호전되어도 원인이 해결되지 않으면 재발의 위험성이 있다. 통증은 최대 압통점도 중요하지만 그 기반에 해부학적 혹은 동적 정렬에 작용하는 과부하를 이해하여 하지 전체가 개선되도록 해야 한다.

강제신전검사를 실시하면 현재 무릎 통증이 후방인지 전방인지 구별하기 좋다(그림 39)

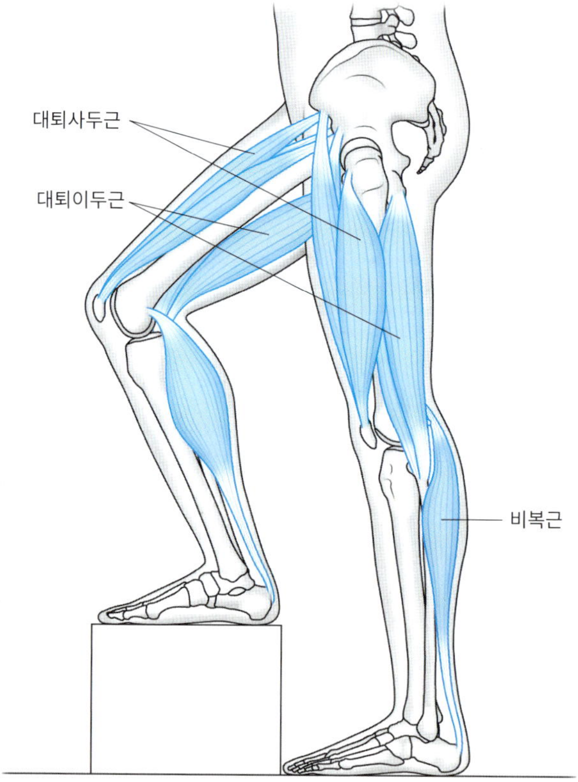

그림 37. 무릎 전방과 후방의 근육군

슬관절의 움직임을 담당하는 근육의 부하는 전 · 후, 내 · 외측, 대퇴 · 하퇴에 대칭적으로 가해져야 한다. 또한 이와 같이 관절을 움직이는 상보적 근육이나 항중력근 사이에 부담이 강제된다. 무릎 통증이 슬개골 주위에 있으면 대퇴 전방의 대퇴사두근 작용이 저하된다. 이러한 기능을 보상하기 위해 하퇴 후방의 근육인 하퇴삼두근의 부하가 증가한다.

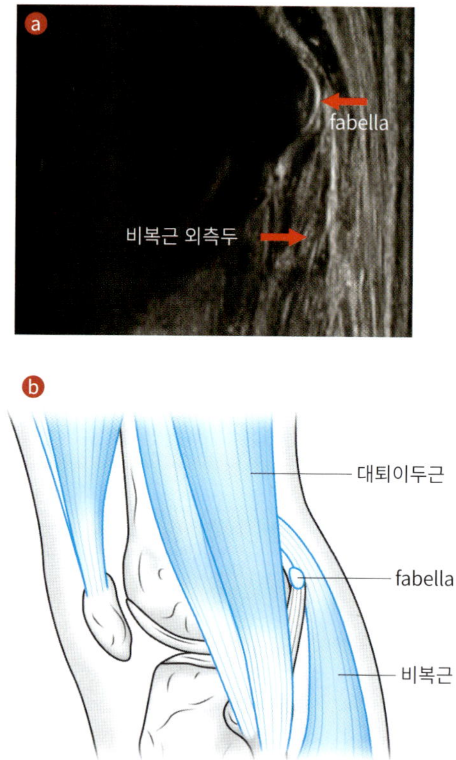

그림 38. 파벨라(Fabella)

Fabella는 하퇴삼두근 중 다관절근육인 비복근 외측두가 대퇴골 원위부에 부착하는 부위의 종자골이다. 종자골의 역할은 부착부에서 근작용의 효율을 향상시키는 것이다. 건성 부착부가 종자골에 대응한다. 과부하가 발생하는 부위이므로 통증이 유발되기 쉽다.

a: fabella의 초음파 영상, b: fabella

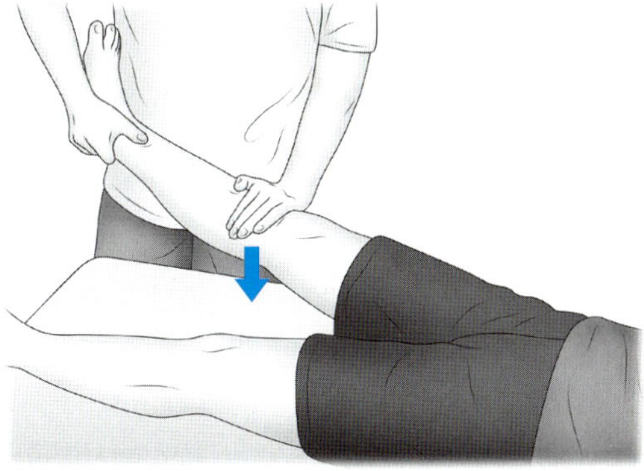

그림 39. 무릎 강제신전검사

아픈 부위는 경직되어 있다. 강제신전검사를 시행해 통증 부위의 통점 스트레칭을 실시하며, 신전검사를 반복하면 다른 부위의 통증을 호소하는 경우도 있다. 통증이 한 부위에만 있는 것은 아니다. 보다 심하게 아픈 곳을 통증 부위로 느끼게 된다. 스트레칭과 통증유발검사를 반복하며 무릎 통증을 개선시킨다.
강제신전검사시 전방 통증을 호소할 때에는 슬개하지방체나 슬개골 하단에 가장 통증이 심한 부위가 있다. 한편, 후방 통증을 호소할 때에는 비복근 외측두, 내측두의 구축으로 인한 통증이다. 종종 대퇴이두근건이 원인일 수 있다.

전방 통증의 경우 슬개하지방체의 충돌이나 신장통이 원인일 수 있다. 슬개건을 이완시킨 후 재차 강제신전을 하면 무릎의 후방에서 통증을 느끼는 경우가 있다. 동일한 환자의 무릎 통증에서 후방 조직의 구축 요소도 확인할 수 있다. 통증 유발 동작을 재현하며 치료를 진행한다면 효과적으로 통증을 제어할 수 있을 것이다.

비복근 내측두 근위부 통증

한편, 내측 비복근의 통증은 어떨까? '무릎의 바로 뒤(오금)'가 아픈 것이 비복근 내측두로 인한 통증이다. 빈도는 외측에 비해 낮다. 특징적으로 ACL 재건술 후 무릎 스트레칭이 잘되지 않은 환자에서 이 부위 통증이 많다. 그 배경을 가정하면 ACL 손상 환자의 하지 정렬은 비교적 곧은 경우가 많다. 반대로 OA로 인한 무릎 통증은 내측형이 많고, 하지 정렬도 내반이 흔하다. 따라서 무릎 관절염 환자에서는 내측두에 부담이 그다지 높지 않다. 또한 근육의 구조상 내측이 근복이 크고 건성 부위가 뚜렷하지 않다. 이는 비복근의 내측과 외측에서 자세 제어를 담당하는 비장근soleus의 관여가 다르기 때문일 수 있다. 비장근과 비복근은 부착부에서는 공통정지건을 형성한다. 비복근 내측두의 통증은 무릎 자체보다 비복근 피로가 주원인인 때가 많다. 치료로는 통증이 심할 경우 히알루론산과 국소마취제를 혼합하여 주사하는 것이 효과적이지만 필요한 빈도는 낮다. 보통 비복근 내측두의 강한 마사지, calf pumping, 습포 등으로 개선된다.

Column

강한 마사지에 대해

셀프케어의 일환으로 근육에 2~3분간 실시한다. 마사지사가 시행하는 장시간의 강한 마사지는 위험할 수 있다. 우선 적절한 강도와 시간은 어떻게 해야할까? 스스로 마사지하며 강도를 설정하는데, 여기에는 개인차가 크며, 몸상태나 상황에 따라서도 달라질 수 있다. 또한 스스로 시행하면, 타인에게 받는 것보다 좀더 강한 자극을 허용할 수 있다.

슬와근건염

무릎 후외측 통증의 병태를 슬와건이 주원인이라고 여기는 의사도 있다. 그러나 30년을 넘게 무릎 전문의로 진료해온 필자는 슬와근건의 통증을 경험한 적이 총 3, 4명 정도로 거의 없었으며 모두 운동선수였다. 반복되는 부하나 외상 후에 발생하며, 장기적으로 선수 생명에 위협을 주지는 않았다. 슬와근건은 무릎 후외측 안정화기구 중 하나이다. 근육 볼륨 자체는 크지 않고, 경골의 후면에 길게 붙어 있어 역동적인 동작을 내는 근육은 아니다. 어디까지나 무릎 후외측 안정화기구의 일부로 작용한다(그림 40). 슬와근의 대퇴골 부착부에서 건의 주행을 따라 압통을 확인되며, 하퇴 외회전을 유지하게 하고 강제로 리드미컬하게 내회전하여, 후외측에 유발통이 발생하면, 진단의 근거가 된다. MRI에서 슬와근·건부의 고신호영상을 보이거나 근건이행부의 변화도 관찰된다(그림 41). 치료는 건염에 대해 히알루론산과 1ml 국소마취제를 투여하는 것도 좋으며, 반복된 부하로 인한 경우는 이를 경감하기 위한 동작을 고안해야 한다. 보조기, 테이핑, 인솔 등 원인이 되는 활동에서 악화동작을 교정하도록 해야 하며, 슬와근염에 대해 특이적인 치료는 아직 알려져 있지 않다.

근위 경비관절 질환

무릎 후외측 통증의 원인으로 지목되기도 한다. 다양한 형태적 특징이나 관절염이 존재한다. 따라서 통증의 원인이 될 수도 있다. 그러나 필자의 경험상 근위 경비관절을 타겟으로 치료한 증례는 거의 기억에 없다(그림 42)[28].

그림 40. 슬와근복합체

슬와근은 무릎 후외측의 최심부에 존재하는 특이한 근육이다. 근위는 대퇴골 원위부 전외측에 부착하며, 근위 건성부는 활막관절낭 내를 통과하여 외측 반월상연골의 움직임을 중심으로 무릎의 회전 운동을 원활하게 조절한다. 그리고 무릎 후외측복합체로서 슬와근비골인대(popliteofibular ligament)가 비골두에 부착하여 정적 안정기구를 형성한다. 그러나 근육의 볼륨이 작고, 의미있는 큰 힘을 내기는 어려울 것으로 보인다. 따라서 무릎 통증의 원인근육이 되기에는 부하가 작다. 실제로 드물게 경험한 슬와근병증은 전부 활동성이 높은 운동선수였으며 무릎 관절염 환자에서 슬와근을 대상으로 통증 치료를 시행한 적은 없다.

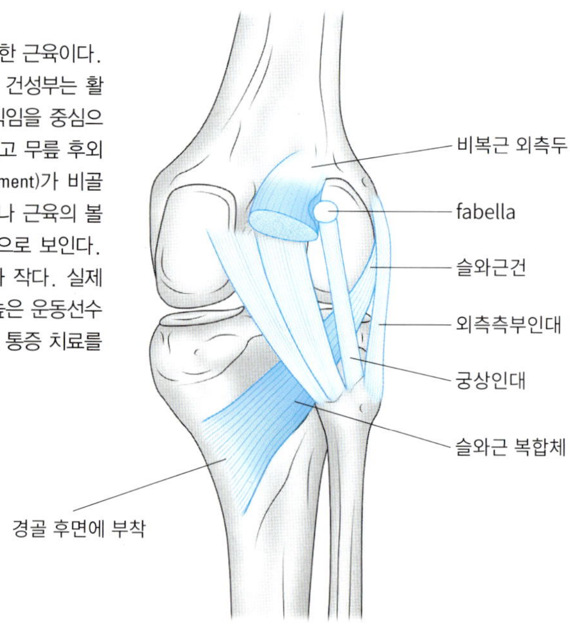

그림 41. 슬와근건염 증례

30세 남성. 배구선수. 슬와근은 무릎 후외측을 외회전시키는 작용이 있어, 외회전할 때 하퇴의 내회전을 강제하여, 근건이행부의 근손상이 발생한 것으로 생각된다. 5년이 지난 현재, 슬와근의 증상은 없으나 피로성 근육통이 두드러진 증상은 지속된다.

a: MRI sagittal view

b: 외측 반월상연골 이상은 명확하지 않다.

c: MRI coronal view. 슬와근 근건이행부(화살표)의 주행이 부정형상을 보인다.

d: MRI sagittal view. 슬와근 근건이행부(화살표)의 주행이 부정형상을 보이고 신호 변화를 보인다.

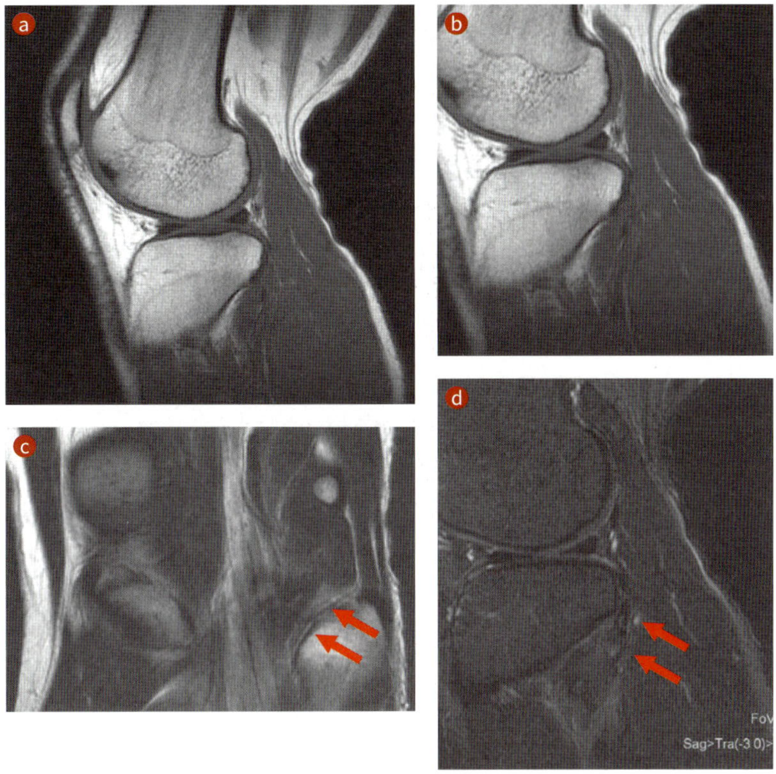

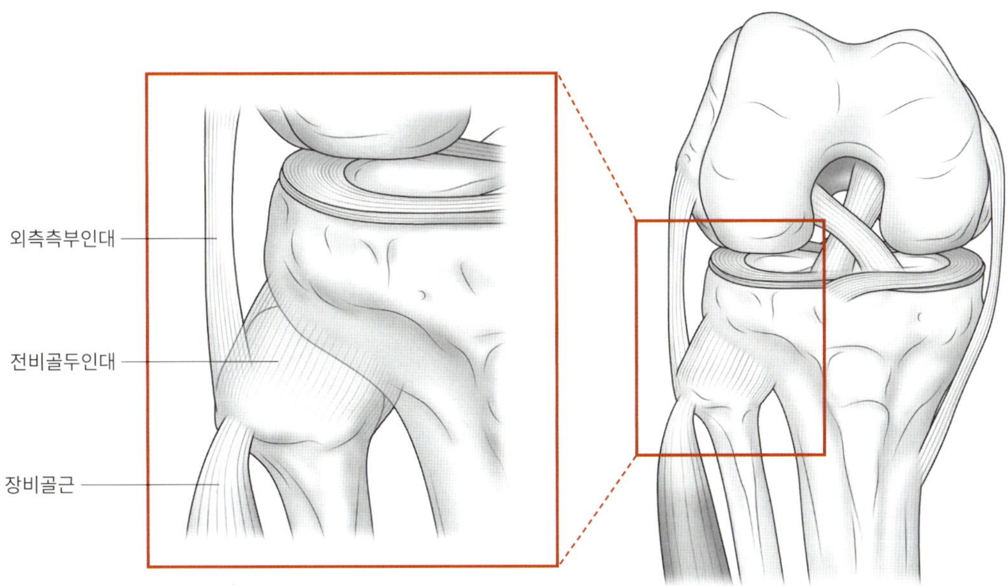

그림 42. 근위 경비관절 통증

무릎 외측의 지지조직으로 기능하는 관절이다. OA 변화가 보일 수 있으며, 따라서 근위 경비관절통도 가능하다. 그러나 이 관절 유래 무릎 통증은 극히 드물고, 병태도 명확하지 않다.

대퇴이두근 통증

대퇴이두근으로 인한 무릎 통증은 드물다. 만약 있다고 해도 운동선수의 무릎 통증인 경우다. 사람은 무릎 내측에 과부하가 가해지므로, 후외측을 지지하는 근육은 통증의 원인이 되는 경우는 드물 것이다(그림 43).

① 장두

비골 부착부병증은 주로 운동선수에 흔하며, 일반적인 환자에서도 드물게 대퇴이두근의 부착부병증이 무릎 통증을 유발한다. 부착부병증의 일반적인 치료를 시행한다. 즉, 통증을 즉시 해소하기 위해서는 히알루론산과 1ml 국소마취제 혼합 주사가 좋다. 부착부 통증은 그 정도가 강하다. 운동에 연관된 후외측부 통증은 근건이행부 통증으로 볼 수도 있다. 장기적으로 문제가 되지는 않는다. 근육 전체의 스트레칭과 마사지가 좋다.

② 단두

운동을 많이 하는 사람 중 후외측의 약간 근위부에 비교적 강한 통증을 호소하는 경우가 있다. 피로나 경한 외상이 발생 원인이다. 증상이 나아져도 대퇴이두근건 외측의 근육성 부착부위 통증은 지속된다. 비교적 넓은 범위의 강한 근근막통증으로, 대퇴이두근 단두의 근막과 그 부착부 통증으로 해석할 수 있다. 단두는 단관절 근육으로 지속적인 자세 유지에 더 큰 부하를 받는다. 근막성 통증에 대해 다수의 압통점에 히알루론산과 3ml 국소마취제를 혼합하여 주사하면 효과가 있다. 2~3회 반복할 때 더 나은 경우가 많다.

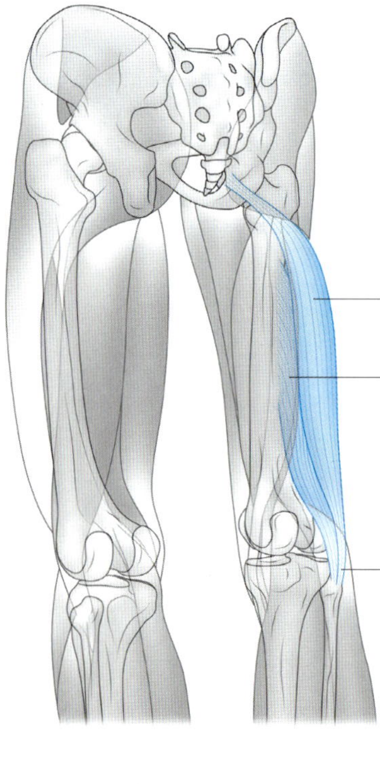

그림 43. 대퇴이두근과 무릎 통증

대퇴이두근은 크고 강력한 외측 햄스트링 근육으로 무릎 굴곡 동작에서는 중요한 역할을 담당한다. 그러나 무릎 통증과는 그다지 관련성이 없다. 대부분 운동 선수의 과부하로 인한 병변이며 근건이행부 통증과 비골부착부 병증이 장두근건이 무릎과 관련된 통증 부위이다. 그러나 단두근의 부착부 통증으로 여겨지는 후외측 근육통으로 고생하는 선수가 간혹 있다. 치료에 반응하지 않는 경우도 있다. 항중력근으로서의 단두의 과부하로 인한 통증은 장두근건의 통증과 성질이 다르다.

II

진찰 × 무릎통증

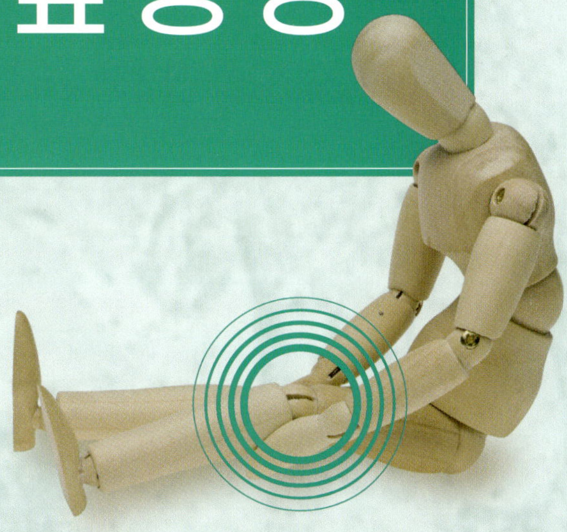

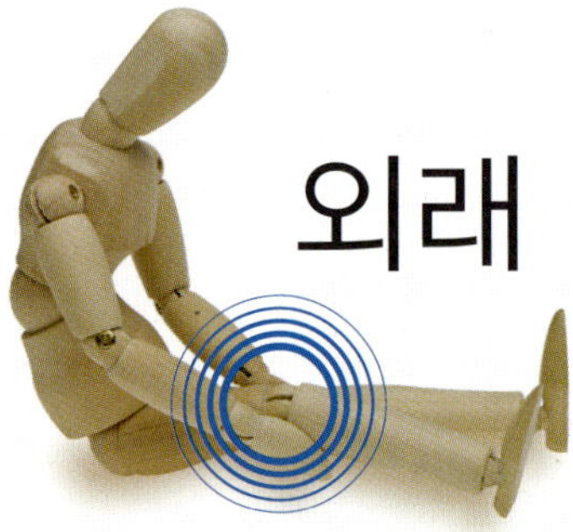

외래 진료의 흐름

여기에서는 필자가 평소 시행하는 외래 진료의 흐름(표 1)에 따라 설명할 것이다.

	항목	진찰 · 문진 사항	기타
① 진찰시 상태	입실시	휠체어 · 부목 · (–)	1인 · 보호자동반
	보행	하지 정렬 · 굴곡구축 · thrust	파행 유무와 종류
	비만	유 · 무	체중 변화
	척추변형	유 · 무	부위 · 정도
② 병력청취	주소	치료 희망 부위	보존적 치료 원함
	증상발생	(한번의)외상 · 증상발생 일시	외력의 크기
		(반복된)외상 · 기간	스포츠(종류 · 기간)
		외상없음 · 유증상기간	
	직업력	노동의 질 · 시간	중노동 · 서 있거나 · 이동량
	가족력	동거인수 · 근처 친인척 거주	돌봄 수준
③ 진찰	하지정렬 평가	무릎(과)과 발목(내과) 사이 거리; 하퇴만곡 정도	종골 내반 · 외반 ; 편평족 ; 요족
	고관절 ROM	내회전 · 외회전	유발통 유무, 대퇴골 경부 염전
	슬관절 ROM	신전각도, 무릎꿇기 가능 여부	양측 차이
	Q setting	양호 · 불량 · 대퇴근량 ; 양측 차이	
	Calf pumping	배굴각도 ; 유발통 (부위)	
	슬개골 8방향 스트레칭	유발통 방향 · 정도	슬개골상 압통
	무릎 강제신전	유발통 유 · 무	유발통 부위 진단
	무릎 강제굴곡	유발통 유 · 무	유발통 부위 진단
④ X-ray 평가	X-ray		
	양측 무릎 (신전 · 45° · 슬개골축)	KL grade OA type	FTA
	MRI		
	연골 · 반월상연골 · 인대	연골 마모의 정도와 부위 · 반월상연골 변성 · 인대 변성 연골하골의 신호 변화	반월상연골 탈출 · 낭종 형성

진료실 입실 시 상태

입실 양상

진료실 입실 시 모습이나 행동, 동행인과 여부, 그 관계를 명확히 알 필요가 있다. 휠체어를 타고 들어온다면 원내에서 독립 보행이 불가하거나, 실내 이동이 제한되었을 것이다.

무릎에 통증이 있다고 무릎만을 치료한다면 환자가 불만을 표할 수도 있다. 종종 환자들은 중증의 무릎 관절염이 있거나, 인공관절치환술Total knee Arthroplasty;TKA을 시행해야 할 정도로 증상이 심해도 지팡이로 독립보행을 하며 진료실로 들어오곤 한다. 휠체어를 타고 입실하는 환자는 본인의 신체능력 저하, 심리적 의존성 등의 요인이 다양하게 관여한다.

지팡이 없이 독립 보행으로 혼자 입실한다면, 무릎 통증이 가볍거나 무릎 치료에 대한 요구가 높은 환자임을 시사한다. 혼자 내원하는 것은 그만큼 건강하거나, 혼자 살거나, 주위 사람들이 무릎 통증에 대해 그다지 관심이 높지 않다는 것을 의미하기도 한다. 수술을 시행한 증례에서는 특히 이러한 무릎 통증과 관련된 사회적 환경을 이해하는 것이 중요하다(그림 1).

보행Gait

입실 시 보행 양상, 하지 정렬, 무릎 외측의 thrust(하중시 무릎의 내반이 악화, 발을 push off 하면 내반이 완화) 유무 등을 관찰한다. 무릎의 굴곡 구축이나 보행 시 통증 정도도 대략 알 수 있다. 누운 자세에서 정렬을 계측하는 것보다 보행 양상이 하지의 기능적 정렬을 더욱 잘 반영한다. 고관절의 외회전 정도로 기능적 내반슬의 정도를 확인할 수 있다.

보조기를 착용하고 있으면 그 효과와 필요성을 묻는다. 하지길이차이Leg length discrepancy; LLD, 측만, 통증 회피로 인한 척추변형도 무시할 수 없는 소견이다(그림 2).

그림 1. 입실하는 모습

환자가 어떤 모습으로 입실하는지 관찰하는 것은 매우 중요하다. 연령, 체중, 자세, 지팡이 유무, 표정, 보호자(동행인) 동반 여부, 보호자와의 관계 등 다양한 정보를 포함한다.

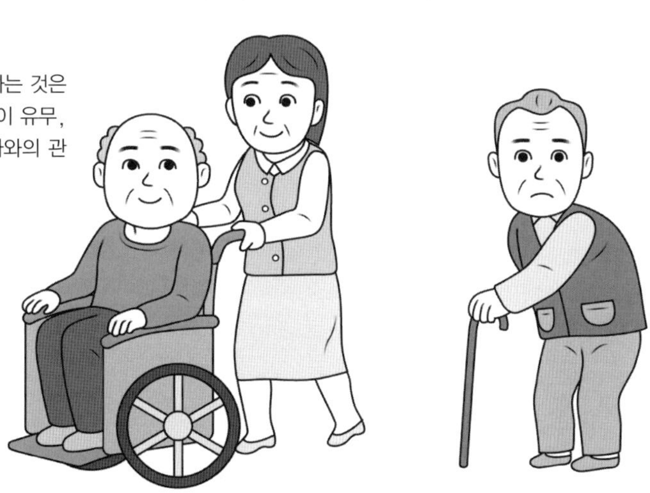

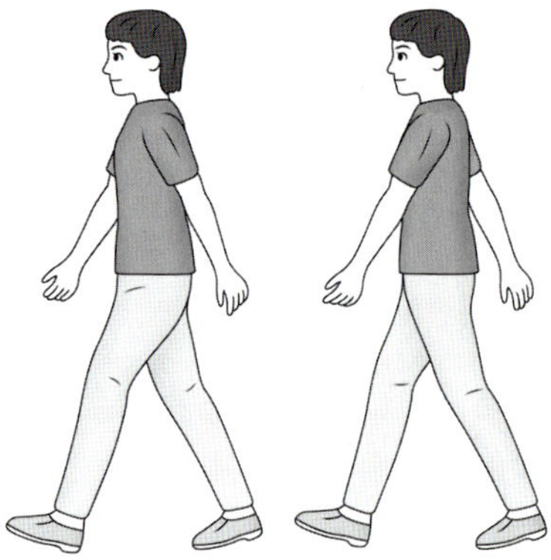

고관절 보행
보폭이 크고, 무릎의 움직임은 적다.

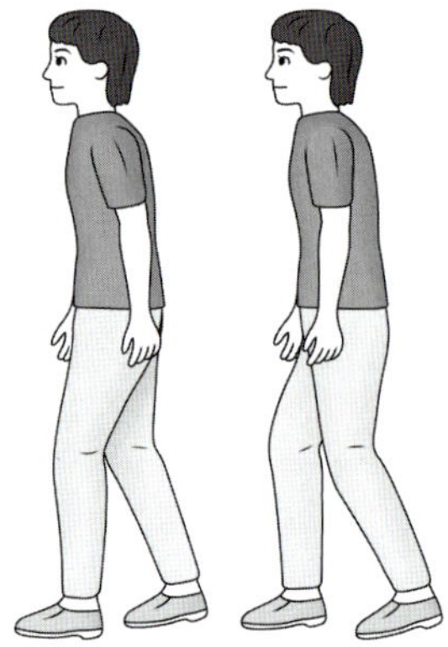

무릎 보행
전경, 보폭이 작고, 무릎의 굴곡·신전이 두드러진다.

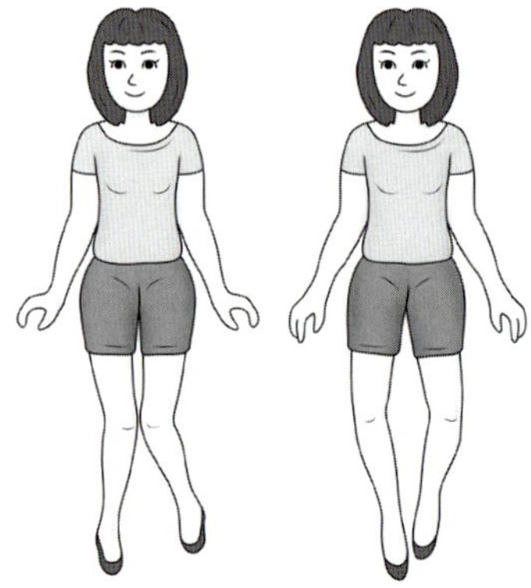

외반슬(하퇴 내만), 내반슬
하퇴의 내만이 심한 젊은 여성이 많다.

그림 2. 보행

보행 양상은 다리의 형태 이외에도 아니라 다양한 정보를 전달한다. 아픈 쪽의 다리, 통증 부위, 통증 정도, 무릎의 굴곡 · 신전 각도와 제한 상태, 자세와 척추 변형도 확인해야 한다.

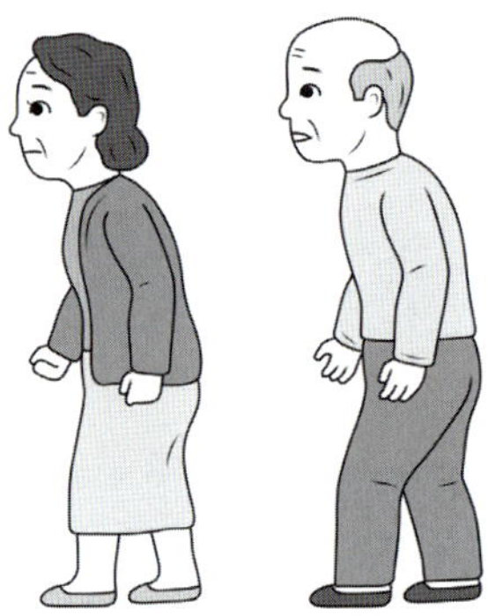

전경
요추 전만의 감소, 고관절 굴곡

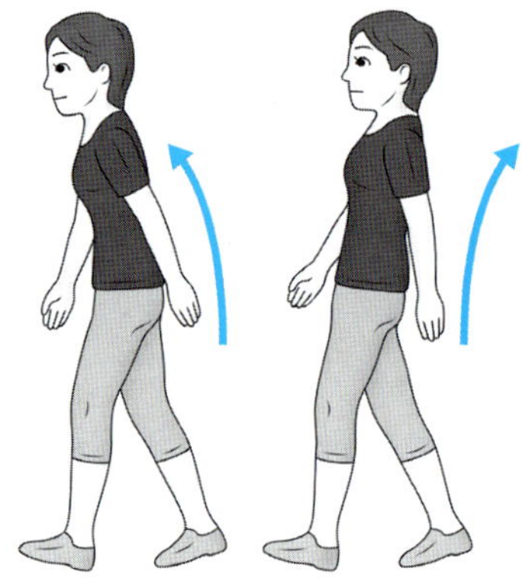

젊은 연령층에서는 척추의 정상 만곡이 유지되는지 확인한다.

체형

환자의 체형은 중요한 정보이다. 외견에 비해 체중이 무겁다면 뼈나 근육량이 많다는 것을 시사하고, 말라서 체중이 가볍다면 골량이 적은 것을 의미한다. 정형외과의 기본인 뼈의 상태에 대해 검토해야 할 필요가 있다.

Column

체형과 통증의 역치

근육량이 많고, 겉보기보다 체중이 무거운 비만 환자는 통증 역치가 낮은 경향이 있다. 또한 관절 등이 경직되기 쉽다. 한편, 마른 체형으로 겉보기보다 체중이 가벼운 환자는 골량이 적다. 척추 변형의 확인 및 골량 · 밀도의 검사가 필요할 수 있으며, 마른 체형의 환자는 통증에 대해 대개 역치가 높은 경우가 많다. 비만은 단순히 체중이 많이 나가는 문제만은 아니다.

척추 변형의 유무

심한 후만이나 측만이 없다면 보행 시 척추의 변형이 그다지 드러나지 않는다. 일단 전체 척추의 standing X-ray를 촬영해 평가하는 것이 좋다(그림 3). 척추 변형의 정도나 척추의 지지성은 하지 정렬 교정술이나 TKA 시행 후에도 영향을 미칠 수 있다(그림 4).

시상면에서 흉추 후만의 증가, 요추 전만의 소실, 고관절 굴곡 구축 등 척추 변형의 부위와 정도, 압박골절이나 척추간 변성 부위와 정도를 확인한다(그림 5). 척추 압박 골절이 여러 개라면 치료를 요하는 골다공증으로 진단한다. 척추 변형의 요소는 관절염에 의한 척추체 사이의 변화와 변형, 골다공증으로 인한 척추체의 높이 저하와 쐐기형 변화이다(그림 6).

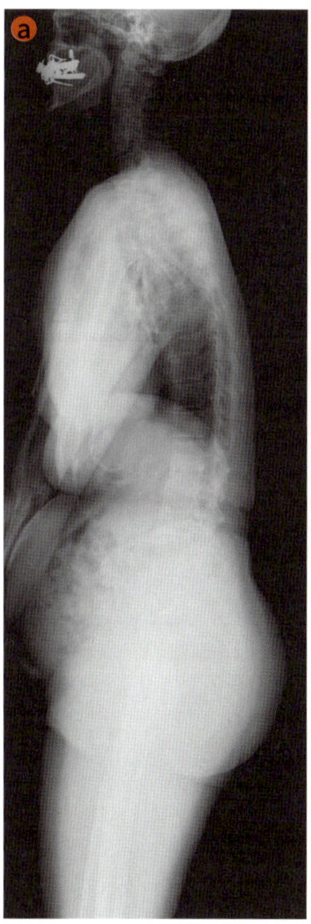

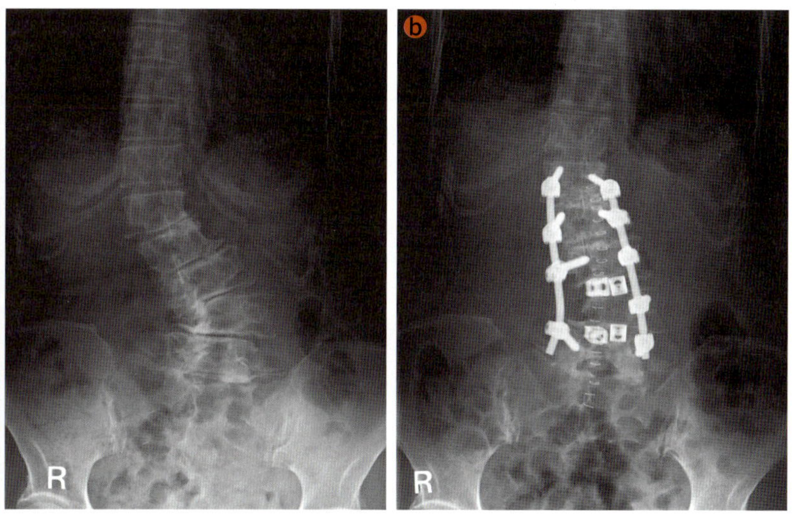

그림 3. Whole spine X-ray. 65세, 여성. 변성 측만

a: 수술 전 Standing X-ray AP & Lat. 요추의 좌측 측만(left convex lumbar scoliosis) 변성을 보인다.

b: 수술 후 X-ray에서는 교정된 상태를 보인다.

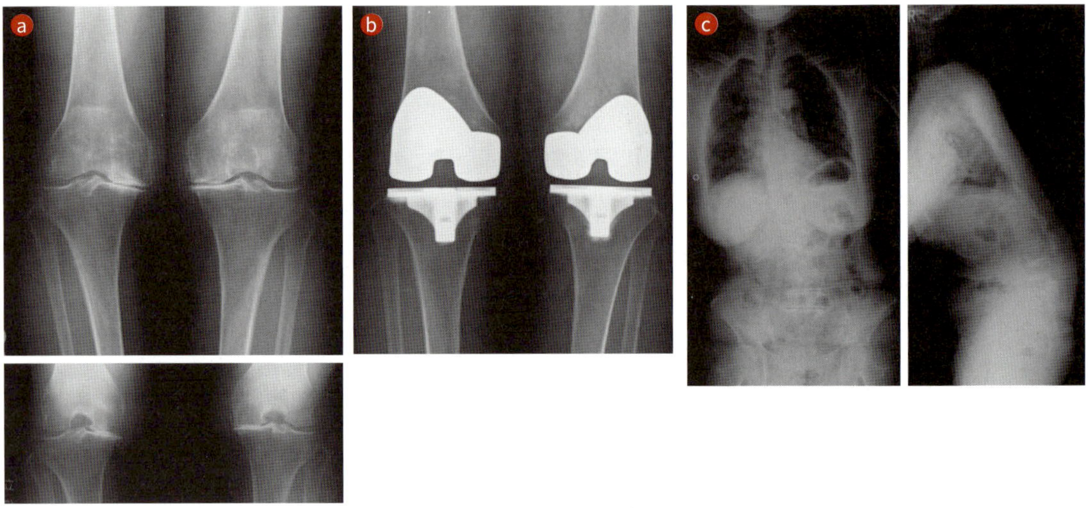

그림 4. 양측 슬관절 치환술 후에도 지속되는 척추 변형의 문제

75세, 여성. 수술 전부터 후만이 심하였으며, 무릎의 기능 개선을 통해 척추변형도 호전되기를 기대하였다. 그러나 6개월 후 요추 변형이 고착되었고, 양측 슬관절 치환술로 무릎 통증은 호전되었으나 허리 증상이 지속되고 있다.

a: 수술 전 X-ray

b: 양측 TKA 後 X-ray

c: 수술 후 standing whole spine X-ray

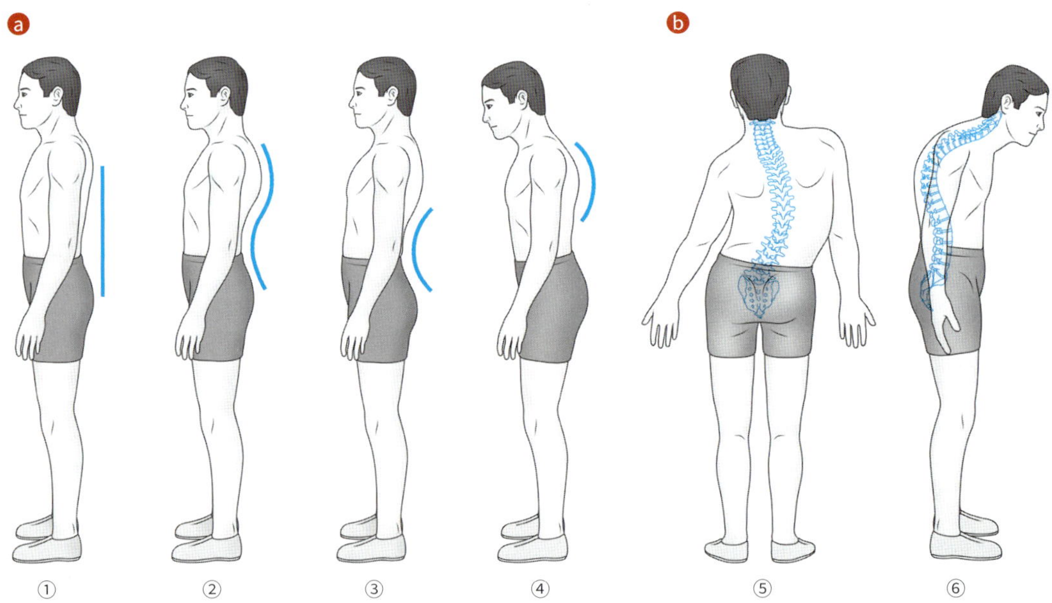

그림 5. 척추 변형

a: ① 척추 만곡의 감소(straight back), ② 후만 증가(보상적 요추 전만 증가), ③ 요추 전만 증가, ④ 전경 자세(요추 전만 감소)

b: ⑤ 흉요추 우측 측만, ⑥ 흉추 후만 증가

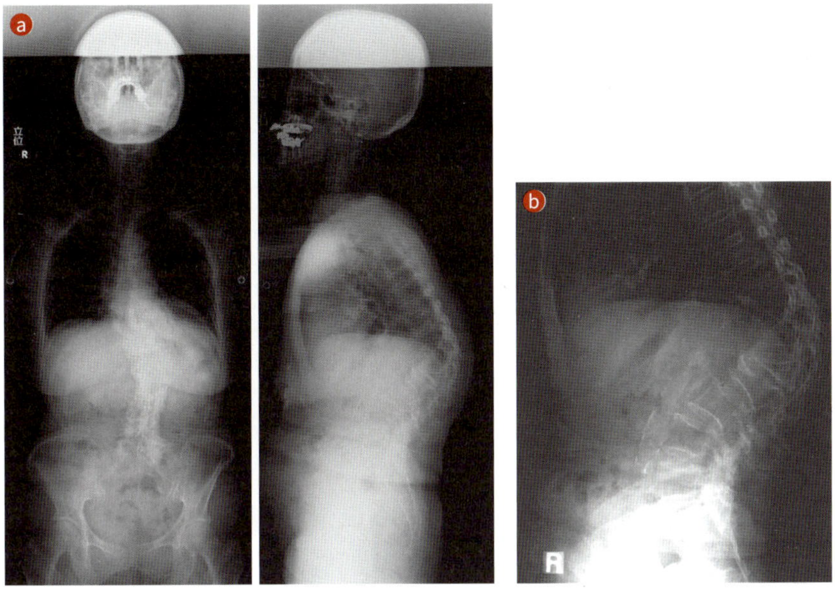

그림 6. 흉요추 이행부의 다발성 척추체 골절로 인한 후만 변형

75세, 여성. 추간판은 비교적 유지되나 척추체의 쐐기 변형이 다수 존재한다. 골다공증으로 인한 척추 변형이다.
a : Whole spine standing X-ray (AP & lat.) , b : L-spine lateral (확대영상)

Column

체형과 뼈의 강도 및 통증의 역치

무릎 관절증의 배경이나 원인, 치료의 선택에는 다양한 요소가 존재하므로, 최대한 많은 요소를 분석하여 그에 맞게 치료를 진행한다.

관절증 환자는 전형적으로 근육질에 골량이 많아 뼈의 변형은 적지만, 척추 사이를 중심으로 척추증(spondylosis)는 흔하다. 또한 제4, 제5 요추 사이의 퇴행성 척추전방전위증이 발생한 환자가 많다[1]. 전신성 관절증이 현저한 환자에서는 무릎 관절증만 있는 경우보다 관절 가동범위가 넓은 느낌이 있다. 신체의 균형이나 낙상, 골절도 연령증가에 따라 증가하게 되는 문제이다(그림 7).

골다공증 환자는 뼈의 변형, 즉, 척추변형이 발생하기 쉽지만 연골자체는 상대적으로 강하다. 수 cm 이상의 신장 저하가 명확한 척추압박변형의 증거이다. 굴곡이 심한 내반슬에서는 골다공증이 기저에 존재하는 것으로 보인다[2]. 개선되지 않는 통증에는 변형으로 인한 동작시 충격 부하의 증가와 이를 받는 골조직의 취약성 및 밸런스도 관계된다(그림 7).

한편, 작은 외상을 계기로 발생한 대퇴골 내측과의 골괴사 환자는 대체로, 골다공증 경향이 있으며, 무릎 전내측의 격렬한 통증이 발생하며, 증상이 호전되면 의외로 연골손상의 악화가 심하지 않은 경우도 적지 않다. 따라서 통증만 잘 조절되면 보존적 치료의 장기적 성공률이 높다(그림 8).

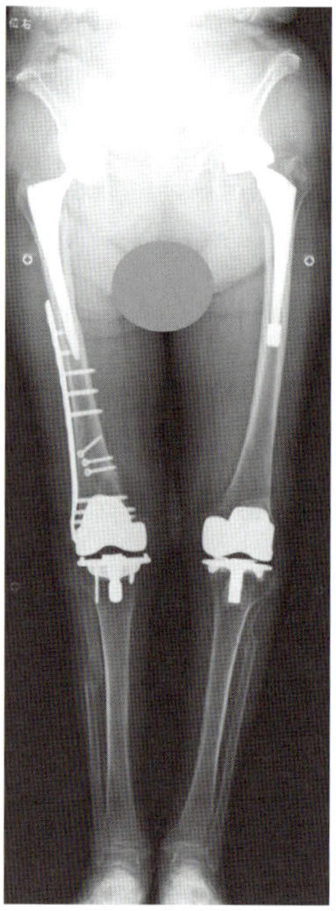

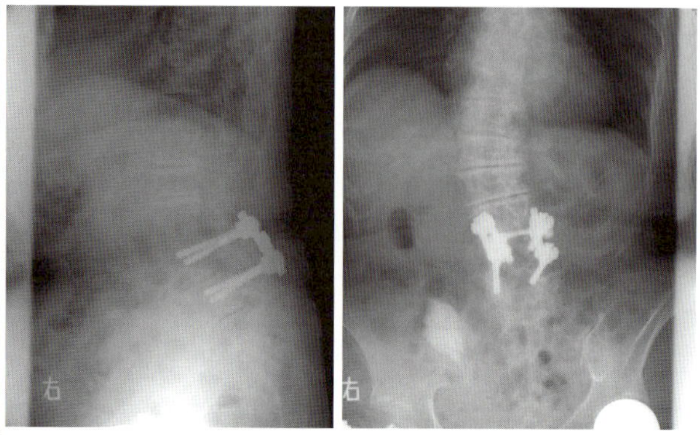

그림 7. 연골변성, 요추 변형증례

85세, 여성. 필자가 60대부터 양측 무릎 통증을 진료하였다. 필자가 유학 중 양측 슬관절 치환술을 받았다. 이후 낙상으로 인해 대퇴골두 치환술을 받고, 변형성 고관절염에 대해 THA, 요추증에 대해 후방고정술을 시행 받았다. 이후에도 낙상으로 대퇴골이 골절되어 관혈적 정복 및 고정술을 받았다. 낙상의 위험으로 독립적 일상은 어렵게 되었다.

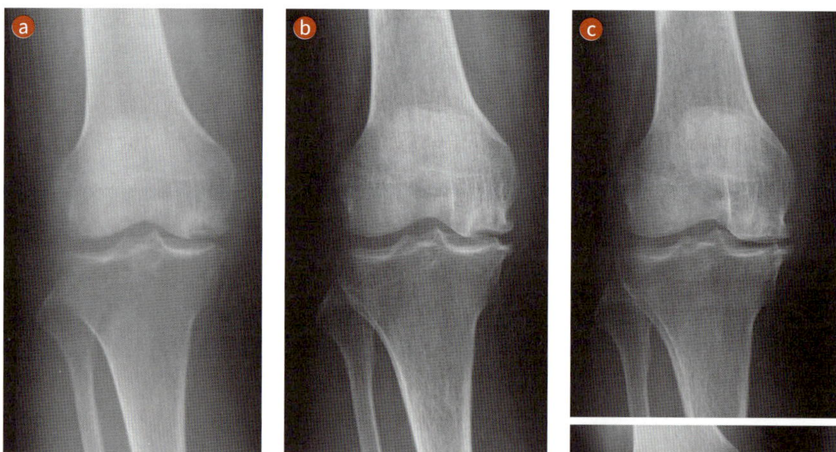

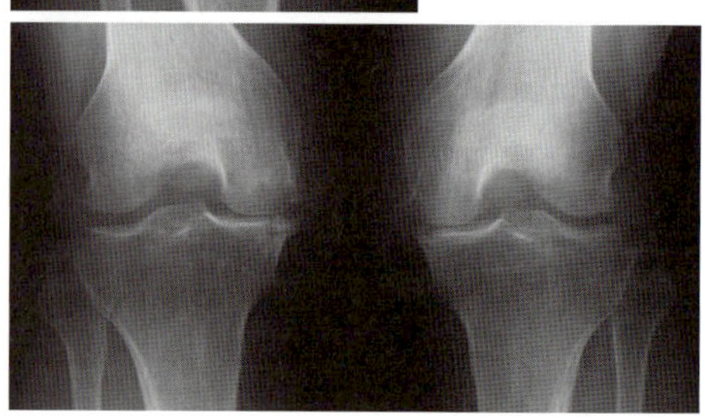

그림 8. 골다공증 증례. 72세, 여성.

반년전 낙상으로 우측 무릎의 급격한 통증과 종창이 발생하였고, 개선되지 않아 의뢰되었다. 통점 스트레칭 등으로 통증은 소실되었다. 이후 6년이 경과되어 서서히 무릎 관절염이 진행되었지만, 통증은 악화되지 않았다. 대퇴골 내측과의 골괴사는 골다공증이 있는 상태에서 경미한 외상으로 발생하였다. 연골의 병변은 아니므로 연골만 약화되지 않는다면, 통증의 조절은 대략적으로 양호하였다.
a: 증상 발현 1년 후, b: 3년 후, c: 6년 후

Column

골밀도의 해석과 평가 - DXA 요추와 대퇴골

YAM(Young Adult Mean) < 70%, 70~80%, 80%< : 골형성 능력에 대해서는 P1NP, 골흡수는 TRAC5b를 측정한다. 척추변형이 있고, YAM〈70% 이면, 골다공증의 치료가 필요하다.

70~80%의 경우, 유발인자가 있으면 치료한다.

80% 미만에서는 골다공증으로 인한 골절이 있으면 치료한다. 상세한 치료에 대해서는 다른 문헌을 참고한다(그림 9).

그림 9. DXA를 통한 골밀도 측정

a: 55세, 여성. 대퇴골 활차부의 이단성 골연골염(OCD)으로 인해 악화된 슬개대퇴관절염(PFOA) 환자. 43세에 골밀도를 측정하였을 때 연령 평균의 약 65%로 골대사 전문의에게 치료를 받았다. 이후 골량의 명확한 저하는 없으나 개선되지도 않는 상태이다.

b: 41세, 남성. 수년 동안 강한 무릎 통증 및 X-ray에서 무릎의 골량 저하를 보여 골밀도를 측정하였다. 그러나 연령 평균치를 보여, 골대상 이상과 무릎 통증과는 관계가 없다고 판단하였다.

a

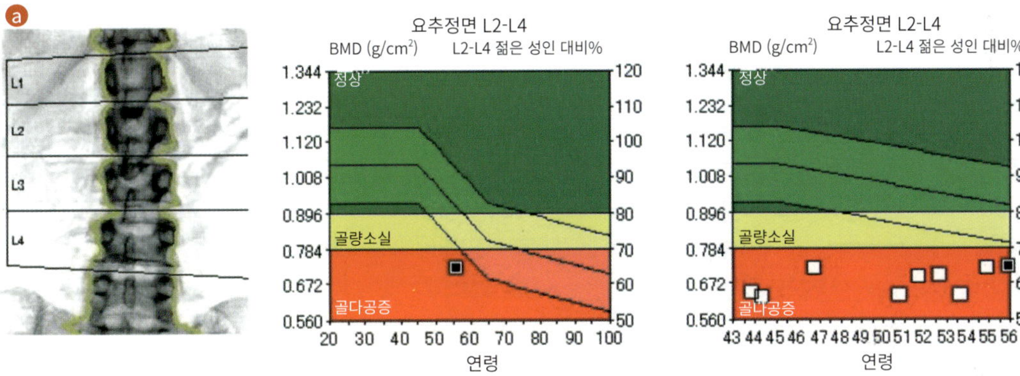

요추정면 L2-L4 결과	
L2-L4 BMD	0.725 g/cm²
L2-L4 젊은 성인 대비 %	65%
L2-L4 동일 연령 대비 %	79%

b

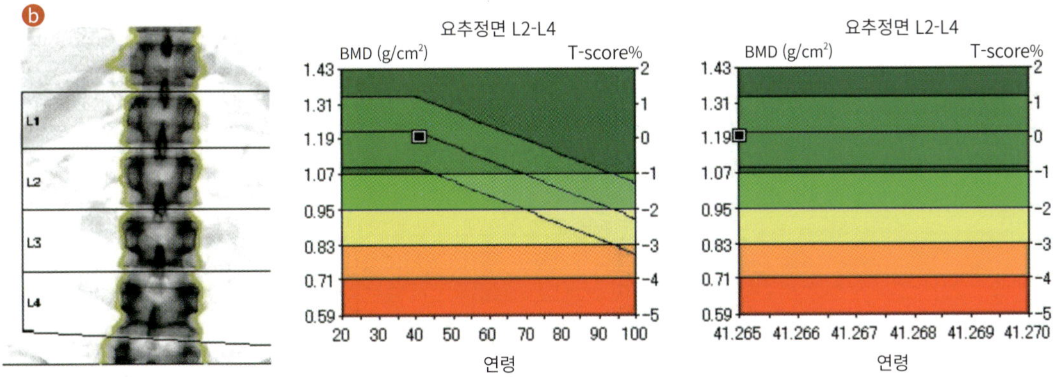

요추정면 L2-L4 결과	
L2-L4 BMD	1.196 g/cm²
L2-L4 젊은 성인 대비 %	101%
L2-L4 동일 연령 대비 %	99%

병력 청취

주소

환자의 주소를 명확히 하는 것이 치료에 가장 중요하다. 주 증상이 개선되지 않으면 환자의 만족도도 떨어진다. 한편, 환자 자신이 무엇을 기대하는지 잘 알지 못하는 경우도 있는데, 의사가 이를 재확인해야 한다. 그리고, 치료에는 보존적 치료와 관혈적 치료가 있다. 증상이 심해도 수술만은 피하려고 하는 환자가 많은 것도 사실이다.

치료 목적

무릎의 질환으로 가장 힘든 것은 무엇인지, 현재의 증상이 호전되면 그다음으로 원하는 것이 무엇인지 명확히 밝히지 않는 환자가 있다. 이에 대해 필자는 다음 내원까지 생각해보라고 주문한다. 현재 불편함이 나아지는 것만으로 충분하지 않은 경우도 있고, 눈 앞의 것만 생각하는 환자는 정신적으로 건강하다고는 할 수 없다. 증상보다는 활동적인 환자가 일상이 가능하도록 하는 것이 치료의 목적이다.

증상

증상이 발생한 후 얼마나 경과되었는가? 관절염에서는 증상이 수년 이상 경과하지 않으면 연골 소실에까지 이르지 않는 것이 일반적이다.

한편, 관절의 파괴가 급격하게 진행되는 특수한 관절염도 있다. 이 경우 연골이 소실된 후에야 무릎 통증을 조절하기 어렵다는 것을 인식 하기도 한다. 따라서 한 달 전부터 환자가 아프다고 호소하는 경우 증상이 가볍다고 생각하여 통증을 치료하는 것이 그렇게 어렵지 않다고 느낀다. 그러나 환자에게 있어서는 중대사라는 것에는 변함이 없다. 각각의 환자에게는 관절염의 변형 정도와 환자가 느끼는 통증 정도에는 상관이 없다[3]. 그러나 관절염 환자를 전체적으로 보면, 무릎의 구조상의 변화와 증상의 관련이 높다. 증상 발현 후 기간은 무릎 관절염의 정도(연골 마모량)와 관련이 있다. 장기간 무릎 통증이 있더라도 X-ray에서 관절염 정도가 경하다면, 통증 역치가 낮은 통증으로 해석한다(그림 10).

치료력

대학병원에 내원한 환자는 통상, 이전에 다양한 치료를 받은 적이 있다. 치료를 반복하는 것은 바람직하지 않다. 동일한 치료를 시행할 때에는 그 치료에 대해 환자에게 명쾌하게 설명해야 한다. 또한 고령자는 다른 과에서 다양한 약을 처방받았을 수 있다. 복용 목록을 확인하는 것이 외래진료의 기본이다.

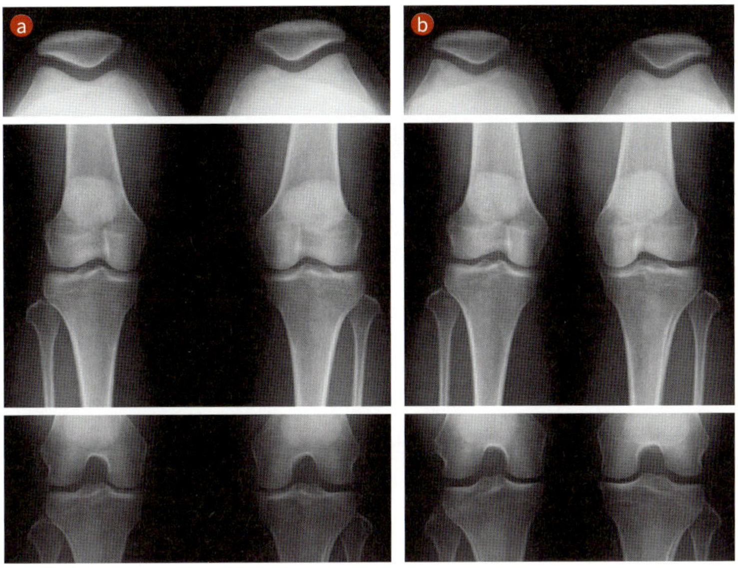

그림 10. 좌측 무릎 통증 증례

a: 32세, 여성. 유소년기부터 취미로 배구를 하고 있다. 슬개하지방체(IFP) 통증으로 통점 스트레칭을 실시해 개선되어 통원치료를 요하지 않게 되었다.

b: 6년 후 재차 좌측 무릎 통증 악화. 좌측 무릎 내측 관절간격의 협소화가 명확하다. 단순 X-ray에서 이상이 없어도, 통증의 발생은 무릎 관절염의 조기로 봐야하는 경우도 적지 않다.

직업

하지에 가해지는 부하에 대해 이전부터 지금까지의 직업력을 통해 청취, 분석하는 것이 중요하다. 현재 직업이 있다면 계속할 예정인지, 정년은 언제인지 등도 치료 시기를 결정하는데 필요한 요소이다. 무릎 통증이 있는 상태로 직업을 계속하는 것이 쉽지 않다. 초고령 사회에서는 원한다면, 건강을 유지하며 일을 오래 지속하도록 하는 것이 무릎 통증 치료의 목적이다.

중노동으로 인한 무릎의 관절염일 경우 연골이 쉽게 소실되고 관절염의 조절도 어렵다. 보행량이 많은 영업직일 경우도 생활이 불규칙하여 자기관리가 쉽지 않은 경향이 있다. 일반적으로 자신의 페이스로 무릎을 쓸 수 없는 경우에는 치료가 어렵다. 출퇴근 시 서 있기 힘들다면 출퇴근 시간을 조절해본다. 주부는 시간 사용의 자유도가 높다. 그렇다고 편한 것은 아니다. 자녀, 손자, 노인 돌보기 등 무릎에 악영향을 주는 활동이 많다. 하루 종일 사무실에서 앉아 있는 사무직 환자에서는 운동 부족이나 같은 자세 유지, 냉방 등이 무릎 통증을 악화시키는 요인이 된다. 무릎을 꿇어야 하는 직업에서는 무릎 꿇기를 유지할 수 있는가가 매우 중요하다.

취미 · 운동 습관

취미나 운동습관도 무릎 통증 치료에서 중요한 포인트이다. 이는 환자에게 있어 활동 목표이며, 역으로 악화나 증상 유발 원인이 되기도 한다. 무릎 통증 환자가 건강을 위해 시행하는 걷기, 커브스 등도 방법에 따라서는 악화 요인이 될 수 있다. '운동치료'를 근력 강화라고 단편적으로 동일시해 무릎 통증을 극복하기 위해 근력운동에 열중하는 환자도 적지 않다.

또한 비만의 당뇨병 환자에서 걷기 운동은 무릎에 악영향을 준다. 본래 당뇨병 환자는 세포기능이 저하되었다고 볼 수 있다. 워킹 등으로 적절히 에너지가 소모되기 이전에 무릎의 연골이 쇠약해지고 마모가 증가되며, 관절염의 유발인자가 된다. 무릎 질환 환자에서 무릎에 부담을 주지 않고 적절히 에너지를 소비할 수 있는 방법이 거의 없다. 체간 훈련, 수중 보행 및 슬개대퇴관절이 악화되지 않은 환자에서는 부하가 낮은 에어로빅 등이 가능할 것이다. 즉, 빠른 동작에선 부하를 가볍게, 부하가 가해진다면 천천히 시행해야 한다.

기간, 빈도는 어떻게 해야 할까? 무릎 통증의 발생과 관련을 명확히 해야 할 필요가 있다. 또한 외상의 기왕력을 반드시 확인해야 한다. 격렬한 운동을 일정 기간 시행한 환자에서는 인대손상old injury 등이 있을 수 있다.

가족 구성과 가족의 역할

동거인의 수와 연령, 가족의 역할 등도 중요한 정보이다. 가사 담당 여부, 배우자의 연령, 건강 상태도 무릎 통증과 관계가 깊다. 돌봄(가정간호)이 필요한 사람이 있다면, 무릎에 큰 부담이 된다. 배우자가 너무 건강하고 활동적이어도 환자에게는 부담이 커진다. 여행이나 외출을 함께 하며 힘든 일상을 보내는 환자도 드물지 않다(그림 11).

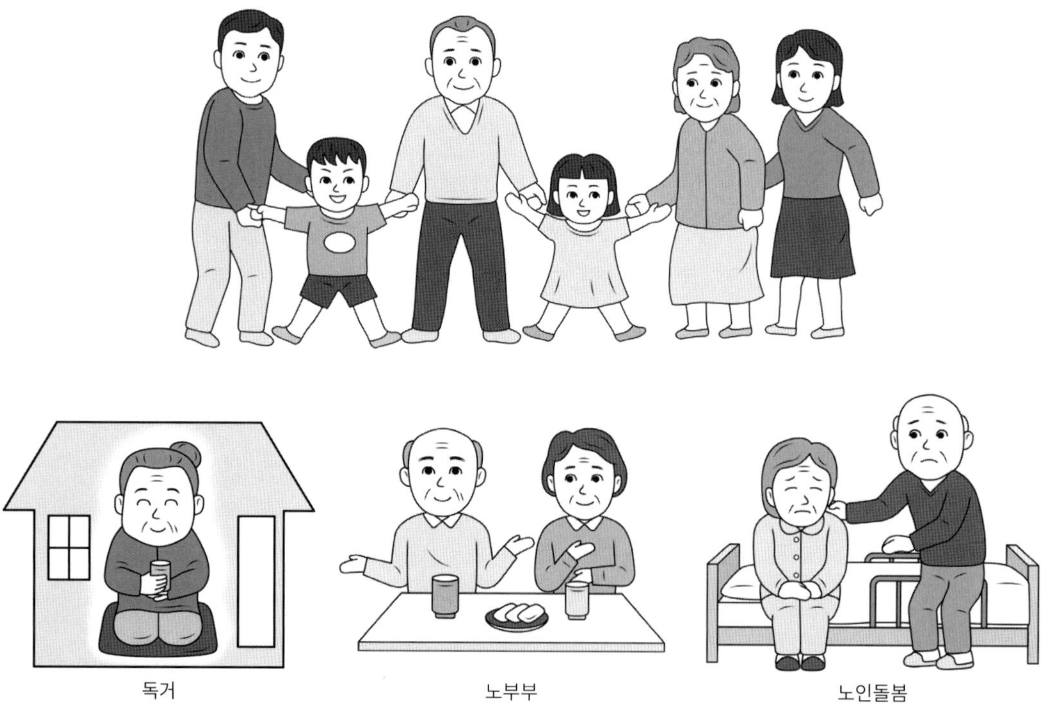

그림 11. 가족구성과 가족의 역할

환자의 가족환경을 파악하는 것은 매우 중요하다. 독거, 노부부, 노인돌봄. 독거 중이라도 근처에 가족이 살고 있으면서 일손을 빌릴 수 있는 환경이 좋다. 자녀의 가족과 동거하는 경우, 가족 중 역할이 없는 환자는 무릎 통증의 치료 목적, '통증이 나아지면 무엇을 하고 싶은가'가 중요하다. 최대한 긍정적이고 발전적인 일상을 상정하여 목적에 맞게 치료해야 한다.

신체기능 평가

무릎, 하지 변형의 진행을 환자가 자각하고 있다면 연골 소실에 따른 고도의 슬관절 변형이 있을 것으로 추측할 수 있다.

무릎을 중심으로 한 하지 기능평가. 평지에서 쉬지 않고 보행가능한 시간(분), 계단 오르내리는 모습, 난간의 필요여부(그림 12). 일단 30분 쉬지 않고 보행이 가능하고 계단을 오르내리는데 부자연스럽지 않다면, ADL에 기능장애는 심하지 않다고 판단한다. 그러나 치료의 목적은 환자의 주소를 개선하고 해결하는 것이므로, 운동을 좋아하는 환자에서는 당연히 목표를 좀 더 높여 이를 충족해야 한다.

Column

보행과 근력과 계단에서 낙상

인생은 길다. 서서히 변해간다. 그런데 몸은 이를 알아채지 못하는 경우가 많다. 근력이나 신경계의 노쇠는 40대부터 서서히 시작되지만 좀처럼 자각하기 어렵다. 평상시와 같이 생활하고 출퇴근하며, 무턱대고 계단을 오르다 발이 채인 것이 40대부터였다. 몇 번 넘어진 후엔, 그렇지 않게 된다. 걷거나 계단을 오르내릴 때 아무래도 신경을 쓰게 되기 때문일 것이다. 그러는 몇 년 동안 시간이 흐르며 발이 걸리는 것에 신경을 쓰게 된다. 허벅지를 높게 올리는 등 의식적으로 걷는 방법을 바꾸면 넘어지지 않는다. 이처럼 넘어지지 않도록 이동 동작을 미세하게 바꿔 갈 필요가 있을 것이다.

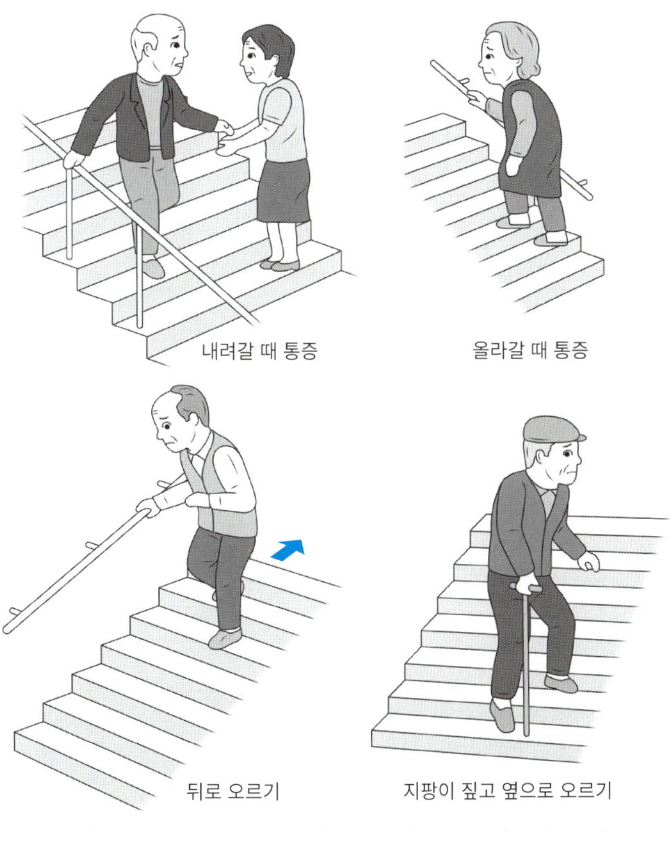

그림 12. 계단 오르내리기

계단 보행은 무릎 통증에 가장 힘든 동작이다. 오르고 내리기 동작에서 통증이 다르다. 내려갈 때 통증은 무릎의 뻣뻣함(경직도), 오를 때의 통증은 근력부족이 원인이다. 오르내리기 모두 체중의 6~8배의 부담이 무릎에 가해진다.

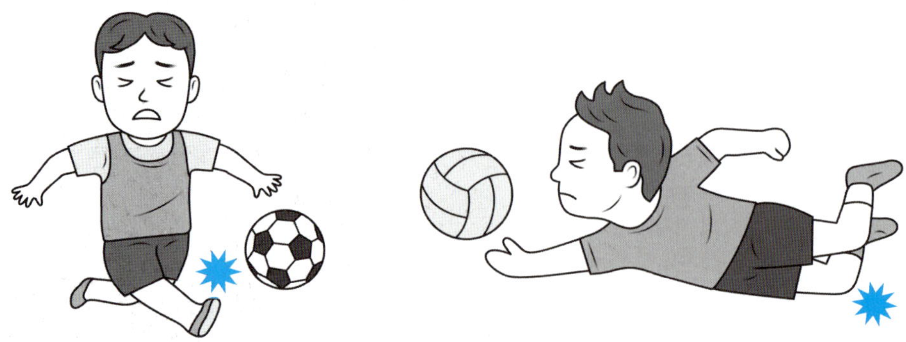

그림 13. 스포츠 경력, 외상 과거력

운동이나 외상에 대해 확인하는 것도 중요하다. 종목이나 수준, 기간, 빈도 등. 어린 시절 격렬한 스포츠에 참가한 환자에서는 당시 심하지 않다고 여긴 인대, 반월상연골 손상을 경험한 환자도 드물지 않다. 또한, 스포츠 활동은 무릎 통증 치료의 중요한 동기 유발이 된다.

스포츠 경력, 외상 과거력(그림 13)

스포츠 활동에 장기간 참가한 환자의 경우 본인이 자각하지 못하거나 잘 기억하지 못한다 해도 부상을 당해 무릎이 부은 적이 있다면 현재 통증의 원인이 그 부상일 수도 있다. 스포츠 경력은 또한, 환자의 기초 체력에 대한 증거이기도 하다. 운동에 열중했던 환자는 치유력도 높다고 느꼈다. 한편, 사소한 일로 현재 무릎의 노화나 통증이 발생한 것처럼 집착하는 환자도 있다. 이런 환자는 통증 보다 종창이 더 큰 문제이며, 붓지 않는다면 너무 걱정할 필요가 없다고 설명한다.

진찰

하지 정렬의 의의

하지 형태는 구조적 부하의 기준이 된다. 예를 들어, 정렬이 양호해도 내측형 관절염을 보이는 경우가 드물지 않다(그림 14). 이러한 환자에서 연골 마모의 진행은 연골이 위약하고, 염증이 유발되기 쉬운 소인이 있을 수 있다. 이런 경우는 연골 조직의 유지가 쉽지 않다. 따라서 이 부분이 통증 치료의 핵심이다. 하지 정렬의 편위가 작고 가동 범위 제한이 심하다면, 통증 조절과 유지가 장기적으로 가능하다고 본다(그림 15).

내측의 부하로 인한 통증 치료는 간단하지 않다. 결국 부하가 증가하면 통증이 재발하고 염증이 반복되며, 연골 조직은 급속히 감소한다. 외측 관절염은 반월상연골 손상이나 이단성 골연골염osteochondritis dissecans; OCD으로 인해 발생한 것으로 보이는 경우도 흔하다. 일본인에서는 과도한 외반슬로 인한 외측형 관절염은 적다고 생각한다. 소아형 외측 반월상연골 손상을 놓친 경험도 여러 번 있다. 또한 원판형 반월상연골discoid meniscus에서는 다양한 질환이 유발되어 수술을 받은

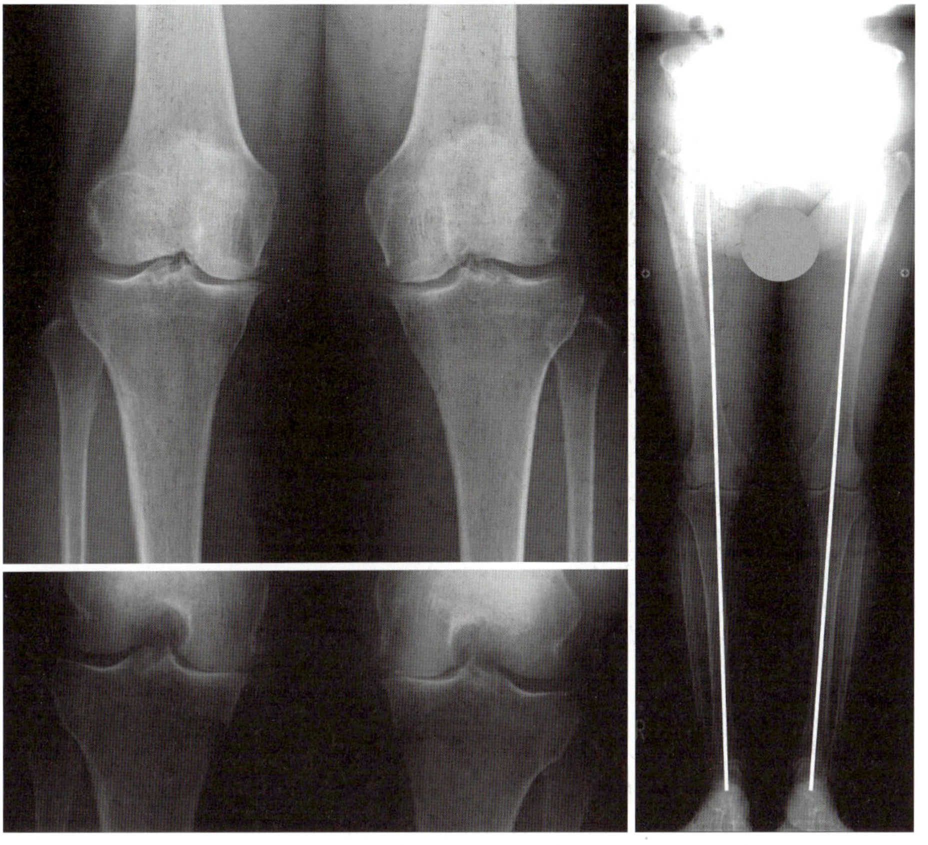

그림 14. 양호한 정렬을 보이는 내측형 관절염의 X-ray

60세, 여성. 30여년 전에는 외반슬에서 내측형 관절염으로 진행되는 환자는 거의 없다고 알려졌다. 그러나 그후, 하지 변형은 외반슬에서도 내측형 관절염이 발생하며, 서서히 내반슬이 되는 경우도 있다는 것이 밝혀졌다. 당연하다면 당연하다. 내측과 외측의 구획에 가해지는 하중 부하는 내측이 70%인 것에 비해 외측이 30%라는 연구결과가 있다. 따라서 연골의 질이 그다지 양호하지 않다면, 보다 높은 하중이 가해지는 내측의 연골부터 마모되는 것이 이상하지 않다. 그러나 최대하중을 고려하면, 역시 정렬이 중요하다. 정렬이 호전되면 무릎 통증 조절도 용이한 측면이 있다.

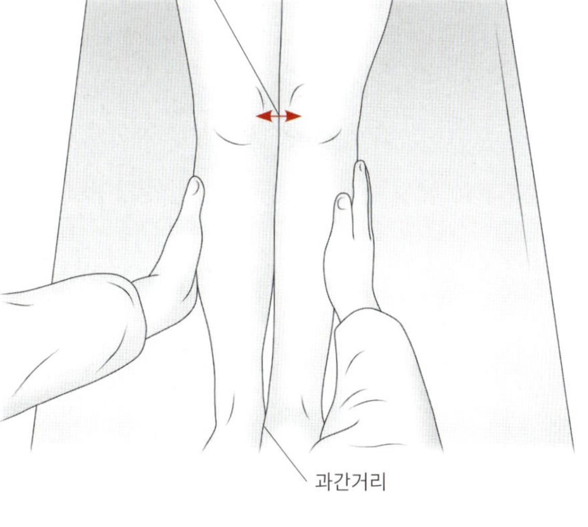

그림 15. 누운 자세에서 정렬 계측

하지 정렬 평가는 바로 선 자세와 바로 누운 자세 모두 실시해야 한다. 선 자세에서는 양측 하지의 내측을 붙인 상태로 무릎 내측 관절간격 사이 거리를 측정한다. 누운 자세에서는 양측하퇴를 붙이고, 슬관절과 족관절의 과간거리를 측정한다. 슬관절에서 2cm 이상이면 내반슬로 본다. 곧은 하지에서도 족관절의 과간거리가 멀어진 경우는 종골의 내반이라고 볼 수 있다. 종골이 내반되면 기능적으로 내반슬을 악화시킨다.

경우도 많으며, 외측형 관절염이 된 환자도 드물지 않다. 그러나 기본적으로는 연골이 소실되어도 통증의 치료는 내측형만큼 어렵지 않다. 조절 가능한 무릎 통증으로 개선되는 경우가 일반적이다. 슬개대퇴관절염PFOA에는 명확한 정렬이상(PF congruence 불량) 외에도 원인이 불명하고 진행해도 알 수 없는 점이 많다. 그러나 하중 상태에서 굴곡과 신전을 잘 조절할 수 있다면 PFOA의 치료는 어렵지 않다(그림 16).

고관절 내회전 · 외회전

무릎을 진찰 시 고관절 통증을 무릎 통증으로 느끼는 사람도 많기 때문에 간단히 고관절을 내회전·외회전 시켜보고 각각의 각도와 유발통을 확인하는 것이 좋다. 무릎 관절염에서도 잠재된 경우가 있다. 또한 내회전 각도가 큰 고관절은 대퇴골 경부의 전염anteversion이 크다. PF 관절에 부담이 가기 쉬운 형태이다. 또한 내회전+외회전 각도가 90° 를 초과하는 관절은 느슨하며, 70° 이하의 관절은 뻣뻣하다. 고관절의 움직임을 유지하는 것은 전신의 원활한 움직임에도 중요하다(그림 17).

Column

고관절 유래 무릎 통증

무릎 관절염에 대해 TKA가 의뢰된 환자 중에서 관절염은 명확했지만 소견이 빈약했으며, 고관절 관절염으로 인한 통증임을 간과할 뻔한 경우가 있다. 의뢰한 의사나 환자 본인, 가족도 무릎에만 집중하고 있었다. 물론, 무릎 관절염이 고도이면서도 이를 간과했을 가능성이 없는 것은 아니다. Lidocaine test는 인공슬관절수술 전에 반드시 시행해야 할 검사이다. 또한 의뢰로 내원한 환자 중에는 이미 좌측 고관절염이 말기에 이른 환자도 있었다. 아마 무릎이 아프다고 믿고 있었던 것 같다(그림 18).

무릎 가동범위 계측

신전은 절댓값으로 측정하여 1° 단위로 평가한다. 과신전 2°가 정상 기준이다. 신전 제한의 유무와 정도를 평가한다. 굴곡 각도는 5° 단위로 측정하며, 120° 이상이 확보되는 것이 무릎 기능 유지에 중요하다. 그리고, 90°굴곡이 유지되는지는 인공관절 수술에서 기능회복(예후)의 기준이 된다(그림 19). 최대 굴곡은 무릎 꿇기 동작이 가능한지 평가 기준이다. 신전제한은 범위가 작아도 중요한 소견이며, 각도가 0° 이하가 되지 않도록 일상 중에 재활이 필요하다. 굴곡은 120° 이하이면 계단을 내려가는 동작에 지장을 주므로, 최대 굴곡 범위를 확보할 수 있도록 지도한다.

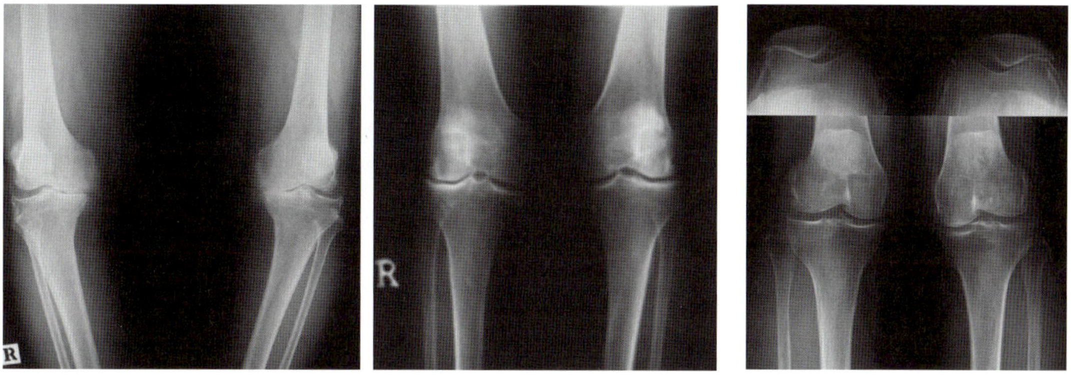

그림 16. 무릎 통증 치료의 어려움. 이족보행의 하중 관점에서 본 무릎 관절염 치료의 난이도

내측형: 내측에는 기본적인 부하가 높기 때문에 악순환을 일으켜 치료가 어렵다. 가장 빈도가 높은 관절염.

외측형: 외측에는 기본적인 부하가 낮아, 관절면에 가해지는 하중 부하를 조절하기 쉽다. 그러나 외측의 통증은 관절 주위에 흔하고, 통증의 양상은 예리하다.

슬개대퇴형: PF 관절간격이 소실되어도 하중하 굴곡과 신전을 피하며, 슬개골의 가동성을 개선시키면 통증 치료는 그다지 어렵지 않다.

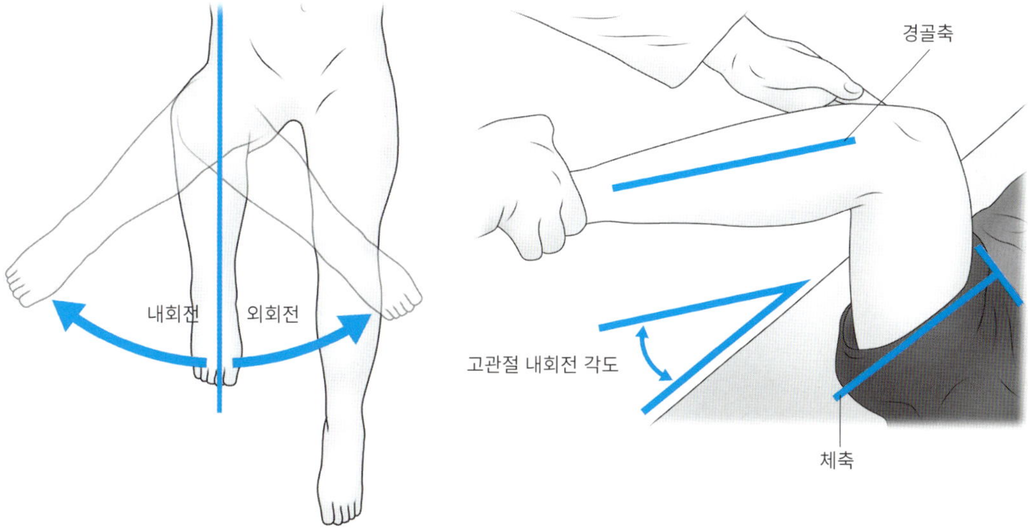

그림 17. 고관절 내회전과 외회전 각도 계측

하지 정렬의 평가는 정면 외에도 여러 각도에서 시행한다. 대퇴골, 하퇴골의 염전을 확인하기 위한 축성 정렬 평가도 필수적이다. 일반 진료에서 축성 정렬 평가를 수치적으로 나타내기는 쉽지 않다. 그러나 고관절의 내회전과 외회전을 측정하면 대퇴골 근위부의 염전에 대해 수치적으로 평가할 수 있다. 내회전 각도가 외회전 각도보다 크다면 대퇴골 근위의 전염(anterversion)이 강한 것을 시사한다. 또한 내회전과 외회전 각도의 합이 90°를 초과하면 관절의 이완성(laxity)이 있다고 볼 수 있다.

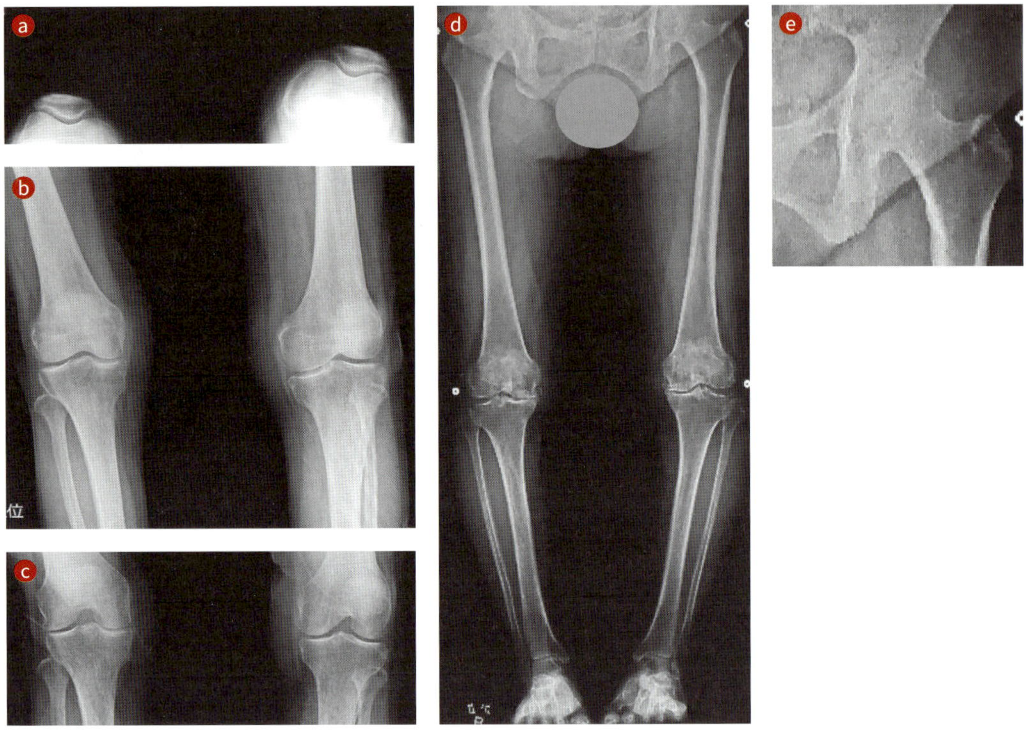

그림 18. 좌측 고관절염

82세, 여성. 3년전부터 좌측 대퇴골 통증이 발생해 악화되었으며, 다른 병원에서는 특이 소견이 없다고 진단되어 재활치료 중이었으나 호전이 없었다. 3년 반 이상 경과하여 결국 좌측 고관절염으로 판명되었다. 루틴으로 하지 전장 X-ray를 찍는 경우가 감소한 것으로 보인다.

a~c: simple X-ray, a: both tangential view of patella, b: standing AP, c: Rosenberg view,
d: full-length standing AP of lower limb. e: d의 고관절 부위 확대

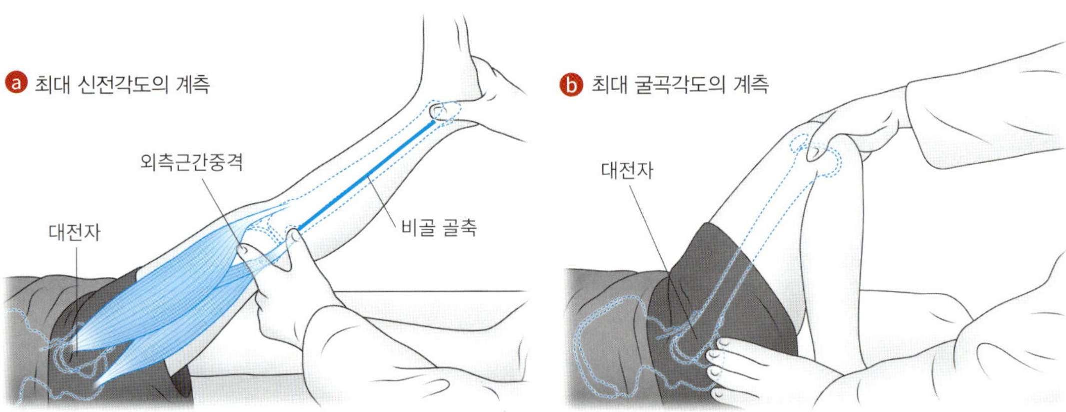

그림 19. 무릎 ROM 계측

무릎의 최대 신전각도와 최대 굴곡각도를 수동적으로 계측한다. 하지의 바깥쪽에 서서, 대퇴골축은 대전자와 외측근간중격을 이은 선 하퇴축은 경골축으로 한다. 최대 신전각도는 2° 정도로, 경도의 과신전을 보인다. 최대 굴곡각도는 허벅지의 굵기에 영향을 받으며, 130°~150° 이다. 양측의 차이 및 절대 각도 모두 중요하다. 최대 신전각도는 1° 단위로, 최대 굴곡각도는 5°단위로 평가한다. 5° 이상의 과신전이나 0°이하의 최대 신전각도는 특이사항으로 기록해 둔다. 최대 굴곡은 무릎꿇기 동작의 가능 여부로 평가한다.

① 슬개골을 8방향에서 이동시켜 유발통을 확인한다.

무릎의 통증에서 가장 흔한 무릎 신전기구 통증의 중심은 슬개골이다. 슬개골에 부착하는 슬개하지방체를 포함한 활막관절낭이나 섬유성 관절낭이 무릎 전면 통증의 기원이 된다. 슬개골을 이동시켜 통증이 유발되면 슬개골 주위의 유착이나 구축이 있고, 이를 무릎 통증의 요인이라고 볼 수 있다. 또한 신전위의 슬개건 압통은 슬개하지방체 유래 통증이 유발된 것으로 보인다(그림 20).

② 가볍게 강제 신전한다(그림 21).

통증이 없고, 신전제한도 없다면 문제가 없다. 신전을 강제할 때 통증이 있다면 치료의 대상이 된다. 무릎 전면에 통증을 느낀다면 슬개골·슬개건(슬개하지방체)의 유연성을 높이기 위해 슬개건 위를 이완시킨다. 또한 무릎(전면)표층에 통증이 있을 때, 비복근 등의 유연성이 회복하면 강제 신전 시 통증이 개선된다. Q-setting도 하기 쉬워진다.

③ 가볍게 강제 굴곡한다(그림 21).

통증이 있는지 확인한다. 땅기고 뻣뻣한 부위가 있다면 유연성이 낮아졌고 이는 통증의 원인이라고 볼 수 있다. 경직된 부분, 통증 부분을 적극적으로 이완시키면 굴곡이 개선된다.

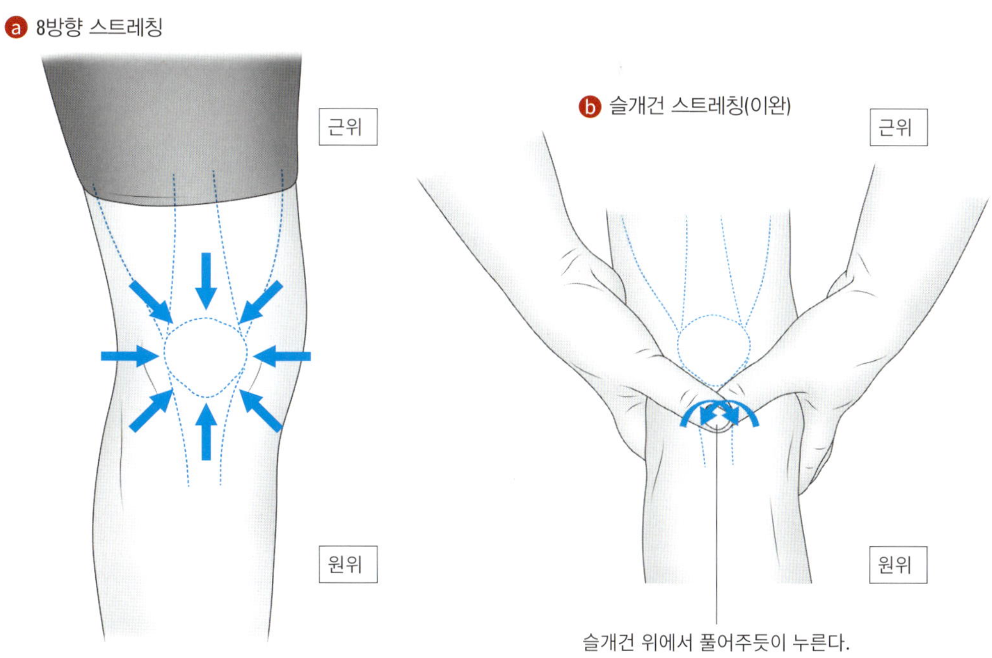

그림 20. 스트레칭

슬개골을 8방향에서 이동시키며, 유발통과 슬개건의 압통을 확인한다. 무릎 전면 통증을 호소하는 환자에서 각 술기에 따른 유발통의 존재는 중요한 소견이다.

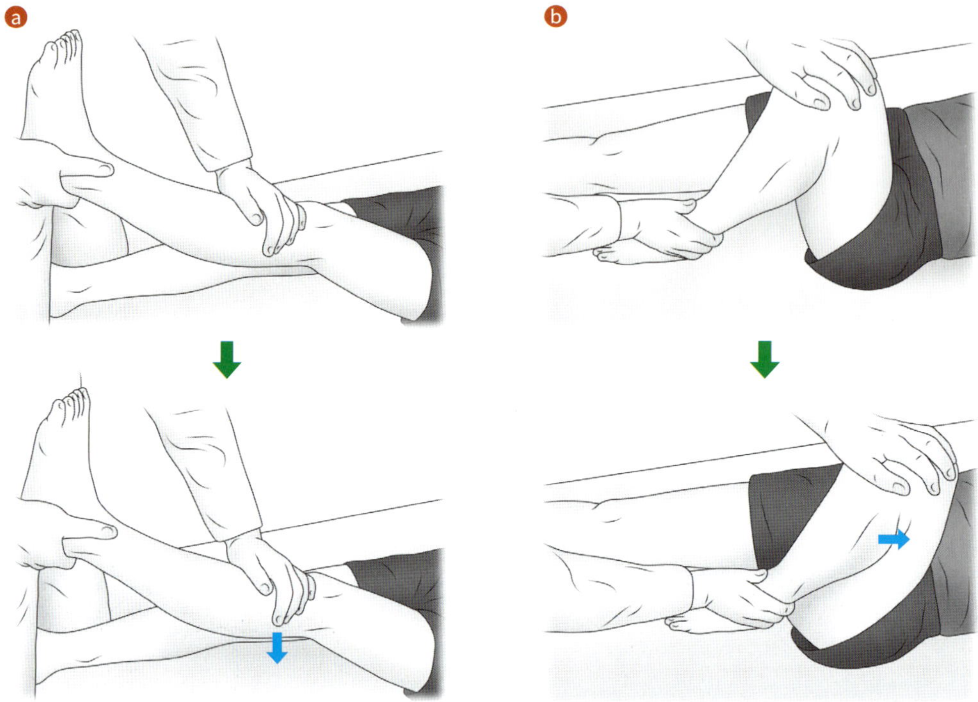

그림 21. 가볍게 강제 신전, 강제 굴곡

가볍게(gently) 신전과 굴곡을 강제한다. 이 때 통증 호소 부위를 확인하면, 유발 부위나 조직을 추측할 수 있다.
a : 가벼운 강제 신전, b : 가벼운 강제 굴곡

X-ray 평가

반드시 하지의 전장 X-ray와 슬관절의 Rosenberg view를 촬영한다. 양측 비교, 절대평가 모두 중요하다. 이는 향후 치료의 목표와 효과의 기준이 된다. 관절염의 부위와 정도를 정확히 확인한다. 그러나 관절염의 정도가 환자의 체표에서 느끼는 통증을 직접 설명할 수 있는 것은 아니다. 연골 상태(잔존 유무)를 확인하여 연골이 잔존한다면 보호할 가치가 있다. 연골이 남아 있는 경우 무릎 통증 치료는 일차적으로 어렵지 않고 통증 개선 효과도 좋아 목표를 높게 설정할 수 있다.

하지 정렬 계측과 하지의 전장 X-ray 평가

누운 자세, 선 자세 모두에서 평가한다. 정렬의 내반·외반·중립을 평가한다. 유무와 정도를 파악하고, 족관절 내과를 붙일 수 없는 경우는 종골 내반 구축을 확인해야 한다. 종골 내반에서는 기능적으로 내반슬이 유발된다. 하지 전장을 촬영한 X-ray에서 대퇴골 골두 중심과 거골 중앙을 이은 Mikulicz line에서 슬관절을 통과한 점을 내측 관절간격의 내측단부터 %로 측정한다. 무릎 외측각femorotibial ankle ; FTA으로 표기하는 방법도 있다. 정밀한 측정은 절골술을 시행할 때 필요하다(그림 22).

하지의 동적 변형에는 경골 외측 thrust가 중요하다(그림 23). 이는 내측형 관절염의 진행에 따른 특징적인 관절의 어긋남으로 조절이 어려운 내측형 관절염에서 일종의 패턴이다. 그다지 비만이 심하지 않은 내반슬을 보이는 내측형 관절염 환자이며, 하중 부하의 증가에 의한 통증은 시사하는 바가 많다. 신체가 유연한 경향이 있으며, 대부분 관절가동범위는 보존되어 신전제한도 적다.

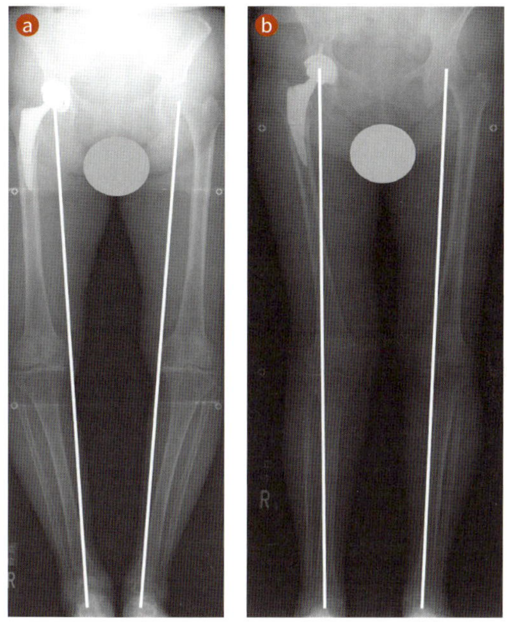

그림 22. Full-length standing AP of lower limb

초진 시 루틴으로 촬영하는 것이 좋다. 하지의 정렬 평가를 수치화 할 수 있다. 고관절 혹은 족관절의 선별검사가 가능하다.

- a: 양측 무릎 모두 내반 변형을 보이는 내측형 관절염이다. 우측 THA 상태, 우측 족관절의 관절간격이 소실되었다.
- b: 우측 THA 상태, 우측무릎은 외측형 관절염, 외반슬을 보인다. 좌측 족관절의 관절간격 협소화가 보인다.

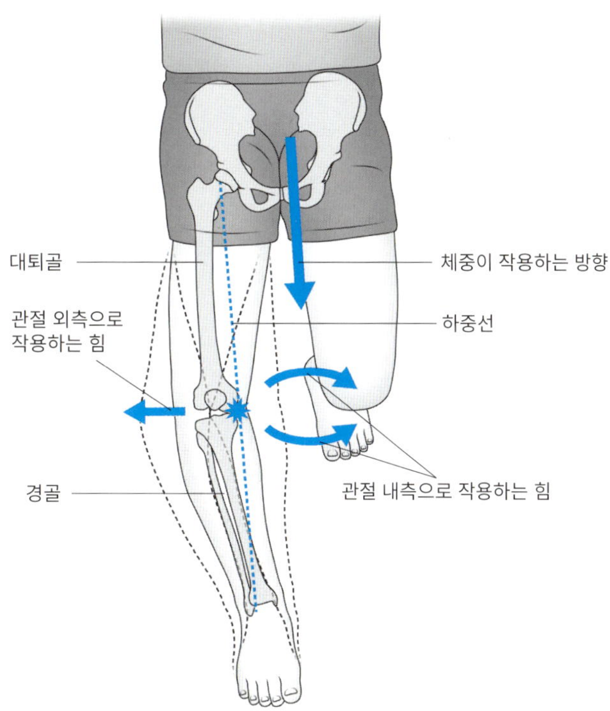

그림 23. Lateral thrust

하지의 하중선이 안쪽으로 치우쳐, 외측의 연부조직에 이완성이 있으면, 경골 관절면이 내측으로 기울어져 대퇴골관절면에 대해 경골관절면이 옆으로 미끄러져 기능적으로 내반이 증가한다. 이러한 보행을 보이는 증례에서는 내측에 통증이 유발되기 쉽고, 통증 조절도 쉽지 않다.

치료와 치료의 기본

무릎 신전 기능은 무릎 기능의 유지 및 회복에 가장 중요하다. 그 기본은 대퇴사두근의 세팅이다. 무릎 신전동작이 원활하게 되지 않으면, 무릎 기능의 정상화와 유지가 어려워진다. 환자의 운동Q-setting 상황과 신전제한에 따라, 3종류의 Q-setting으로 구분하여 지도한다(그림 24). 치료가 진행되면 Q-setting 방법도 바꾼다.

Q-setting이 무릎 통증과 기능 조절에 중요한 이유는 신전기구의 해부를 보면 이해할 수 있다. 슬개하지방체는 내측·외측의 활막 주름부터 슬개골 위 주름을 거쳐 슬개관절과 연결된다. 대퇴사두근 세팅을 하면, 무릎 신전기구 전부 및 관절 내 활막주름도 동시에 스트레칭 된다. 염증과 연령증가로 인해 섬유화가 발생해 통증에 민감해진 조직을 신장시켜, 통증 역치를 낮춘다(그림 25).

신전제한의 요인인 무릎 후면의 뻣뻣함stiffness은 비복근 전체의 근긴장이 높아진 것을 의미한다. Calf pumping이나 비복근 전체의 긴장 개선이 필요하다. 또한 무릎 후방 구축에는 햄스트링 근육의 구축도 있다. Hip lift를 통한 햄스트링 근육 운동도 중요하다(그림 26).

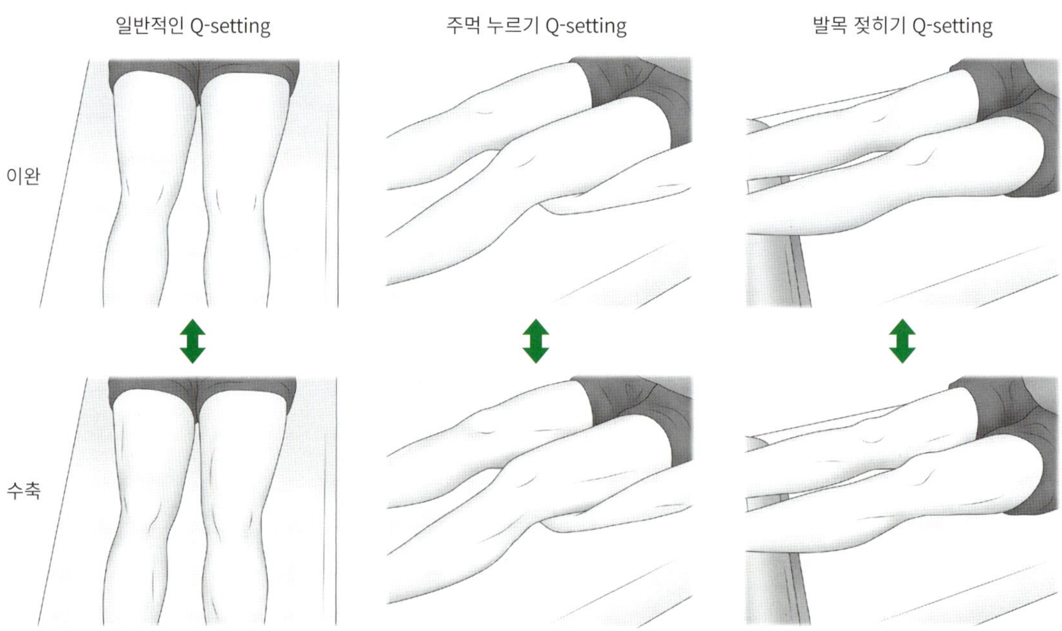

그림 24. 3종류의 대퇴사두근 강화운동(Q-setting)

충분한 대퇴사두근 강화운동은 무릎 통증 치료의 기본이다. 그런데 세팅이 잘 되지 않는 환자가 적지 않다. 이러한 환자에게 제대로 대퇴사두근에 힘이 들어가도록 지도하는 것이 중요하다. 필자는 3종류의 Q-setting 동작을 환자의 상태에 따라 지도하고 있다. 주먹 누르기는 힘을 제대로 주지 못하는 환자에게 실시하게 하여 바이오 피드백으로 힘이 들어가는 것을 스스로 느끼게 한다. 발꿈치 젖히기는 운동시 무릎 후방이나 전방에 통증이나 땅기는 느낌을 호소하는 환자에게 적극 추천한다.

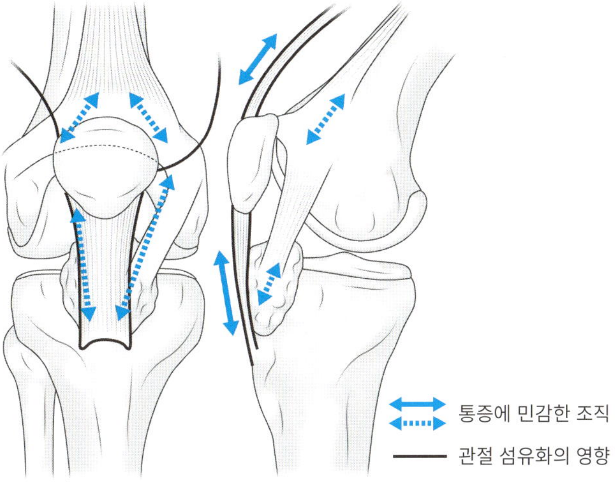

그림 25. 무릎 신전기구의 해부

무릎 신전기구 안쪽의 슬개하지방체는 내측 활막 주름부터 슬개위주름까지 연속된다. 슬개위주름은 슬관절 근육과 연속되어 무릎 굴곡 · 신전에 따라 원활하게 움직이는 구조이다. 대퇴사두근 강화운동을 하면, 근력으로 슬개하지방체=활막주름복합체를 근위방향으로 잡아당기게 된다. 즉, 대퇴사두근 강화운동은 슬관절에서 가장 통증이 강한 조직의 내적인 스트레칭이다. 따라서 무릎 통증의 완화 효과가 있다고 볼 수 있다. 근력강화와는 별도의 직접적인 통증 완화 기전이 작동한다.

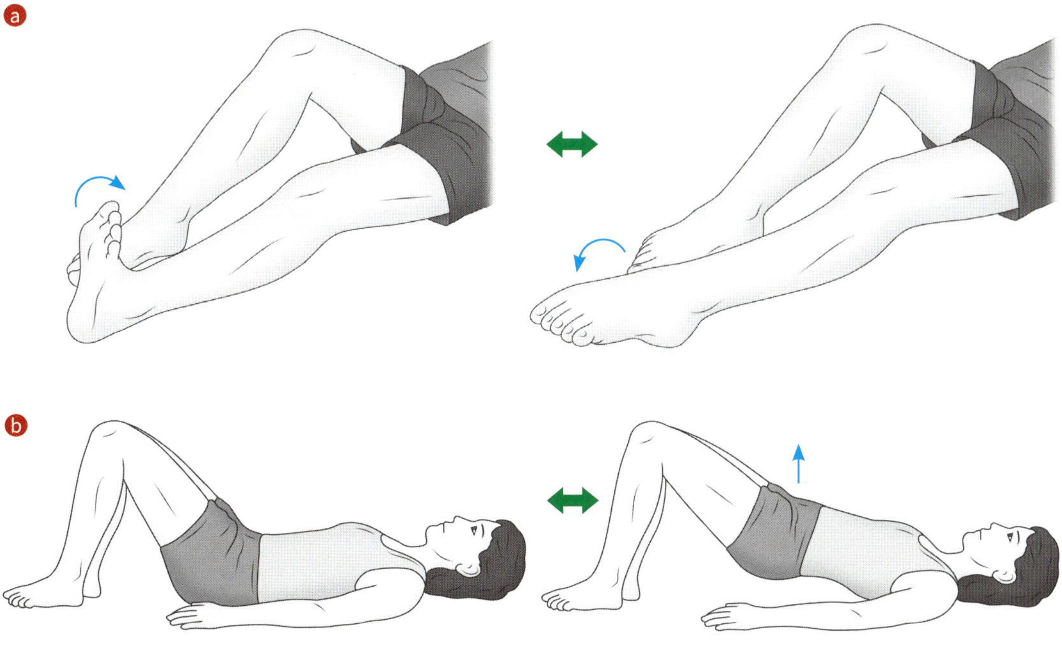

그림 26. Calf pumping, hip lifting

a: Calf pumping은 발목, 발가락까지 힘을 최대한 주며, 천천히(5초씩) 배굴과 저굴을 반복하는 운동이다. 이 동작에서 위화감이 없는 것이 중요하다.

b: Hip lift는 가장 간단한 무릎굴곡근 · 둔근 운동이다. 특히 무릎굴곡근의 뻣뻣함이나 위약을 보이는 증례에서는 반드시 지도한다.

약물치료

치료의 기본이다. 가장 중요한 것은 관절염을 조절하는 것이다. 관절염증이 개선되지 않으면, 치료의 진전은 없다. 안정(목발crutch 사용), 냉치료icing, 압박붕대·보조기, 히알루론산 주사, 예방적 COX-2 저해제 복용, NSAIDs 도포 등을 염증이 개선될 때까지 반복한다. 염증이 있어도 완전 신전의 유지·획득, 굴곡각도의 악화 방지가 항상 중요하다. 염증이 나아지면, 도포제를 이용한 통증·구축 개선 훈련을 주로 시행한다.

운동치료

기본은 Q-setting 대퇴사두근 강화 운동과 calf pumping, hip lift이다. 이 운동이 충분히 가능하고, 어느 정도 보행을 지속할 수 있으나, 계단을 내려가기 어려운 환자에서는 손으로 지지하며 한쪽 다리로 서서 무릎 굽히기(5초 유지, 10회를 1세트) 운동을 실시한다. 표준적인 치료로 호전되어 보행이 가능해진 환자에서는 스쿼트도 진행한다. 커브스 등으로 기계를 이용한 서킷 훈련은 기분전환, 에너지 소비라는 의미에서도 의의가 있다. 그러나 하지 운동은 기본적으로 추천하지 않는다. 실시해도 무방한 것은 천천히 시행하는 햄스트링 강화, 가벼운 부하로 중단이 가능한 레그 프레스 정도이다.

필자가 환자에게 허가하는 운동에 대해서는 '일반적인 보존치료(p. 154)'에서 설명하겠다.

III

영상진단 × 무릎통증

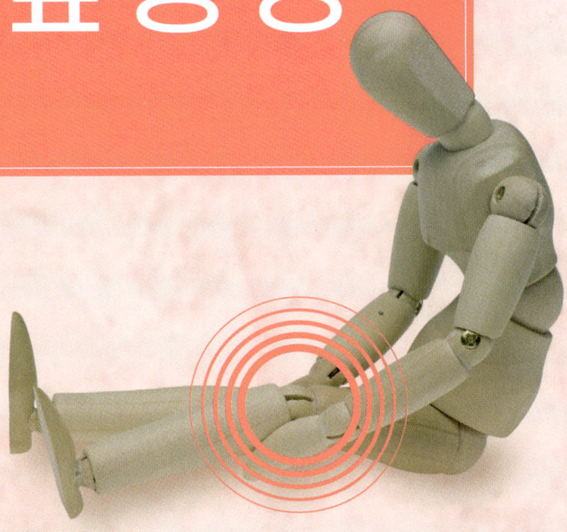

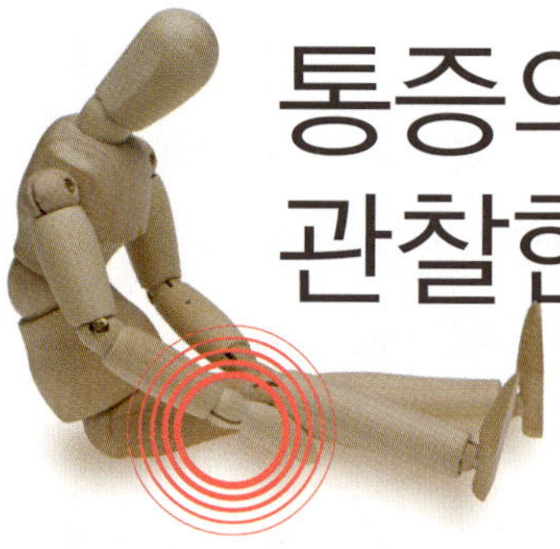

통증의 원인을 영상에서 관찰한다.

MRI

관절면의 통증과 해석

최근 MRI가 X-ray보다 절대적으로 우수하다고 생각하는 의사가 적지 않다. 시대의 변화일지도 모른다. MRI만 촬영하는 의사도 있는 듯하다.

확실히 MRI의 정보량이 많다. 구조적인 변화를 전부 볼 수 있다. 무릎 통증을 진료하는 의사마다 이를 해석할 수 있다. 그러나 그 올바른 해석이 문제이다. 치료자로서는 구조의 변화를 개선하는 것은 기본적으로 쉽지 않다. 따라서 눈에 보이지 않는 '통증'에 대한, MRI 소견의 해석에는 주의가 필요하다. 무의미한 구조의 재건과 제거, 즉 수술은 정당화될 수 없다. 다양한 종류의 영상 검사를 참조해야 할 것이다[1]. 그렇지만 무릎 관절염과 통증의 관계를 대략적으로 확인하면, 통증의 정도와 구조적인 변화 상태는 관련이 있다고 볼 수 있다[2].

무릎 통증의 원인을 MRI 소견에서 확인할 때, 연골하골의 신호 변화를 원인으로 보는 경우가 많다(그림 1, 2)[3]. Bone edema골부종, bone marrow lesion골수병변으로 표현하는 경우도 많다[4~10]. 확실히 무릎 관절염이나 과부하, 혹은 외상 후 통증은 흔히 여기에 해당한다. 필자의 경험에서도 관절염이 있는 무릎에서 관찰되는 연골하골의 변화는 연골 기능의 소실(혹은 저하)과 하중부위 골조직의 과부하에 대한 생체반응을 의미한다. 즉, 연골이 전층 결손되어, 이 부위에 부하로 인해 통증이 발생하는 증례가 흔하다. 이 부위에는 뼈와 뼈가 관절면을 이루고, 뼈의 통증이 발생한다[11].

뼈와 뼈끼리 체중을 받으며 굴곡·신전하는 하중굴신荷重屈伸이 발생하는 '뼈의 통증'에 대한 치료에는 여러 가지가 있지만, 근본적으로는 하중량의 조절, 적정화가 필요하다. 노동량, 운동량, 체중, 정렬의 적정화 및 운동량의 조절, 감량, 직종 변경, 보조기, 수술 등도 이에 대한 대처법이다. 어느 것도 간단하지 않다.

외상 후 지속되는 통증이나 피로골절에서 MRI의 위력은 대단하다. 외력이 큰 경우나 통증이 심한 경우, 통증이 좀처럼 호전되지 않는 경우, 연골하골의 변화와 외력이 크게 작용한 부위나 범위를 설명해 준다(그림 3, 4). 골 좌상, 불현성 골절이라고 한다[12]. 골내 신호강도 변화에 따라 부상 기전을 추측할 수도 있다.

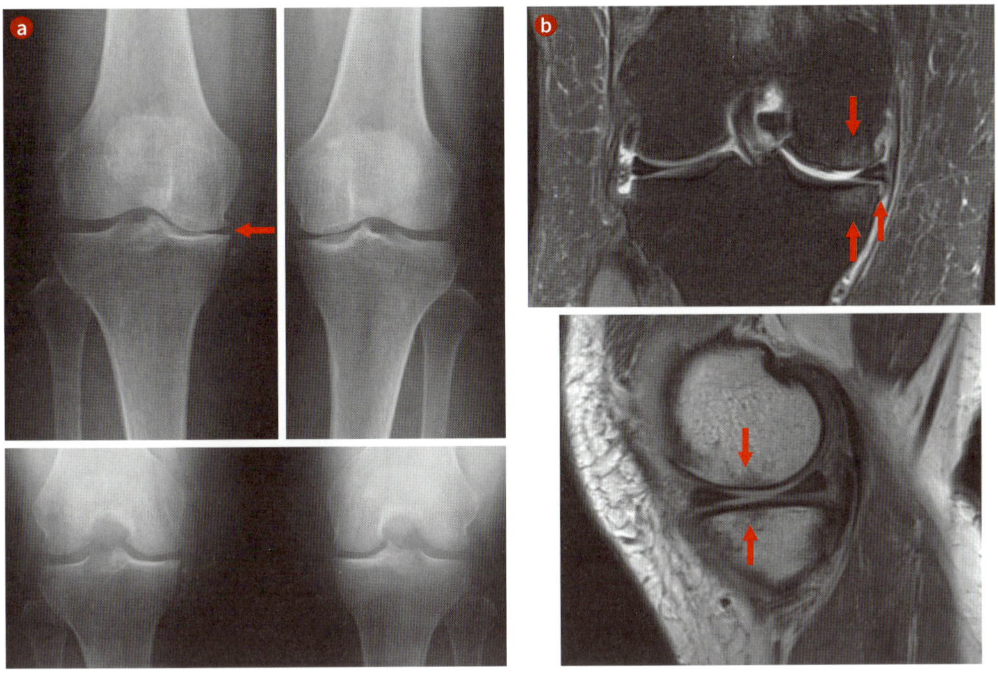

그림 1. 연골하골의 신호강도 변화를 보이는 증례 ①. 66세, 여성. 양측 무릎, 특히 우측 무릎 통증이 강하다.

a: Both knee standing AP X-ray. 우측 무릎 내측의 관절간격 협소화가 명확하다(화살표). Rosenberg view(하단)에서는 경도의 관절간격 협소화를 보인다.

b: 우측 무릎 MRI. 상단은 coronal fat-suppression image. 내측 관절연골하골부에 고신호변화가 대퇴골측 · 경골측에서 관찰된다. 골극에 올라타듯이 내측 반월상연골의 탈출(Medial meniscus extrusion: 이하 MME)이 보였다(화살표). 연골은 거의 소실되었다. 하단은 sagittal cross section image. 신전 하중부위 연골하골에 저신호변화를 보인다(화살표).

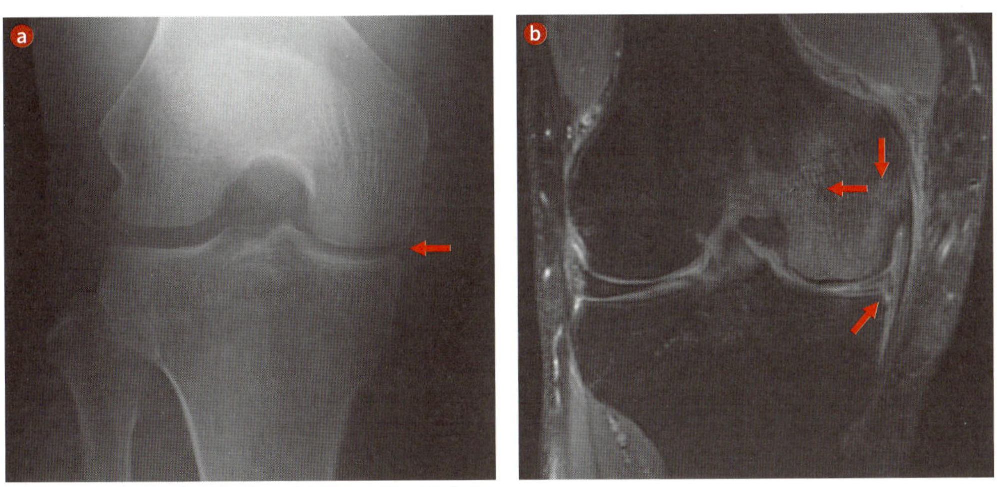

그림 2. 연골하골의 신호강도 변화를 보이는 증례 ②.

54세, 남성. 내측형 관절염. 우측 무릎을 움직일 때 통증이 발생 후 심해져 내원하였다.

a: Rosenberg view. 내측 관절간격의 협소화를 보인다(화살표).

b: MRI fat-suppression image. 대퇴골 내측과부의 광범위한 고신호변화를 보인다(화살표). 내측 반월상연골의 변성 파열과 경도의 탈출(화살표)이 관찰된다.

그러나, 이러한 외상 후 통증에 대한 치료 시에는 통증의 치료보다도 손상된 조직의 치유나 복원, 인대에서는 재건 등이 더 필요한 경우가 적지 않다. 연골이 손상된 증례에서는 치료가 복잡하다. 외상으로 인해 연골 전층이 결손된 경우나 부분 손상의 경우 모두 증상이 매우 다양하게 나타난다(그림 5). 필자는 연골 손상 후 증상이 발현된 것 자체가 문제로 보고 있다. 통증이 발생한 환자, 좀처럼 호전되지 않는 환자는 통증의 기질이 있다고 봐야 한다. 이 기질은 통증을 느끼기 쉬운 체질, 연골이 약한 체질, 염증이 유발되기 쉬운 체질 등일 것이다(그림 6). 이는 중복되기도 한다. 따라서 통증이 지속되고 연골이 결손되어 있으면, 연골을 이식한다고 해결될 리 없다. 연골결손에 대한 치료는 치료 대상자의 관절 상태에 따라 치료 효과가 달라질 것이다. 이는 Mosaicplasty나 세포 이식 등의 재생의료에서도 그러하다. 제조된 것의 성능은 정상의 약 50%로 보아야 한다. 또한 관절염 변화라면 진행과정을 수술로 변화시키기는 어렵다.

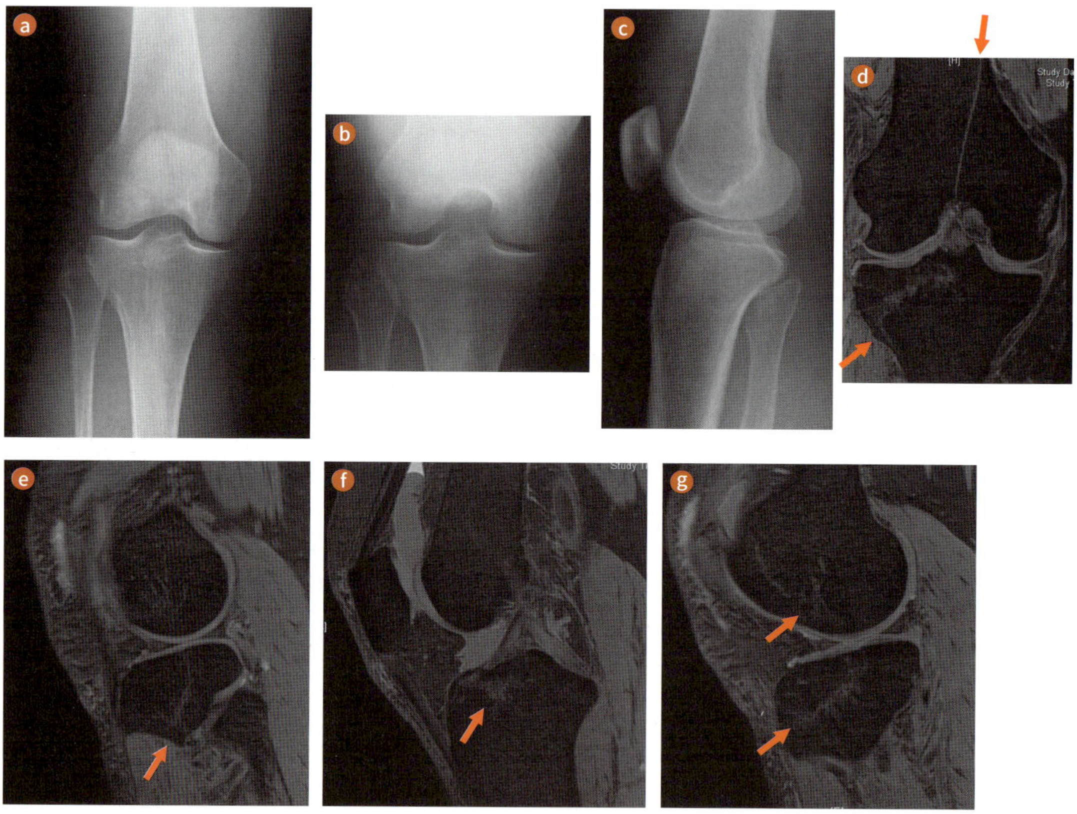

그림 3. MRI 고신호강도 변화 ①

46세, 남성. 우측 무릎 종창. 스키 대회전에서 약 60km/h 속도로 낙상. 외상기전은 무릎 신전 상태에서 과신전하도록 외측에서 하중을 받아 경골 외측에 압박력이 가해졌고, 과간와에서 내측상과에 이르는 전단력을 받은 것으로 보였다.

a~c의 단순 X-ray에서는 명확한 골손상은 보이지 않는다.

d: MRI coronal fat-suppression image에서는 내측과 위에서 과간와의 정점에 이르는 선상의 고신호강도와, 경골중앙에서 외측으로 비스듬히 주행하는 고신호강도가 보였다(화살표).

e~g는 외측, 과간, 내측의 sagittal image로, 경골 원위 하방에서 중앙관절면에 이르는 고신호강도가 관찰된다(화살표). f에서는 전방십자인대의 경골부착부에 고신호강도를 보인다(화살표).

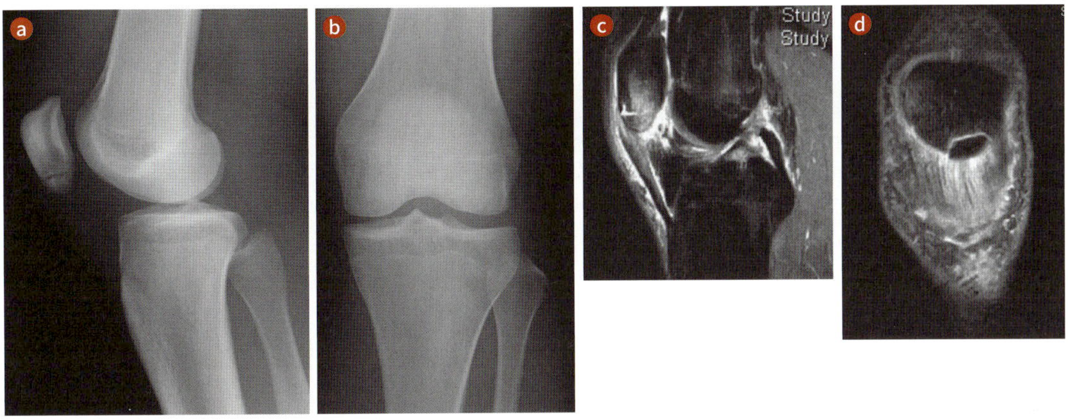

그림 4. MRI 고신호강도 변화 ②

18세, 여성. 선수. 2개월 전부터 급격한 통증 발생

a, b: 단순 X-ray에서 슬개골의 하극부에 가로의 선상 음영이 명확히 보인다.

c: Sagittal fat-suppression image에서는 슬개골 하극부의 가로 선상음영과 슬개골 중앙에서 슬개골 원위부, 슬개건에 이르는 광범위한 고신호강도가 관찰된다. 골조직과 슬개건의 과부하로 인한 종창이 의심된다. 고신호영상의 범위로 미루어 볼 때, 90°이상의 무릎 굴곡위에서 과부하가 있었을 것으로 생각한다.

d: Coronal fat-suppression image에서는, 슬개건부착부의 중앙에서 외측에 이르는 피로골절이 명료하게 관찰된다.

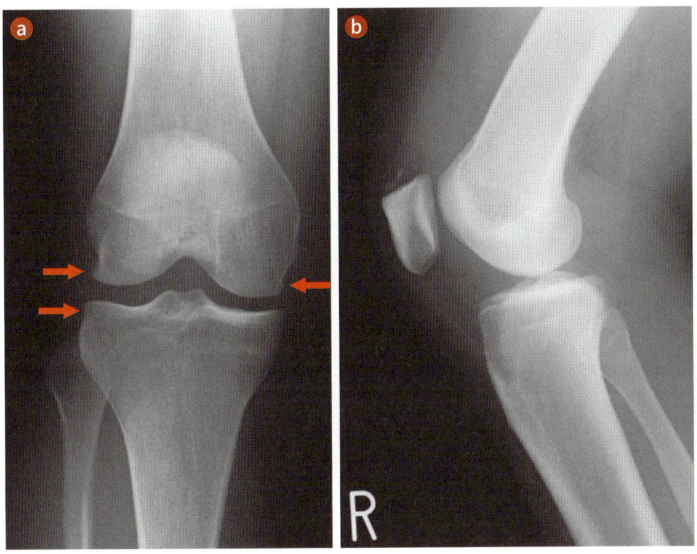

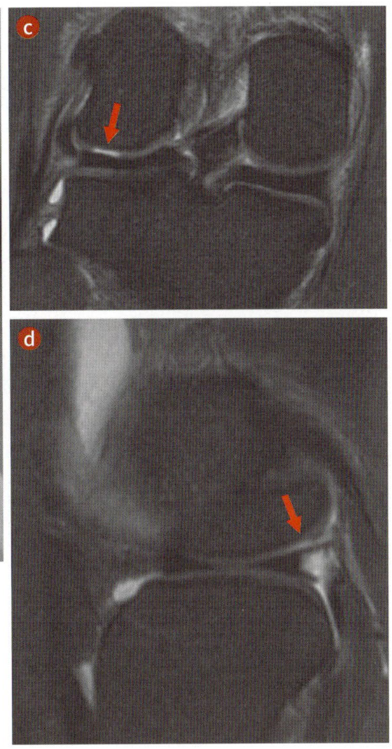

그림 5. 연골 전층의 결손 증례

23세, 여성. 농구 선수. 우측 다리를 역공 동작 중 부상했다.

a, b: X-ray. 내측, 외측의 작은 골극이 관찰된다(화살표).

c, d: MRI. 대퇴골 외측과의 외측굴곡 하중부위에 연골결손(화살표)을 보인다.

c: Coronal fat-suppression image, **d**: Sagittal fat-suppression image

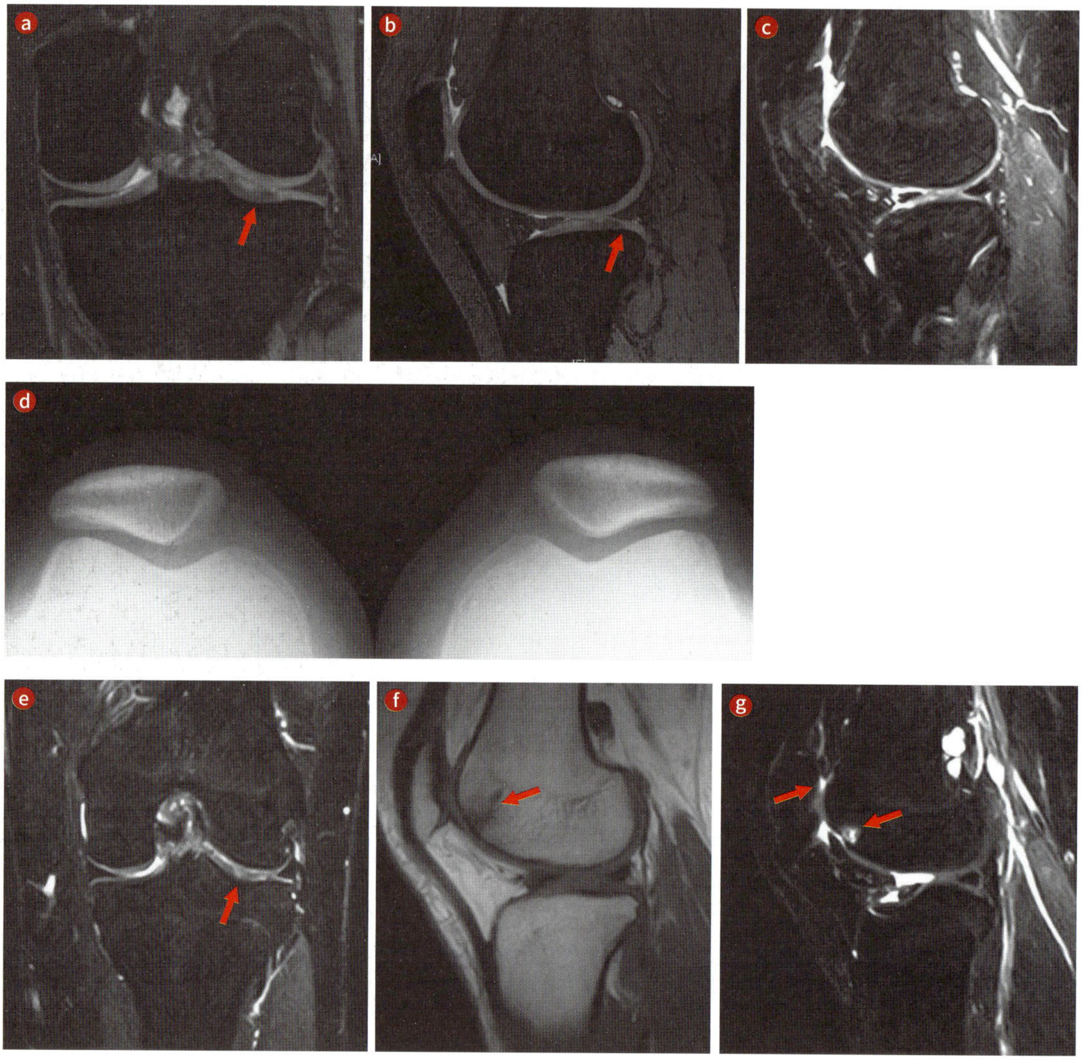

그림 6. 연골결손 증례

23세, 여성. 배구선수

대학생 시절에 좌측 무릎 염좌로 MRI 에서 외측 경골 고원(tibial plateau)의 중앙 후방에 연골 손상이 관찰되었고, 염증이 조절되어 경기에 복귀(**a~c**). 이후 V-league 선수로 1년이 경과하여, 관절염 증상과 착지 시 좌측 무릎 통증이 악화되었다(**d~g**).

a: Coronal fat-suppression image, **b**: Sagittal fat-suppression image, **c**: Sagittal T2WI (화살표는 연골결손 부위)

d: Both tangential view of patella. 경도의 슬개골 외측 경사와 좌측 골량 저하만이 관찰된다.

e~g: MRI. 수종(fluid collection)과 외측 경골 고원의 연골손상의 확대(화살표), 슬개골과 슬개골활차의 연골결손을 보인다(g, 화살표)

e: Coronal fat-suppression image, **f**: Sagittal PD-weighted image, **g**: Sagittal fat-suppression image

슬개건염(증)의 치료와 MRI 소견

연부조직의 변화와 치료의 관점에서 슬개건염(증)의 경우 MRI 유용성은 이해하기 쉽다. 'Jumper's knee'는 슬개건염(증)의 대표적 질환으로 점프를 반복하는 종목에서 흔히 발생하는 무릎 전방 통증의 증후군으로 알려져 있다[13,14]. 무릎 신전기구 중 어느 부위에 통증 원인이 있든 슬개건염이라는 진단을 내릴 가능성이 있다. 그러나 이제까지의 경험상, 슬개골 상극upper pole, 즉 대퇴근건이나 광근의 부착부의 jumper's knee는 슬개골의 스트레칭이나 대퇴사두근 근육통 치료로 개선되며, 장기간 문제가 되는 경우는 없었다. 슬개골 내외측 통증도 마찬가지다. 결국 장기간 동안 지속되며, 치료의 대상이 되는 것은 필자의 경우, 운동선수(배구 선수가 많았다)였다. 통증 부위는 슬개건의 근위, 슬개골 부착부 부근이었다. 이를 협의의 슬개건염으로 이해하고 있다. 병태는 슬개건 부착부의 부착부 병증으로, 부착부enthesis organ의 개념에서 슬개건에 반복되는 부하에 대해 슬개하지방체가 반응하여 통증이 발생하게 된다[15~17]. 슬개건염의 병기 진행 최종 단계[18]는 슬개건의 파열이며, 배구 선수에서 경험한 적은 없다. 슬개건염의 치료에서 중요한 MRI 소견은 슬개건 부착부의 구조적 변화로, 이것이 치료의 반응성과 예후를 결정한다. 슬개건의 파열이 진행하면, 슬개골 골막이 통증 부위로서 문제가 된다.

MRI에서 슬개건염의 병기는 ① 정상, ② 슬개건 부착부의 비후, ③ 슬개건 부착부 후면의 고신호강도, ④ 슬개건 부착부 후면의 파열, ⑤ 슬개건 부착부의 완전 파열로 진행한다. ④와 ⑤사이에는 MRI 상 슬개건 후방이 재차 슬개골과 유착하듯이 보이는 증례도 있다(그림 7).

①~③에서는 보존적 치료로 대부분 치유된다. 그러나 ④, ⑤에서는 반복적인 치료를 요하는 경우가 많고, ④에서는 증상이 좀처럼 개선되지 않는다. 치료법에 대해서는 '다양한 무릎 통증(p. 12~16)', '통점 스트레칭의 실제(p. 124~126)'을 참조하기 바란다.

한편, MRI에서 슬개건의 변성소견을 보이는 병변도 있다(그림 8). 이 유형의 슬개건 이상을 경험한 적은 적다. 필자의 경험으로는 운동 선수에서 슬개건의 변성소견을 보이는 경우는 제한적이다. 아마도 다른 병태의 질환일 것으로 생각한다.

무릎의 통증과 골괴사

관절염의 MRI 소견에서 흔히 관찰되는 것이 '골괴사'이다. SONK(spontaneous osteonecrosis of the knee; 특발성 대퇴골 내측과 골괴사)는 골다공증이 있는 상태에서, 경미한 외상을 발단으로 발현되는 특징적인 병태로, 대퇴골 내측과의 무혈성 부위는 무릎의 신전 하중부위를 중심으로 발생한다(그림 9). 그러나 많은 경우 무릎 통증 환자의 MRI에서는 골괴사 부위가 굴곡하중부이다. 관절염은 신전위가 아닌 주로 굴곡 45° 부근의 하중부에서 과하중을 보이며 MRI에서는 연골하골의 신호강도가 변화한다. 형태도 SONK에서는 반원형으로 보이는 것에 비해 동일한 연골이 소실된 관절염이라도 '통증성' 관절염에서는 MRI 상 변화로, 그 연골하골의 신호강도 변화 부위의 형태는 찌그러진 경우도 많다(그림 10). 한편, '무통성' 관절염에서는 연골하골의 변화가 명

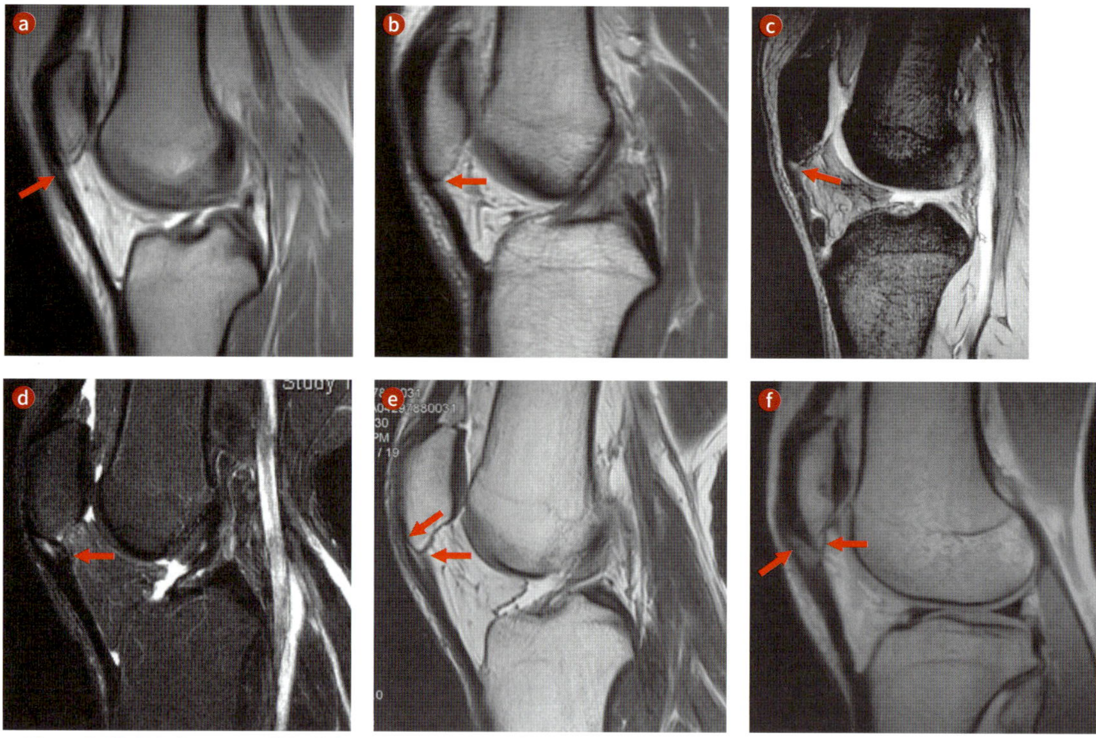

그림 7. 슬개건염의 MRI 소견(슬개건 근위부착부의 변화)

a: 부착부의 종창, **b**: 부착부 후면의 고신호강도, **c**: 부착부 후면의 파열, **d**: 부착부 후면의 파열+복원(repair), **e**: 슬개골 전면에 이르는 고신호강도, **f**: 슬개골 전면에 이르는 고신호강도+슬개골하단의 골극 형성.

슬개골 전면에 이르는 고신호강도(**e**, **f**)에 따라 손상범위를 분류할 수 있다. 그러나 **c**의 파열 영상에는 후면의 복원 영상에서도 보이는 저신호강도의 band가 관찰되는 경우도 많다. 또한 **e**, **f**와 같이 고신호강도가 슬개골 전면까지 이르게 되면, 슬개골 하단의 골극 형성을 동반하여 길어져 보인다.

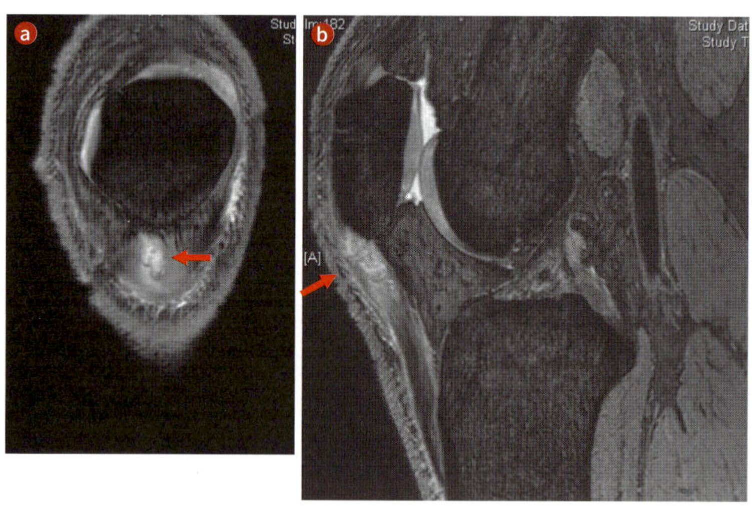

그림 8. 슬개건염, 건실질부 변성 증례

28세, 남성. 좌측 무릎 전내측의 종창과 통증. 초진 시 슬개건앞 윤활낭염이 의심되었다. MRI 에서는 슬개건 근위 1/3에 섬유의 부정상irregularity, 종창swelling, 신호강도 변화 등 건 실질의 변성 소견을 보였다.

a: Coronal fat-suppression image. 변성 부위가 고신호강도를 보인다(화살표).

b: Sagittal fat-suppression image. 슬개건 근위부의 고신호강도는 피하에도 미친다(화살표).

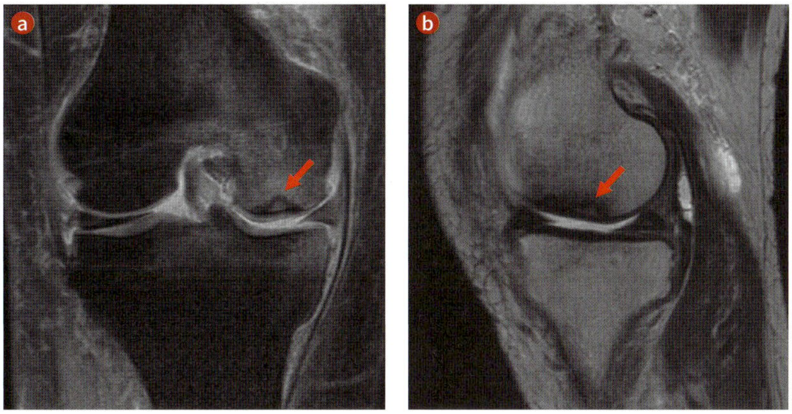

그림 9. SONK의 전형적 증례

73세, 여성. 관절염 하중부의 신호강도 변화를 보이며, 골괴사로 진단되었다.

a: Coronal fat-suppression image. 내측과 부위의 연골 마모와 내측 반월상연골의 탈출(MME)을 보인다(화살표).

b: Sagittal PD-weighted image.

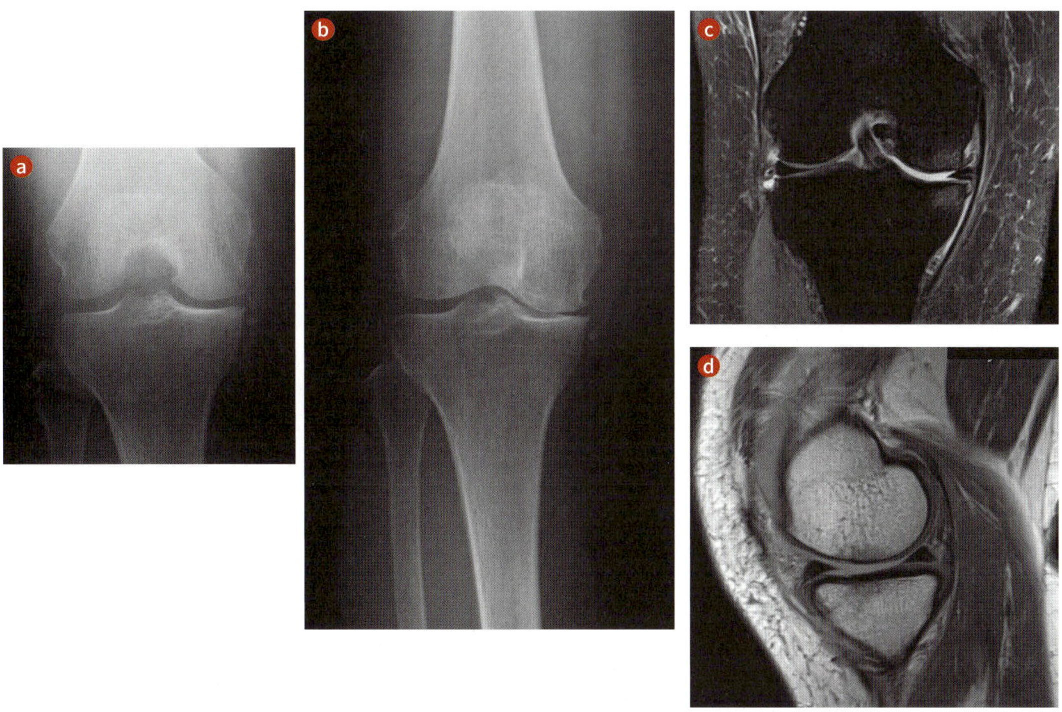

그림 10. 연골이 소실된 '통증성' 관절염 증례

55세, 여성. 양측 무릎 통증(우측이 더 심하다). 비만. 8년 전 양측 무릎 통증과 종창이 발생하였고 이후로 악화되었다.

a, b: 내측형 관절염의 신전위에서 관절간격이 좁다. 신전위에서는 KL grade III, 굴곡위에서는 KL grade II였다.

c: MRI coronal fat-suppression image. 내측 관절 연골하골의 고신호강도를 보였으며, 하중이 가해진다면 내측 반월상연골의 탈출(MME)이 더 심할 것으로 보인다.

d: MRI sagittal PD-weighted image. 신전하중부위 연골하골의 저신호강도를 보인다.

확하지 않았다. 이러한 소견은 연골하골 유래 무릎 통증을 증명하는 것이라고 해석할 수 있다. 내측형 관절염의 TKA 증례에서는 연골하골의 신호강도변화부위에는 TNF-α 등이 높게 발현된다는 연구결과가 있다[19]. 골성 통증의 근거가 되는 소견이라고 할 수 있다.

'괴사'라는 표현은 환자에게 있어 매우 심각하고 무섭게 느껴진다. 잘못된 협박을 해서는 안 되겠지만, SONK가 맞더라도 환자에게는 좀 더 완화된 표현을 해야 할 것이다. SONK는 급격한 통증이 발생하여, 호전되지 않고 수개월 동안 지속되는 경향이 있지만, 기능적으로는 보존적 치료를 제대로 지도한다면 예후가 나쁘지 않은 환자도 드물지 않다. SONK는 뼈의 병기이며, OA는 연골의 병기라고 단순하게 해석하고 구별할 수 있다. 최종적으로는 SONK도 연골 마모의 정도나, 무릎 내반, 내측 반월상연골 이상 정도에 따라 예후가 결정된다[20),21)].

무릎 관절염의 MRI 소견은 다양하게 나타난다. 연골 마모 정도나 부위도 제각각이다. 내측형 관절염으로 보여도 연골 마모가 외측에 있는 경우도 있다. 그리고, thrust 현상도 문제이다. Thrust는 내측의 연골 마모뿐 아니라, 내·외측 연부조직의 이완이 동반되어 불가역적 변형이 진행된다. 연부조직이 유연한 경향이 있고, 전방십자인대의 기능저하가 잠재되어 있다. 신전제한이 적고, 연골결손까지 진행하기 전부터 조절이 어려운 통증이 발생한다.

Column

대퇴골내측과 무혈성 괴사는 '진정한 괴사'가 아니다.

예전에 후쿠오카 대학의 Yamamoto교수의 강연을 청강할 기회가 있었다. 당시 선생님은 대퇴골 내측과 무혈성 괴사는 작은 외상으로 인한 관절 연골하골의 취약성 골절이 그 원인으로, 괴사부로 보이는 부분은 외상 후 부하가 지속된 결과로 골괴사 형상의 소견을 보이는 것으로, 혈액 순환 장애로 인한 진정한 괴사는 아니라고 단언하였다[22]. 또한 SONK를 보고한 최초의 Arthritis Rheumatology(AR)의 논문에서도, 병리상 명확한 골괴사를 보이지 않았다. 그런데도 SONK라는 논문 제목을 달고 있었다. 고정관념이 병명을 바꿔버린 예이다[23]. 우리는 항상 환자에게 발생하는 사실을 정확히 파악하고, 편견없는 과학적인 판단에 기초한 치료를 시행해야 한다.
이른바, SONK의 치료는 증상 발생 후 2개월간의 하중 제한부터 시작해야 한다.

무릎 통증과 내측 반월상연골의 변화

내측 반월상연골의 변화도 내측형 관절염과 마찬가지로 다양한 양상을 보인다. 경도의 관절염에서도 내측 반월상연골의 심한 탈출이 보이거나(그림 11), 반월상연골의 탈출은 보이지 않지만 내측 연골 마모가 진행된 증례도 있다(그림 12). 조기 관절염early osteoarthritis라는 명칭과 개념이 확산되고 있다[24),25)]. 보존적 치료법에는 큰 차이는 없으며, 저침습적 외과치료를 고려할 때에는 연골 마모가 진행되기 전에 시도해야 한다. 증상이 개선되어도 연골 마모나 반월상연골 기능을 반영하는 관절간격은 거의 예외없이 시간이 갈수록 좁아진다. 하중을 분담하는 능력이 저하되는 것이다.

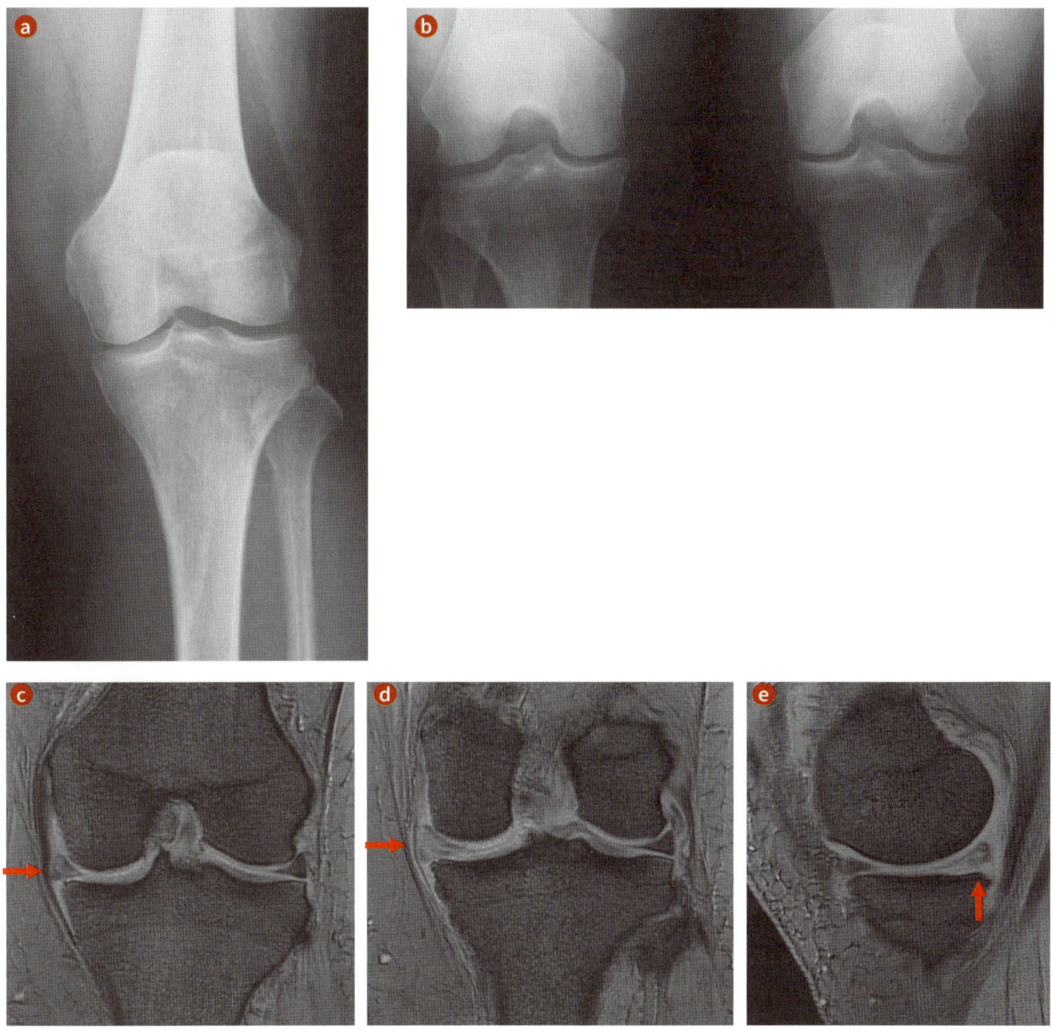

그림 11. 내측 반월상연골이 크게 벗어난 증례. 76세, 여성. 좌측 무릎 내측 통증.

일반적으로 내측 관절염에서 보이는 내측 반월상연골의 탈출(MME)은 외측 관절염의 탈출보다 빈도가 높다. 이 증례와 같이 경도의 관절염에서도 내측 반월상연골의 심한 탈출을 보이기도 한다. 보통, 내측 반월상연골의 후내측에서 변성과 변성파열이 관찰된다. **a, b**: X-ray. **a**: both knee standing AP, **b**: Rosenberg view, **c~e**: MRI

변화가 진행되면, 관절이 전체적으로 변화해간다. 따라서 치료 대상 부위도 넓어진다. 당연하겠지만 어떤 치료도 노화 자체를 완전히 멈추게 할 수는 없다. 최대한 노화의 진행을 늦춰 통증이 없는 상태를 장기간 유지하게 하는 것이 바람직하다.

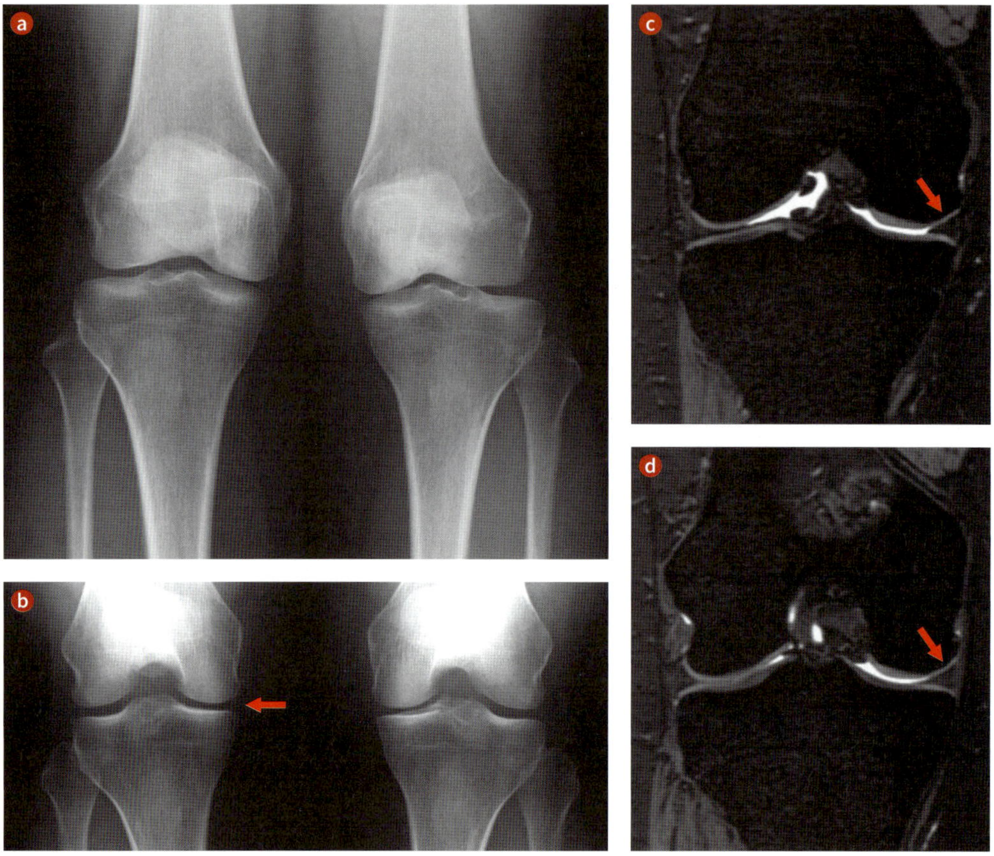

그림 12. 내측 연골 마모가 진행된 증례

48세, 여성. 우측 무릎. MRI에서는 내측 반월상연골 탈출이 두드러지지 않았으나, 반월상연골에 대응하는 연골의 마모가 진행되어 있다.

a, b: X-ray. **a**: both knee standing AP, **b**: Rosenberg view, **c, d**: MRI

외측형 관절염과 외측 반월상연골의 변화

외측형 관절염은 내측형에 비해 드물며, 외상과 관련된 경우가 많다. 즉, 이차성 관절염이 많다. 외측형 이차성 관절염의 원인 중 흔한 것이 원판형 반월상연골의 질환이다. 원판형 반월상연골은 명확한 외상 유무와 관계없이 구조적으로 파열과 변성이 발생하기 쉽다. 파열이나 변성은 외측형 관절염의 유발 인자가 된다. 그리고 불완전 원판형 반월상연골은 운동 선수 등에서 손상이 발생하기 쉽다(그림 13, 14). 또한 외측 반월상연골은 가동성이 크고 소아기에도 손상이 흔한 것으로 보인다. 그러나 소아에서는 ROM 제한이나 통증이 조기에 개선되는 경우가 많아 확정진단이 되지 않고 장기간 경과되어 이단성 골연골염이나 이차성 관절염이 유발된 것으로 보이는 증례도 적지 않다(그림 15~17). 외측 반월상연골 손상의 수술 이후에는 정도에 차이는 있지만 외측 반월상연골의 기능이 저하된다. 기능 저하는 반월상연골의 볼륨 감소와 탈출을 동반하여 외측 반월상연골의 하중 분담 능력을 저하시킨다. 이 변화는 불가역적이며 진행성으로, 서서히 외측 관절연골의 변성·마모를 동반한 관절염이 진행한다(그림 19). MRI는 연골, 골, 골극, 반월상연골, 인대 등 모든 구조의 변화를 볼 수 있다. 관혈적 치료 시, MRI 소견은 적응증이나 치료 방법

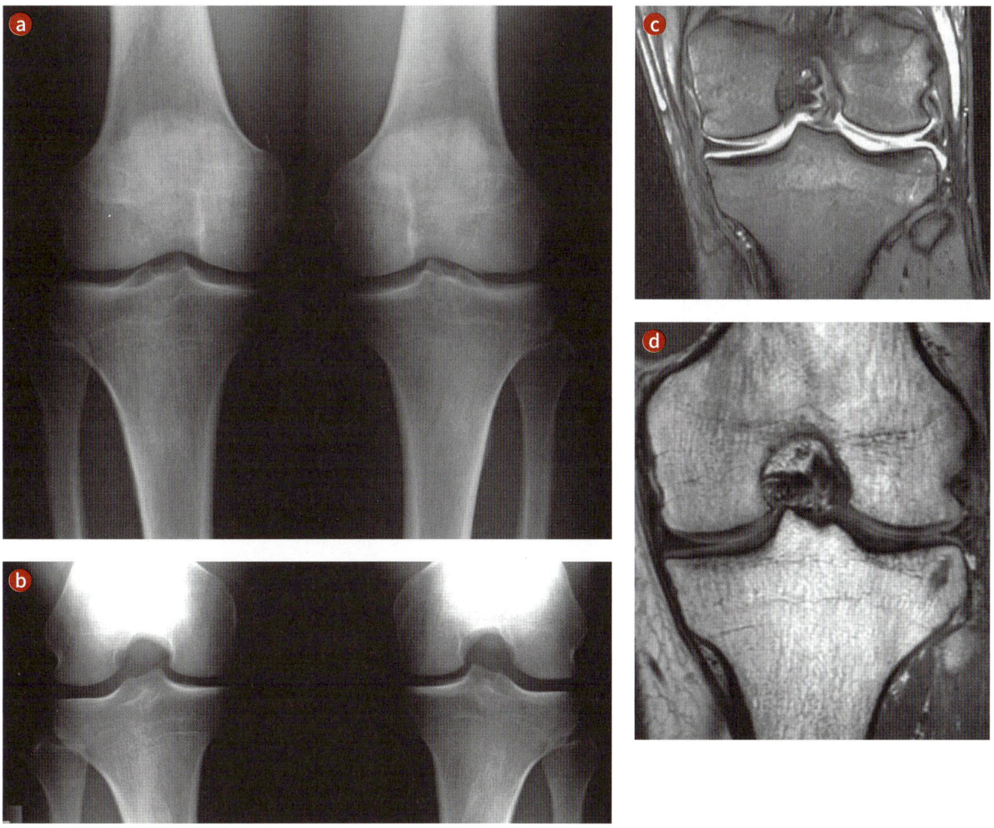

그림 13. 불완전 원판형 반월상연골 복원술 증례 ① **21세, 남성. 좌측 무릎.**
a, b: X-ray. **c, d**: MRI. **c**: 수술 전 MRI T2WI. 외측 원판형 반월상연골 손상이 의심된다. 변성 탈출도 관찰된다.
d: 수술 후 MRI PD-weighted image. 경도의 탈출(extrusion) 개선을 볼 수 있다.

을 정하는 기준이 된다. MRI는 아무리 자세히 판독해도 지나치지 않다. 그러나 관혈적 치료의 방법에는 한계가 있다. 가능한 방법과 그 효과를 비교해 수술을 선택하며, MRI로 경과관찰을 하며 그 효과의 영속성도 확인할 수 있다.

한편, 영상 소견에서도 무릎 관절염 통증과 비복근건 병변의 관련성이 시사되었다[26].

슬개대퇴 관절통에 대해

30여 년 전, 무릎 통증에 흥미가 생겼을 즈음에는 젊은 여성의 무릎 통증이 많았다. 이러한 환자는 어떻게 된 것일까? 그 당시는 슬개대퇴관절의 정렬이나 불안정성을 통증을 원인으로 보고, X-ray나 CT를 이용한 하지 정렬 평가에 매진하였다[27]. 확실히 PF 정렬 이상은 통증과 관련이 있었으나[28),29)], 치료로 이를 바로잡는다고 해결되는 단순한 문제가 아니었다. 필자의 PF 통증에 대한 경골 조면 전위술 혹은 외측 해리술의 수술 후 15~20년 이상의 장기간 경과는 나쁘지 않았으나, 수술 치료의 '부가가치'에는 의문이 있다.

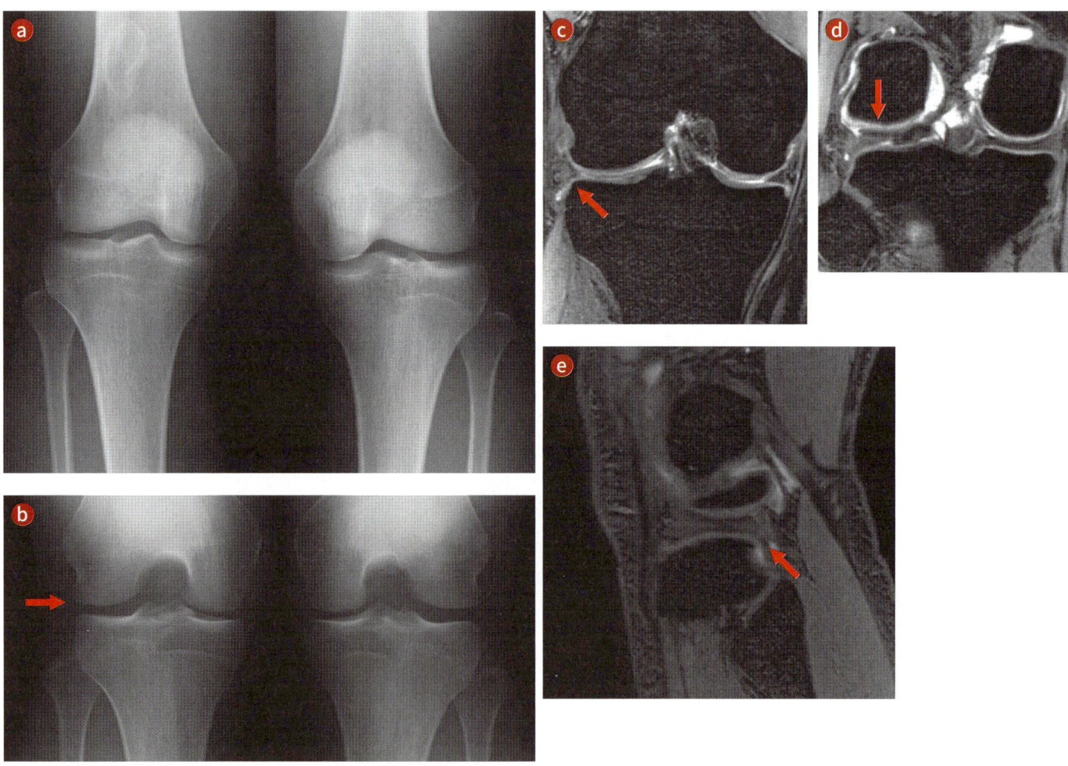

그림 14. 불완전 원판형 반월상연골 복원술 증례 ②

18세, 남성. 축구부. 2~3년 우측 무릎 외측에 걸리는 통증이 반복되었다.

a, b: Both knee standing AP와 Rosenberg view. Rosenberg view(b)에서는 우측 무릎 외측 관절간격의 협소화가 명확하다(화살표).

c, d: MRI coronal fat-suppression image. 외측 반월상연골 중절이 작고, 후절에는 복잡한 손상이 시사된다(화살표).

e: Sagittal image에서는 외측 반월상연골의 중후절 부위 변연 이상이 시사된다(화살표).

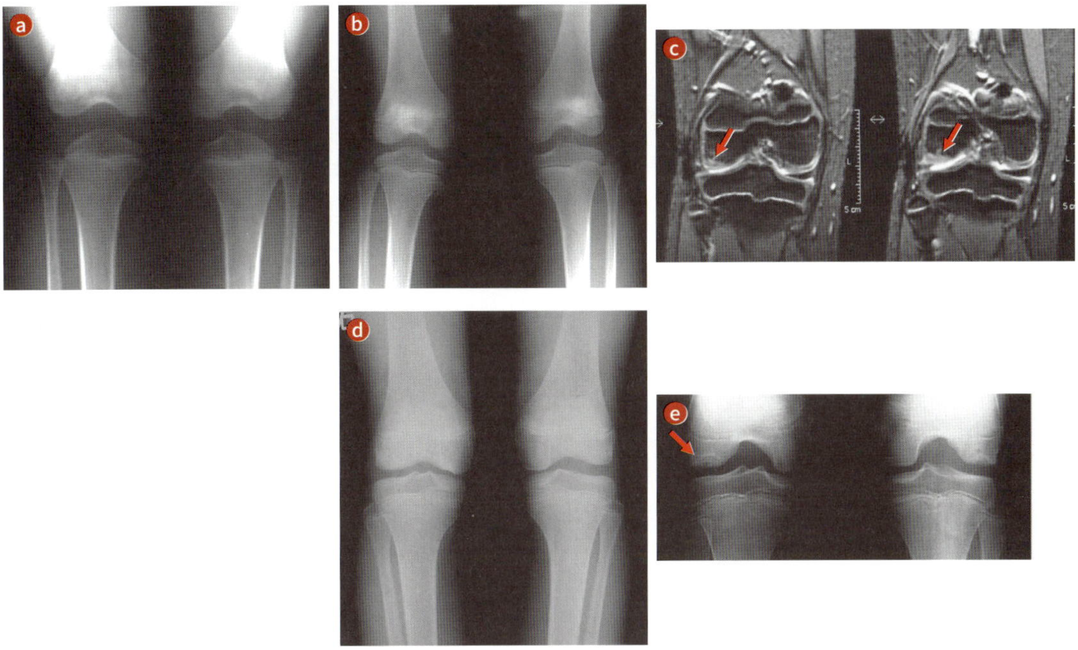

그림 15. 결절종에 합병된 원판형 반월상연골 증례(경과 불량). 5세, 남아. 우측 무릎 통증
외측 관절간격의 종창으로 우측 외측 원판형 반월상연골 성형술 및 결절종 절제술을 시행했다.
a: 초진 시 Rosenberg view(수술 전).
b: 수술 2년 2개월 후 Rosenberg view. 이후에도 경과를 관찰했으며, 운동량의 증가에 따라 관절통이 발생하였다.
c~e: 수술 3년 8개월 후(**c**) MRI에서 확인된 OCD 병변은 7년 4개월 후(**d, e**)에는 X-ray (Rosenberg view)에서도 관찰되었다.
c: 수술 3년 8개월 후 T2WI, **d**: both knee standing AP, **e**: 수술 7년 7개월 후 Rosenberg view.

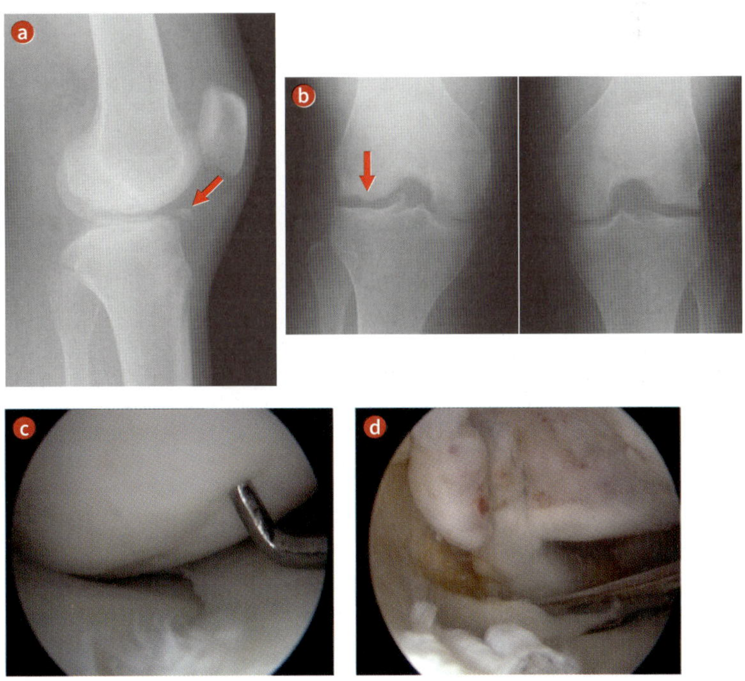

그림 16. 그림 15와 동일 증례
고등학교에 입학 당시에는 무릎 통증이 개선되는 경향을 보여, 운동 강도를 상향하였다. 고등학교 3학년 때, 급격히 증상이 발생하였고 무릎 통증과 함께 잠김(locking)증상으로 내원하였다.
a, b: X-ray. 골연골성 유리체 소견을 보인다.
a: knee lateral view,
b: Rosenberg view.
c, d: 관절경 소견. 관절경하 유리체를 제거했으나, 큰 골결손이 남았다. 관절면 재건은 추후에 시행하였다.
c: 내측면,
d: 대퇴골 외측과의 관절면 결손

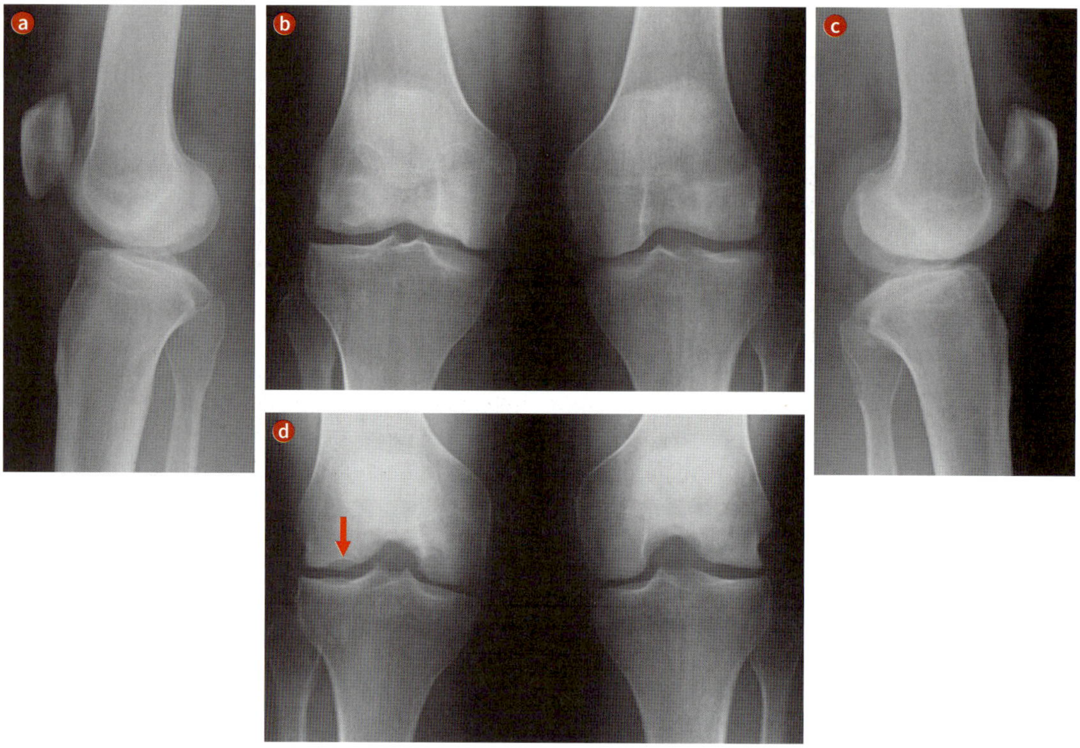

그림 17. 그림 15와 동일 증례

수술 20년 후, 25세 당시. 유리체를 제거하고 수년 후 증상이 거의 소실되어 취미 수준으로 스포츠 활동을 하였다. X-ray 에서도 리모델링이 관찰되었다(화살표).

a: Rt. Knee lateral view, **b**: both knee standing AP, **c**: Lt. knee lateral view, d: Rosenberg view

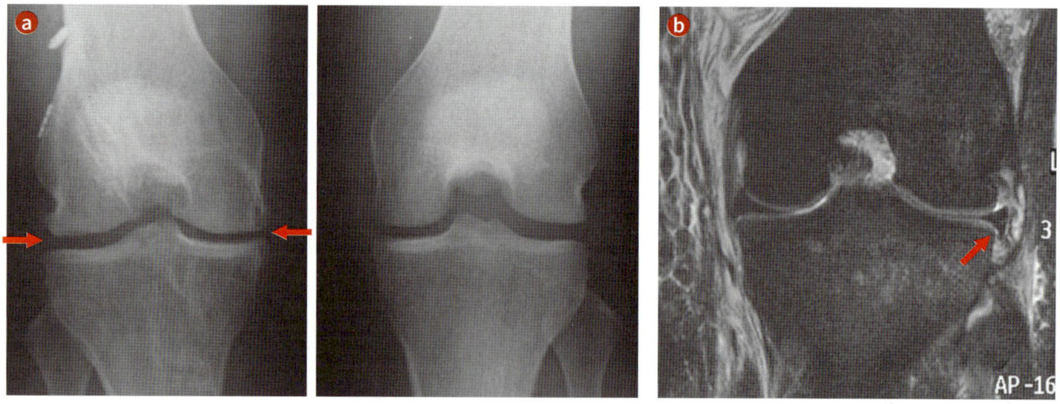

그림 18. 외측 반월상연골 손상 후의 증례 ①

25세, 여성. 좌측 ACL 손상, 배구선수

a: X-ray. 우측의 revision(타원) 후이며, 관절염의 진행을 보인다(화살표).

b: MRI coronal T2WI. 처음 수상한 좌측 무릎 MRI에서는 외측 반월상연골이 크게 벗어나(extrusion) 있어(화살표), 외측 반월상연골의 hoop(밀려나가지 않고 하중을 분담하는 기능)가 상실되었음을 나타낸다.

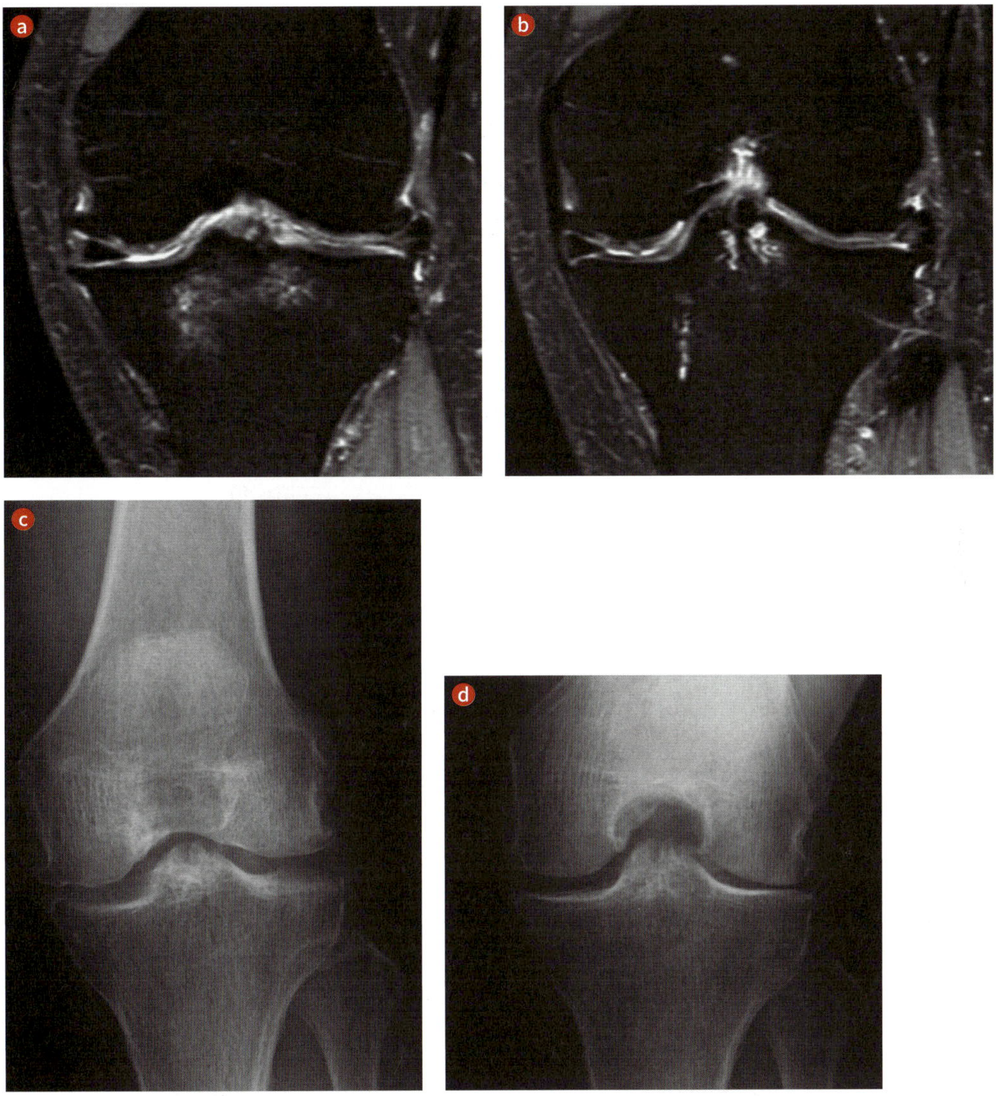

그림 19. 외측 반월상연골 손상 후의 증례 ②

74세, 여성. 좌측 무릎 외측형 관절염.

a, b: MRI coronal T2WI. 내측·외측의 연골, 반월상연골의 변성 소견을 보이며, 골극 형성이 두드러진다. 보통 MRI에서는 골극 위로 반월상연골이 이동하여, 탈출된 상태를 보이지만, 이 증례에서는 내측 반월상연골의 탈출(MME)이 적었다. 한편, 외측 반월상연골의 탈출(LME)은 명확하며, 변성도 심했다. 이 증례에서는 MRI coronal image에서 과간부에 광범위한 낭종 형성을 보였다.

c, d: weight bearing X-ray. 일반적으로 동일한 standing X-ray에서도 신전위에서는 내측 관절간격의 협소화가 두드러지며, 외측 관절간격은 외측의 관절염이 진행되어도, 언뜻 봐서는 간격이 유지되는 것처럼 보일 때가 많다. 한편, 45° 굴곡하중위 촬영(Rosenberg view)에서는 외측 관절의 하중이 증가하므로 외측 관절염으로 인한 관절간격 협소화가 현저히 나타난다.

X-ray

X-ray 평가의 중요성

X-ray를 경시해서는 안된다. MRI에서 관찰가능한 다양한 변화보다 X-ray 소견은 무릎 통증의 예후를 보다 잘 알려준다[30)~32)]. 그러나 일반적으로 촬영하는 비하중의 knee AP & lateral view의 정보량은 충분하지 않다. 상상하지 않고, X-ray만 봐서는 환자의 진정한 관절염 정도를 알 수 없다. 연골 마모라고 하는 관점에서 보면, 비하중 영상에서는 KL 2단계 정도로 마모 정도가 가볍다고 평가해버릴 위험성이 있다. X-ray에서는 연골이 남아 있는 것처럼 보여도 관절경에서는 연골의 전층 결손으로 보이는 외상·변형 등이 흔하다(그림 20). X-ray 상의 관절염 분류법에 따라 다소 차이가 있을 수 있지만, 통증이 지속되는 무릎에서 연골 전층 결손의 빈도는 높아 보인다. 그렇다고 연골만 치료하면 된다고 단순히 생각하면 안 된다. 외과적 치료는 침습이며, 침습은 관절염을 진행시킨다. 외과침습 이상으로 관절에 이로운 것을 수술적으로 할 수 없다면, 수술의 정당성은 낮아진다. 수술 치료의 가치는 5년 단위, 10년 정도의 효과를 기대할 수 있어야 한다. 수술 후의 재활치료만큼 보존적 치료를 시행한다면, 비슷한 효과를 얻을 가능성이 있다. 구조적인 회복에는 한계가 있으므로, 관절염 통증에 대한 수술 효과도 한정적일 수밖에 없다. 그러나 스포츠 복귀가 1차 목적이라면 치료 선택이 달라질 수 있다.

그런데, 필자 등이 루틴으로 실시하는 무릎 X-ray는 ① both knee standing AP, ② knee lateral view(full extension), ③ Rosenberg view, ④ both tangential view of patella이다. 최근에는 하지의 full-length standing AP를 루틴으로 촬영한다(그림 21). 하지의 full-length standing AP 촬영은 고관절 정면, 족관절 정면의 하중위의 상태를 어느 정도 확인할 수 있다. 하중축도 나타낼 수 있다. 하지의 full-length standing AP 촬영은 TKA(인공관절완전치환술), HTO(고위경골절골술)의 수술 전 설계를 위해서만은 아니다. 고관절 정면상에서 비구형성 부전경향이나 전염 정도를 나타낸다. 무릎의 지속적인 통증이 고관절 유래인 경우도 있다. 증상이 없어도 비구형성부전을 보이는 일본인 여성이 많다. 하퇴 원위의 내반이나 종골의 내반·외반 등의 소견도 무릎의 과부하에 대한 교정 대상이 된다(그림 22).

체중부하 X-ray는 신전위에서는 주로 내측에, 굴곡위에서는 주로 외측에 하중이 가해진다. 따라서 내측의 연골 마모는, 신전위에서 보다 정확하게 평가할 수 있다. 한편, 외측은 굴곡위에서 관절간격의 협소화를 확인하기 쉽다. 그러나 대퇴골과 경골 관절면은 서로 합치되는 관계이므로, 신전위에서는 언뜻 봐서 관절간격이 유지되듯이 보이는 증례도 적지 않다. 그러나 굴곡위에서 관절간격이 소실되어 보이는 경우라면, 신전위에서도 소실되었다고 해석하는 것이 좋다.

무릎 관절염의 KL grade

국제적으로 이용되는 Kellgren-Lawrence(K-L) 분류는 대략적이며, 간편한 분류이지만 평가

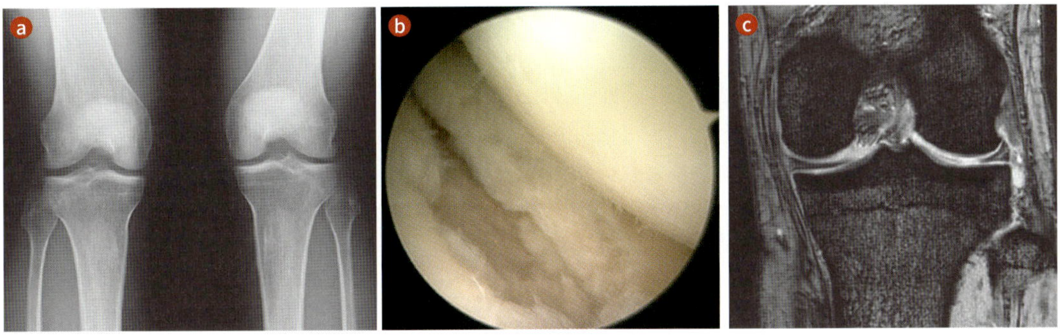

그림 20. X-ray에서 연골 마모가 심하지 않았던 증례. 45세, 여성. 테니스 선수.

a: Rosenberg view X-ray. 연골이 남아 있는 것처럼 보인다.

b: 관절경에서는 연골 전층의 결손을 보였다.

c: MRI coronal T2WI. 연골의 평가는 영상의 질에 따라 편차가 상당하다고 느껴진다. 외측 반월상연골의 변성파열은 명확하지만, 경골측 연골 결손은 불명확하다.

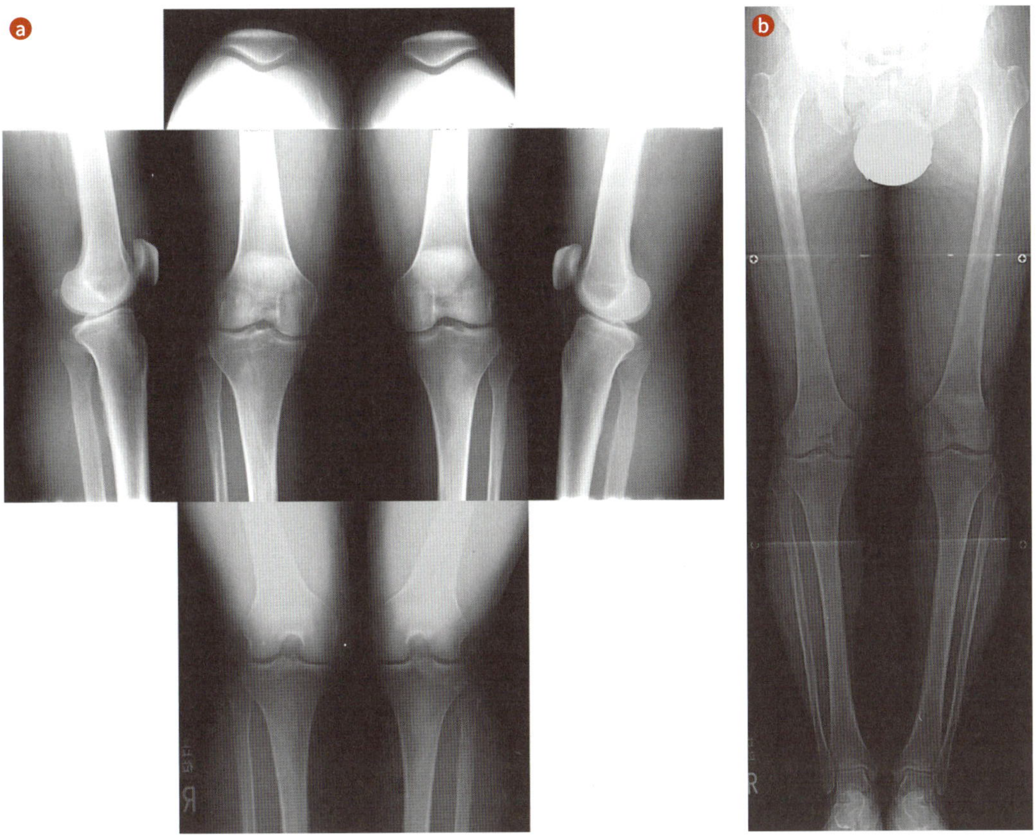

그림 21. 필자의 루틴 X-ray 촬영방법

양측 동시 촬영이 기본이지만 정면상이나 측면상은 영상 처리나 촬영 자세 등의 이유로 좌우 각각 촬영한다. Full extension knee lateral view는 바로 누운자세에서 발꿈치를 받침대에 올린 상태로 근육을 이완시켜 촬영한다. 영상은 좌우를 비교하면 정확한 병태 해석이 가능하다.

이 증례는 54세, 남성. 우측 무릎 내측형 관절증. a: 신전위, 굴곡위 모두에서 우측 무릎 내측 관절간격의 협소화를 보인다. 슬개대퇴관절은 거의 정상이다. 명확한 신전제한이나 골량 저하는 보이지 않는다. b: 최근에는 양측 하지의 Full-length standing AP를 촬영한다. 고관절의 비구형성 상태나 관절증 변화, 족관절의 관절증, 종골내반 · 외반 등을 알 수 있다.

자에 따라 상당한 편차가 있을 수 있다. KL 분류에서는 grade를 0~4의 다섯 단계로 분류한다[33].

grade 0	특별한 이상 소견이 없음, 정상.
grade 1	관절간격 협소화가 의심되며 경도의 골극
grade 2	명료한 골극 형성과, 경도의 관절간격 협소화
grade 3	중등도 및 복잡한 골극 형성, 관절간격의 협소화, 연골하골의 경화
grade 4	큰 골극 형성과 현저한 관절간격 협소화 및 연골하골의 경화

KL 분류의 문제는 골극 형성과 관절간격의 평가를 동시에 분류에 포함하기 때문일 것이다. 또한 '의심'이나 '현저한'과 같은 애매한 표현으로 인해, 검사자 간의 일치성이 문제시된다. 또한 간격 폭은 개인차가 크기 때문에 좌우 양측을 검토하면, 분류가 보다 어려워질 것이다(그림 23).

필자의 경험으로는 동일한 무릎 관절증에서도 골극이 두드러지는 증례와 그렇지 않은 증례가

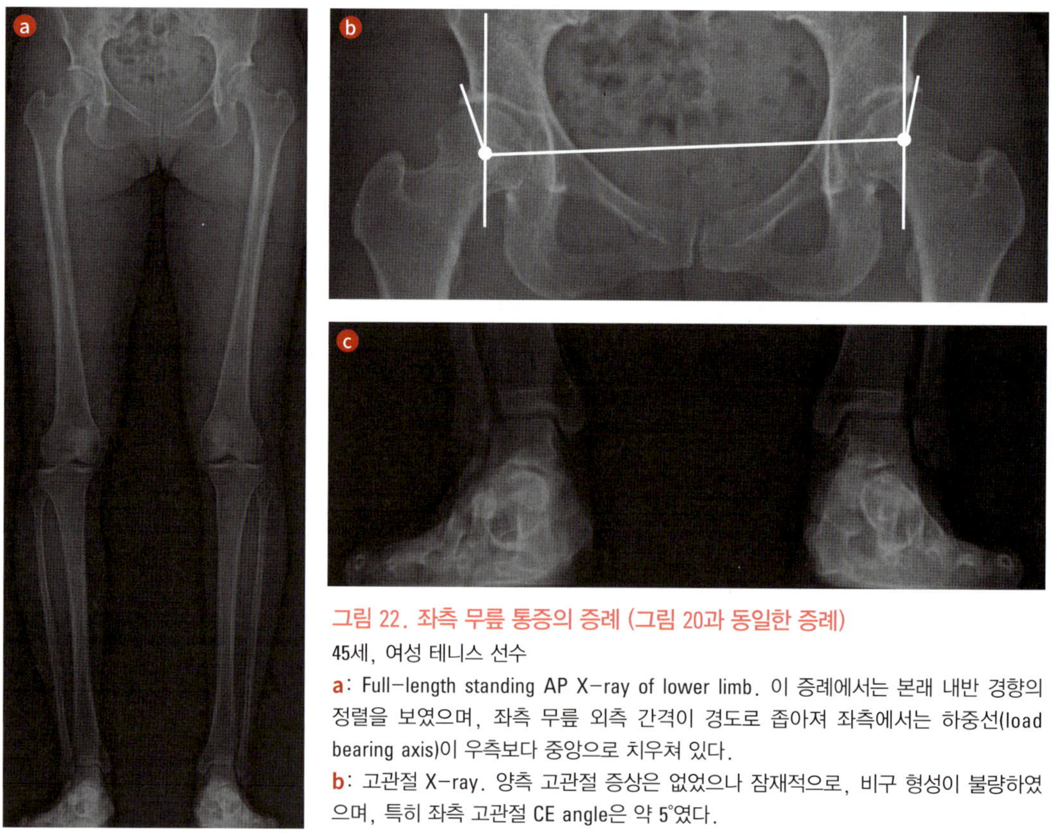

그림 22. 좌측 무릎 통증의 증례 (그림 20과 동일한 증례)

45세, 여성 테니스 선수

a: Full-length standing AP X-ray of lower limb. 이 증례에서는 본래 내반 경향의 정렬을 보였으며, 좌측 무릎 외측 간격이 경도로 좁아져 좌측에서는 하중선(load bearing axis)이 우측보다 중앙으로 치우쳐 있다.

b: 고관절 X-ray. 양측 고관절 증상은 없었으나 잠재적으로, 비구 형성이 불량하였으며, 특히 좌측 고관절 CE angle은 약 5°였다.

c: 족관절 X-ray. 양측 족관절 내측 관절간격의 경도 협소화와, 골극이 관찰된다.

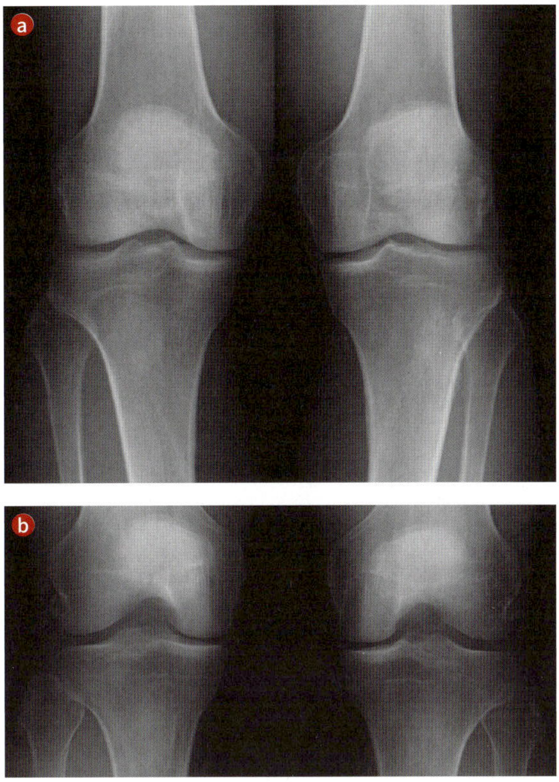

그림 23. KL 분류의 평가가 어려운 증례

초기 무릎 관절증. 이 증례에서는 골량이 저하되고, 좌측 경골 내측 관절면 연골하골의 경화가 불명확하였다. 동시에 내측 관절간격의 협소화의 진행도 명료하지 않았다.

KL 분류는 간단한 분류이며, 세계적으로 표준 분류법으로 보급되어 있다. 그러나 관절증의 진행에서 연골 마모와 골극 형성은 그 의미가 같지 않고, 연골 마모가 보다 중요성이 높다.

이 증례와 같이 골극 형성이 두드러지지 않는 경우 좌우 무릎을 각각 분류하면, 0이나 1에 해당한다. 관절간격의 협소화는 우측 내측 간격이 두드러진다. 초기 무릎 관절증에서 X-ray만으로의 평가는 한계가 있다.

a: both knee Standing AP

b: Rosenberg view

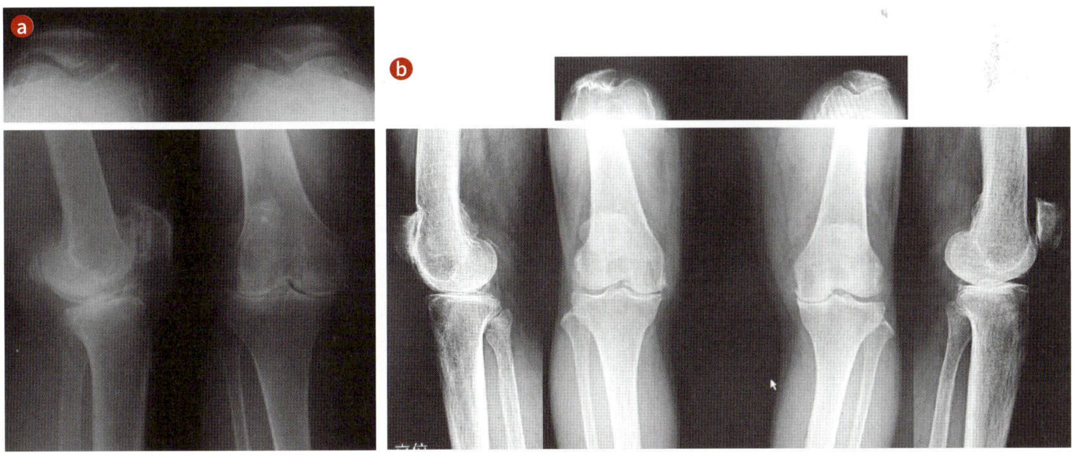

그림 24. 무릎 관절증에서 관절가동범위 · 골극과 통증의 연관관계가 상이한 증례

a: 54세, 여성. 양측 무릎 통증. 골증식성이 강하고, 심한 ROM 제한. 통증 역치가 낮은 경향이 있음.

b: 82세, 여성. 양측 무릎 통증. 골증식성 변화가 적고, 경도의 ROM 제한. 우측 PF 관절증은 고도였지만, 통증은 경도였다.

있는 등 특징이 상이하다. 연골 마모 정도나 내반 변형이 심해도 ROM은 비교적 잘 유지되는 예에서는 골극이 그다지 두드러지지 않는다(그림 24). 이런 경우 thrust가 강하면 비교적 젊은 시절부터 내측 통증이 심하고 잘 조절되지 않았다. 한편 고도의 변형으로 내반이 심해도 thrust가 경도이면 의외로 통증 조절이 잘 된다(그림 25). 골극이 두드러지지 않는 경우는 근육량도 적고, 골량도 높지 않은 경향이 있다. 한편, 골극 특히 슬개대퇴관절에 골극이 두드러진 경우에는 50~60대부터 통증이 심하고, ROM이 제한되었다(그림 26). 근력, 근량은 높으나 통증에 민감하며, ROM이 서서히 악화된다. 매우 조절이 어려운 증례이다.

또한 장기간 통증에 노출된 관절이나 염증을 경험한 관절에서는 슬개대퇴관절의 골량 저하가 흔하다(그림 27). 골량의 좌우 차이가 명확하다면 장기간 골량 저하가 발생한 측 하지의 사용을 줄였을 가능성이 있다.

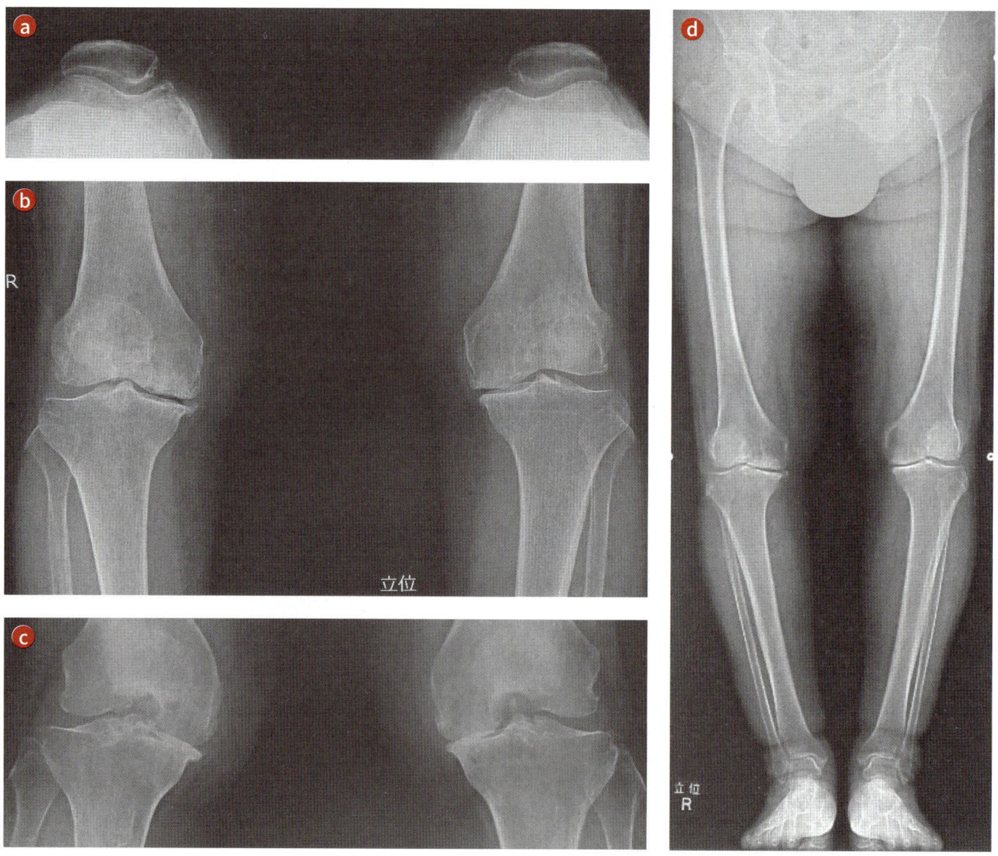

그림 25. 내반이 강해도 thrust가 경도인 내측형 관절증 증례

79세, 여성. 보존적 치료에 비교적 반응이 좋으며 안정되어 장기간 경과를 볼 수 있었다.

a: both tangential view of patella, b: both knee standing AP

c: Rosenberg view d: Full-length standing AP of lower limb

그림 26. 골극이 두드러지고, ROM 제한이 심한 증례

67세, 여성. 25년 동안의 양측 무릎 통증. 통증의 변화는 크지 않았으나, 서서히 가동범위가 제한되며, 일상에 지장을 주게 되었다. 측면상에서는 슬개대퇴관절이나 슬개골 근위, 대퇴골 후과에 큰 골극이 확인되었다.

a: both tangential view of patella

b: both knee standing AP

c: knee lateral view (full extension)

d: Full-length standing AP of lower limb

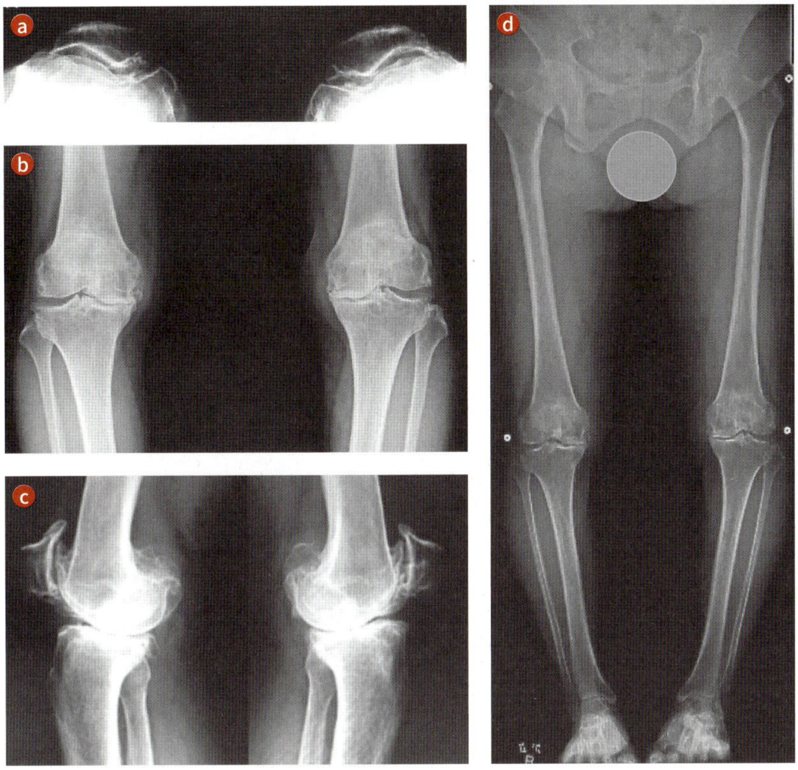

그림 27. 장기간의 무릎 통증에도 관절증 변화는 경도였던 증례

45세, 여성. 좌측 무릎 통증. 장기간의 자발통을 동반한 좌측 무릎 통증으로 의뢰되었다. 하지 정렬은 정상으로 대퇴경골관절의 관절증 소견은 명확하지 않다. 그러나 양측 슬개골의 외측 편위와 좌측에 심한 골량 저하를 보였다. 오랜 통증의 원인이 되는 소견이다.

a: both tangential view of patella

b: both knee standing AP

c: Rosenberg view

d: Full-length standing AP view of lower limb

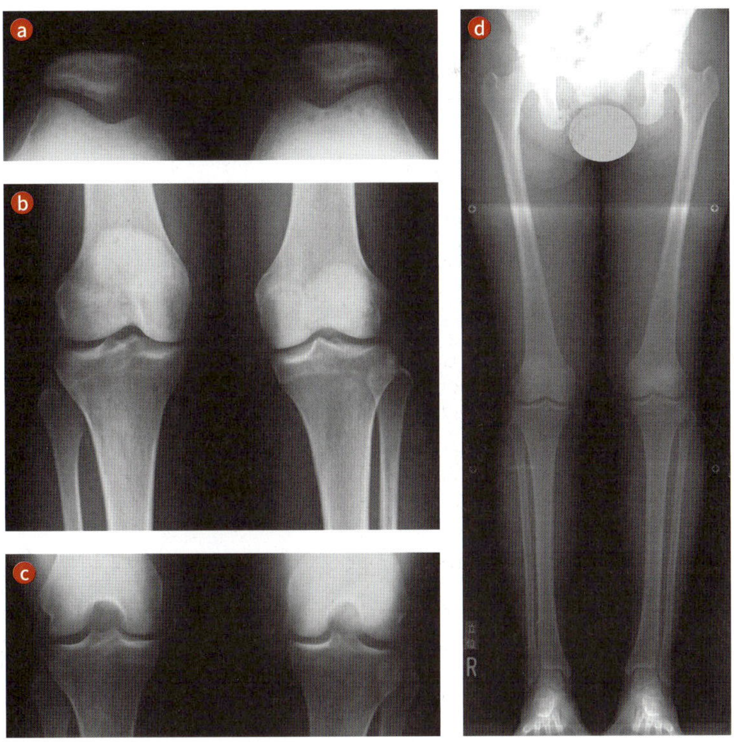

CT

CT의 무릎통증 평가법으로서의 역할

필자는 오래된 의사라서, 3D-CT나 volume rendering(VR)을 이용해 건을 검사하는 등의 무릎 통증 평가는 시행하지 않는다. CT를 이용해서는 하지의 축성 정렬을 계측하여 슬개대퇴관절 통증에 대한 경골 조면 전위술에 참고하였으나, 현재는 TT-TG 법이 경골 조면 전위술에서 전 세계적으로 주로 이용되고 있다[34](그림 28). 3D-CT는 골절 평가에 매우 뛰어나며 필수적인 검사법이다. 그 밖에 무릎 통증 평가에도 도움이 된다고 느낀다.

PET-CT와 무릎 통증 ; 통증에 대한 SPECT-CT의 응용

다양한 종류의 방사능을 포함하는 약제를 이용한 PET(positron emission tomography; 양전자 방출 단층촬영법)의 염증과 감염, 골종양 등의 골병변에 대한 실험적 검토 혹은 증례가 보고되었다. 통증에 따른 관절활막이나 다른 관절구조체의 흡수증가를 보이며, 정렬이상과 충돌의 진단에 유용하다. 무릎 관절증에 대해서도 활막염증이 18F-FDG(불소18fluoro-deoxyglucose)에 예민하게 반응한다는 인체에서의 연구보고가 있다. PET와 MRI를 시행하면 무릎 관절증의 대사와 형태 변화를 동시에 확인해 볼 수 있다. 모두 비용대비효과가 아직 높지 않아 현실적으로 임상과는 거리가 있다[35, 36].

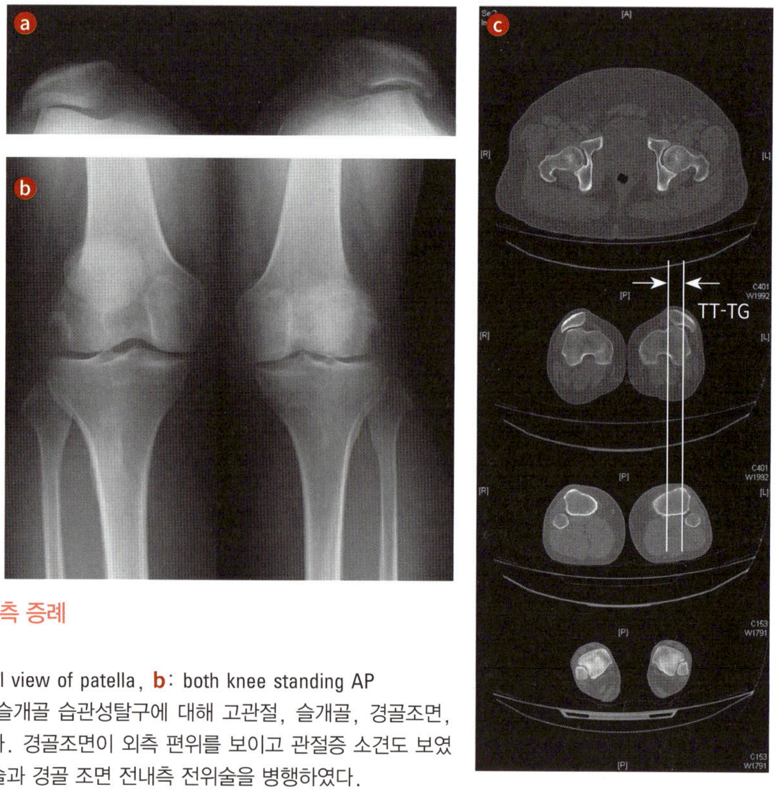

그림 28. CT에서 축성 정렬 계측 증례

50세, 남성. 슬개대퇴관절증

a, b: X-ray, **a**: both tangential view of patella, **b**: both knee standing AP

c: 수술 전 양측 하지 CT. 좌측슬개골 습관성탈구에 대해 고관절, 슬개골, 경골조면, 족관절의 축성 정렬을 평가하였다. 경골조면이 외측 편위를 보이고 관절증 소견도 보였으므로, 내측 슬개대퇴인대재건술과 경골 조면 전내측 전위술을 병행하였다.

초음파

무릎통증에서 초음파의 유용성

일본에서도 무릎뿐 아니라 근골격계 통증이나 조직손상, 염증에서 초음파 검사의 유용성이 드디어 각광을 받게 되었다. 미국, 유럽보다 15년 이상 뒤쳐졌는지도 모른다. 초음파는 비침습적으로 가격도 싸고, 움직이며 이상을 파악하는 동적 검사에서도 매우 유용한 기계장치이다[37]. 그러나 영상 소견이 명확하지 않은 경우도 있고, 질환의 원인을 설명하는게 가능하지만 그 평가에는 객관성이 결여될 수 있다.

초음파는 깊은 조직의 이상을 검사하는 데 한계가 있으므로 골조직에 둘러싸인 무릎의 검사법은 확립되지 않았고, 유용성도 제한된다. 무릎에서도 표층의 인대나, 낭포, 관절 삼출 등은 관찰이 용이하다. 대퇴사두근 파열이나 MCL 손상은 표층이므로 확인하기 쉽다. 또한 대퇴골 활차부의 연골손상이나 이단성 골연골염도 관찰 가능하다(그림 29)[38]. 반월상연골의 이상이나 연골변화 평가는 객관성이 낮고, 평가할 수 있는 범위도 한정적이다.

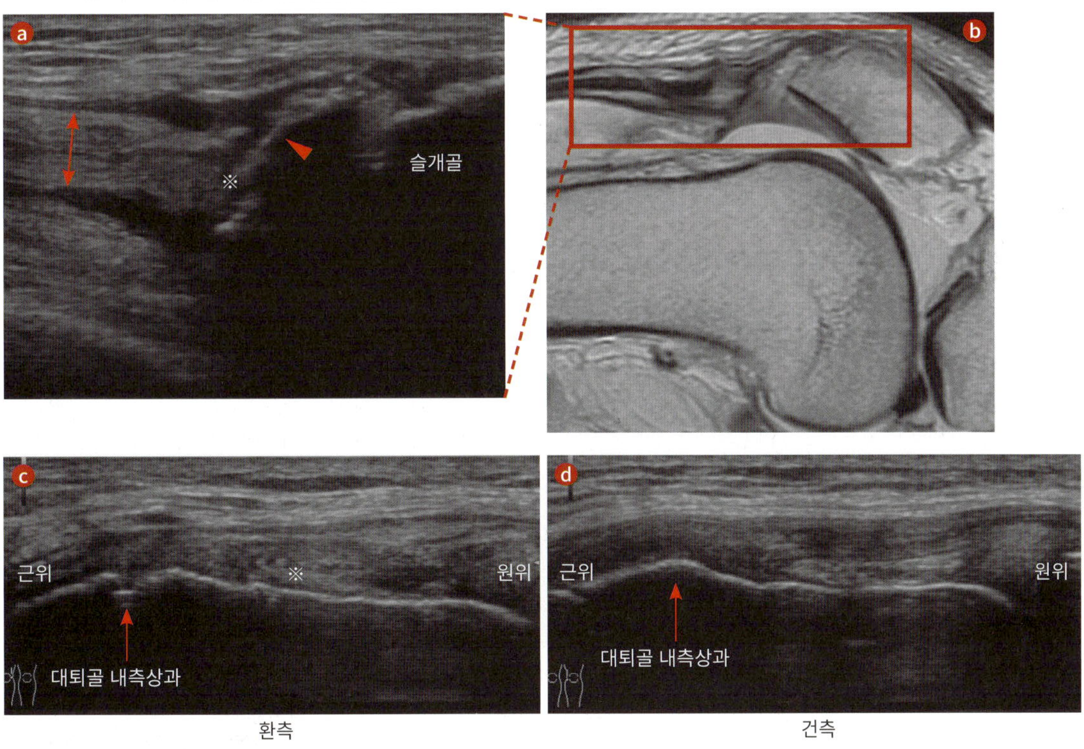

그림 29. 초음파를 이용한 무릎관절 평가 ①

a, b: 대퇴사두근 파열의 초음파 영상(**a**)과 MRI(**b**). 화살표 양끝이 대퇴사두근 범위이며, 원위 방향으로는 경도의 파행과 연속성이 단절되어 보인다(※). 또한 화살촉은 이소성 골화증에 해당하며, 이전 손상(old injury)의 소견이다.

c, d: MCL 손상 증례의 초음파 영상. 환측(**c**)에서는 ※ 표시한 부위가 hyperechoic 해졌으며, 이는 출혈과 반흔을 반영한다. 건측(**d**)에서는 섬유의 주행이 규칙적이다.

(佐粧孝久, ほか. 膝スポーツ外傷の最新の画像診断②超音波検査. 関節外科 2014；34：226-33. より転載)

한편, 하중 유무에 따라 반월상연골의 탈출 정도 변화 등을 관찰할 수 있다. 슬개건염 증례에서는 슬개골 부착부 후면의 부분 파열이 확인된다. 또한 Doppler에서 혈류의 증가는 환자의 통증이나 통증 부위를 시사한다(그림 30). 치료 효과나 변화를 영상으로 확인할 수도 있다. 그리고, 건조직이나 관절 구조를 확인하여, 국소주사부위를 결정하고 정확하게 주사하는데 유용하다 39). 류마티스 관절염에서도 보다 조기에 관절염 진단을 위한, 또는 치료 효과(관절염 억제)를 평가하기 위한 관절 초음파 검사의 유용성이 강조되고 있다.

향후에도, 근골격계 통증을 진단 및 치료함에 있어 초음파의 유용성은 더욱 높아질 것이다. 정형외과 의사들이 '개인 초음파'를 휴대하는 시대가 되면, 환자들의 신뢰도 더욱 높아질 것이다.

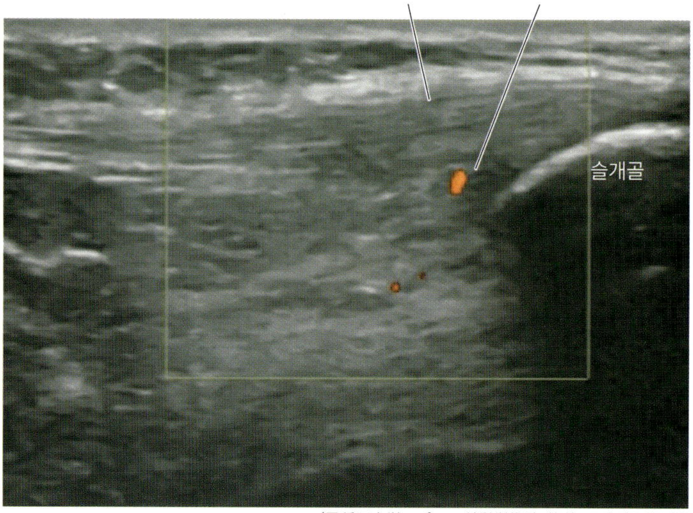

(早稲田大学スポーツ科学学術院 熊井　司先生ご提供)

그림 30. 초음파를 이용한 무릎 관절 평가 ②

19세, 여성. 배구 선수. 슬개건염(증). 화면 우측에 슬개골하단 전방의 음영이 보인다. 슬개골에 부착하는 슬개건의 섬유성 주행이 관찰된다. 슬개건의 근위 부착부 후면에 섬유의 연속성 소실(파열)이 의심된다. 이 부위 주변에 Doppler로 혈류 증가를 확인했다

Column

초음파 유도하 치료

최근 초음파 검사에서 보이는 조직의 유착이나 움직임 이상을 통증의 원인으로 보고, 근막성통증증후군이라는 병태로 진단해 조직 사이에 생리식염수를 주사하여 증상을 개선시키는 '근막 릴리즈 치료'가 주목을 받고 있다. 슬관절 주위에서는 그다지 매력적인 치료로 보이지는 않지만, 통증 병태로서는 가능하다고 생각한다. 히알루론산의 관절외 주사 효과도 보고되고 있으며, 히알루론산의 병용은 그 효과의 지속성 때문에 유용할 것으로 보인다. 통증 치료 기전은 근막 릴리즈와 동일하다고 봐도 될 것이다.

IV

치료 × 무릎통증

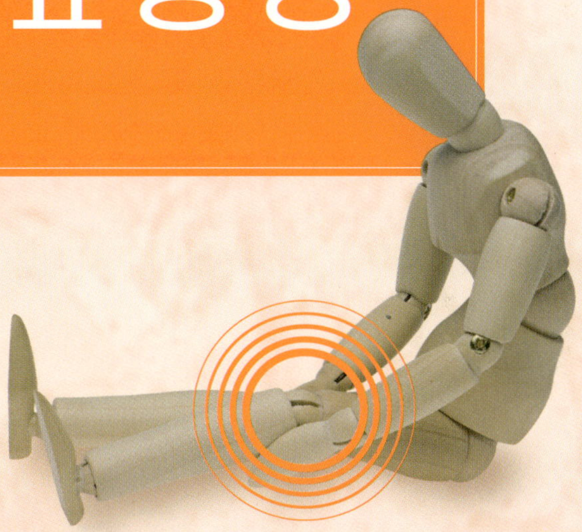

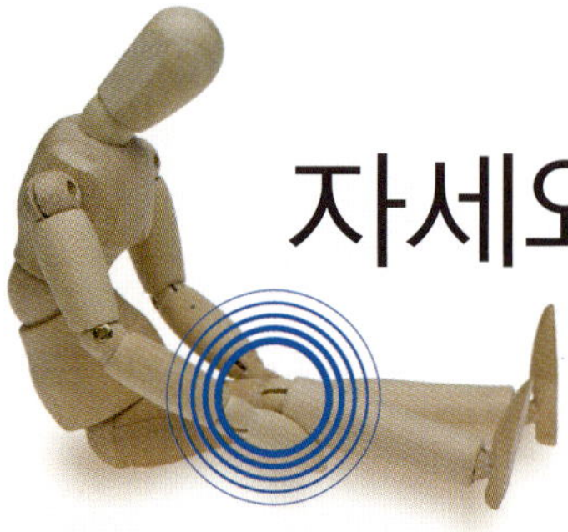

자세와 보행의 개선

이족 보행

인간은 한 살 쯤 보행을 시작하여 걷지 못하게 될 때까지 매일 걷고, 선 자세를 유지하며 이동을 반복한다. 일상생활 동작은 입위, 보행을 유지하는 하중관절, 특히 가장 자유도가 높고 동작에서 중요한 기능을 하는 무릎 관절에 큰 부담이 된다. 선 자세를 지탱하는 항중력근은 수도 많고, 서로 협력하고 균형을 이루며, 신체 활동을 유지하게 한다. 항중력근은 슬관절 기능에도 중요하며 무릎 통증에도 크게 관여한다. 긴 인생 동안, 선천적인 하지의 정렬도 관여하며 노화나 외상에 의하여 각 근육 활동의 균형이 무너져 과부하를 받는 근육이 생기게 된다.

일상생활 중 이른바 근육통을 일으키는 근육은 근 조직이 많은 근육이다. 일상생활에서 피로가 누적되는 것이 선 자세를 지탱하는 항중력근이다. 이족보행을 하는 인간은 이러한 항중력근을 제대로 조화롭게 사용해야 한다(그림 1). 한편, 관절을 움직여 근육을 머신으로 단련하는 운동에 의한 근육통이나 피로는 이와 약간 성질이 다르다.

나이를 먹으면서 변성, 혹은 외상이나 피로가 더해지며 신체의 균형이 무너져간다. 이러한 근력이나 근육 균형 붕괴는 주로 척추의 변형(척추체의 편평화나 변형·추간판 변성에 의함)을 동반하여 자세 변화로 나타나고, 악순환을 거듭하며 신체 중심이 치우쳐지며 부담이 가중된다[1),2)].

무릎에 대한 부하를 고려할 때도, 무릎 근위·원위의 항중력근이 부담을 분담하며, 근력을 사용하지 않아도 되는 바른 자세가 중요하다. 바른 자세를 유지하는 것이 무릎 통증 치료의 중요한 요소이다. 바른 자세를 유지하기 위한 지속적인 의식과 훈련이 필요하다. 각 동작을 최대한 균형적이고 효율적으로 실시하여 에너지 효율이 높은 신체활동을 하도록 의식하는 것이 관절의 부담을 줄인다. 체중 증가의 문제는 별도로……

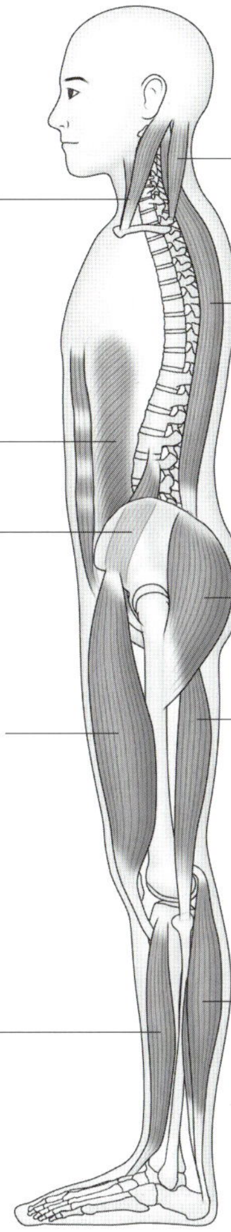

그림 1. 항중력근과 선 자세

사람이 두발로 서 있기 위해서는 무거운 머리를 지탱하며 등근육을 펴고, 고관절과 슬관절을 신전위로 유지하며 균형을 잡아야 한다. 이것만으로도 상당한 힘이 필요하다.

척추나 골반, 고관절, 슬관절의 신전근과 굴근이 동시에 작용하며, 최소의 근력으로 균형을 잡아야 선 자세를 편안히 유지할 수 있다. 이를 위해 하중선이 정면에서는 정중앙을, 측면에서는 신체의 중심을 통과해야 한다.

Column

근력저하, 근육통, 근감소증

고령이며, 마른 환자는 안정 시 통증이 증가하는 경향이 있을 수 있다. TKA 후에 상태가 좋았던 환자에서도 1년 이상 경과를 보면, 통증이 악화되는 환자가 있다. 이는 근육 볼륨이 많아 지치기 쉬운 근육통과는 성질이 다르다. 근육 볼륨이 많은 환자는 순발력이 있고 건강하지만, 통증에 예민한 것 같다. 비교적 젊은 시기, 50대부터 무릎 통증이 지속되는 경향이 있다. 젊은 스포츠맨에서도 이른바 근육통이 쉽게 발생하는 유형이 있다. 어릴 적부터 운동이 습관화되어 골량이나 근육량을 늘려 놓으면, 나이가 들어 쇠약해지는 것에 대해 어느 정도 저항할 수 있다. 고령자의 근육통은 마른 체형의 70대 후반 이후에 흔하다. 안정시 통증, 야간통증이 있다. 대퇴나 하퇴를 쥐면 아파한다. 신전근, 굴곡근 뿐 아니라 전신적으로 아파하는 경향이 있다.

'근감소증 진료 매뉴얼'[3]에 따르면 근감소증(sarcopenia)는 그리스어의 sarco(근육)과 penia(감소)가 합쳐진 말로, 최신 정의는 '진행성 및 전신성 근량과 근력의 저하를 특징으로 하는 증후군'이다. 근육량 저하가 필수 항목이며, 근력

또는 신체능력 저하에 해당하면 근감소증으로 진단된다고 한다.

근감소증의 간이 진단 방법으로 몇 가지가 제창되고 있다.

① 장딴지 굵기: 양손의 엄지와 검지로 원을 만들어, 장딴지의 가장 굵은 부분을 감싼다. 원이 장딴지보다 넓다면 근감소증을 의심한다.

② 한발서기의 안정성

③ CT 및 MRI 영상은 체내의 연부조직에서 지방을 분리할 수 있다. 연구에서 근육량을 측정하는 gold standard이다.

근감소증과 무릎 통증의 관계는 검토가 많이 되지 않았지만, 살이 찌고, 근육량이 적은 사람에서 무릎 관절증이 발생하기 쉽다는 보고도 있다. 무릎 통증을 치료하기 위해 다양한 운동치료가 제안되었고, 필자 자신도 여러 종류의 체조를 치료에 이용하고 있다. 경험적으로는 근력이 저하되고, 근육통을 보이며, 무릎 통증으로 괴로워하는 환자를 치료할 기회가 많지 않아, 세부적인 치료법은 아직 정립되지 않았다. 그러나 전신적인 근활동을 활성화시키고, 영양 보충 등도 필요할 것이다.

바른 자세

바른 자세는 서 있을 때 가장 효율이 좋은 자세라고 할 수 있다. 즉, 근력을 쓰지 않고 서 있는 자세이다. 사람의 머리는 크고 무겁다. 이 머리를 잘 지탱하며, 신체의 전후방 근육을 최소한으로 사용하는 자세가 이상적이다. 선 자세를 측면에서 보면 귓구멍에서 견봉을 지나 제5요추의 전방에 고관절 중앙, 무릎 후방을 지나 족관절 중앙 전면에 이르는 자세이다(그림 2).

균형 잡힌 입위의 시상면에서는 슬관절을 완전히 신전시키고 후방의 관절낭·후방십자인대에 적절한 긴장을 가하며, 근력을 쓰지 않고 안정성을 유지한다. 발은 아치를 유지하는 것만으로도 근력을 쓰지 않고 균형을 잡는다. 고관절은 관절가동범위를 유지하고, 하중을 지지하기 위해 골반·천골의 전경anterior tilt이 필요하다. 천골의 전경을 위해 요추 전만이 필요하다. 무거운 머리를 받치기 위해 경추는 전체적으로 앞으로 볼록전만하며, 목덜미인대nuchal ligament가 지탱하고 있다. 흉추는 늑골이 연결되고, 흉곽 내에는 생명유지에 중요한 심장·폐를 담고 있다. 이로 인해 전체적으로 뒤로 볼록후만하다. 정리하자면, 경추 전만, 흉추 후만, 요추 전만, 골반 전경이라는 더블 S자 모양의 자세가 된다. 이 만곡을 유지할 수 있다면, 보기에도 좋고, 에너지 소모도 적은 생활을 보낼 수 있다.

그러나 사람은 매우 무거운 머리를 받치며 양손을 사용해야 해야 하므로 일상 중에 머리를 앞으로 시선을 아래로 두는 자세가 된다. 모니터나 스마트폰을 보는 시간이 길어진 현대인은 더욱더 시선과 머리가 아래로 향해 목, 등, 허리의 후경, 후만이 강해진다. 많은 사람이 고령이 되면 몸 전체가 앞으로 구부러진다. 이는 골성 지지의 저하, 추간판 변성, 관절 변형, 근력 저하 등 불가피한 노화·변성과 무게중심의 전방 편위가 강요되는 일상 때문이다. 외상이 가해지거나, 통증이 발생하면 균형을 유지하고 서 있는 자세가 급격히 무너져 앞으로 굽은 자세를 악화시키고 악순환이 발생해 근골격계 문제가 지속된다. 악순환이 생기면, 목부위가 앞으로 기울고, 무게 중심이 전방으로 편위되는 나쁜 자세가 발생하기 쉬운 환경이 일생동안 계속된다(그림 3).

이상적인 자세, 근력을 쓰지 않는 균형 훈련 = 바른 자세의 유지, 바른 자세의 재획득·유지는 근골격계 노화에 대항하는 가장 중요한 신체적 목표이다.

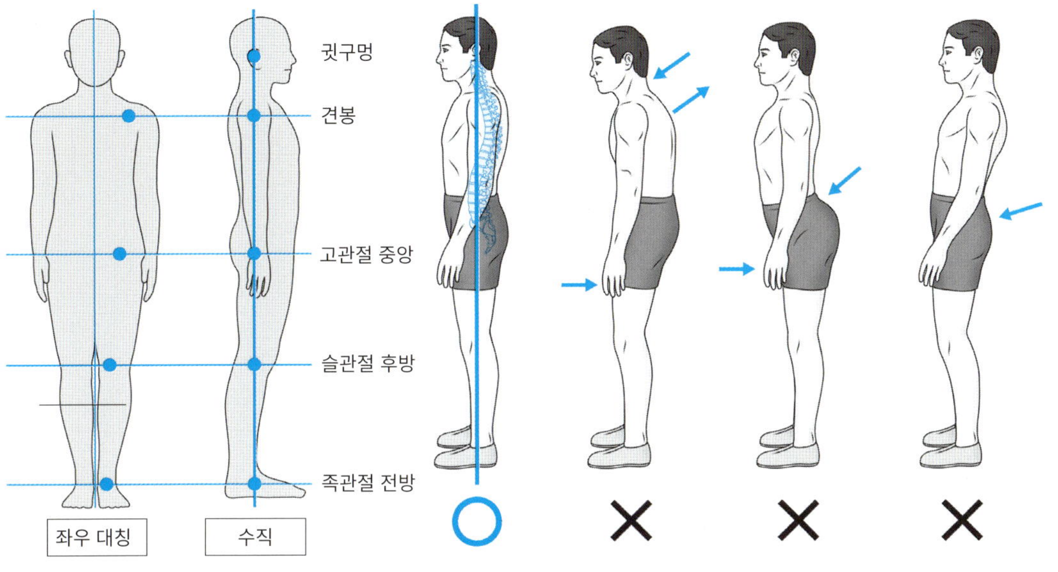

그림 2. 바른 자세(입위)

무거운 머리를 균형 있게 받치고, 다양한 움직임이 가능하기 위해 경추 전만, 흉추 후만, 요추 전만, 골반 전경이라는 'double S'자 자세가 되도록 인체 골격이 이루어져 있다.
무게중심선이 귓구멍, 견봉, 고관절 대전자부, 무릎 후방, 족관절 전방을 통과하는 것이 이상적이다. 경추 전만, 흉추 후만, 요추 전만, 골반 전경 중 어느 부분이라도 균형을 상실하면 이러한 자세를 잡기가 어려워진다. 즉, 무거운 머리를 받치고, 다양한 자세나 동작을 유지하기 위해 보다 많은 에너지를 소모하게 된다.

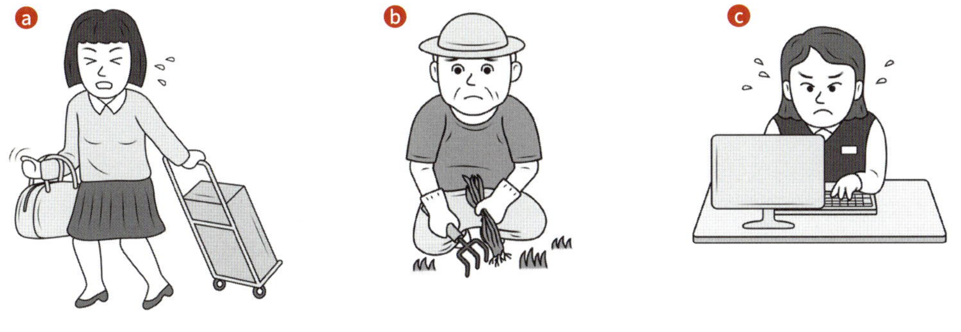

그림 3. 나쁜 자세를 만드는 환경이 평생 계속된다.

짐을 들고 이동하는 것은 신체 균형을 깨뜨리고, 근골격계에 대한 부담이 편향된다(**a**). 풀 뽑기(**b**), 장시간 컴퓨터를 사용하는 작업(**c**), 무거운 머리가 앞으로 쏠려, 두부 전경, 무게 중심의 전방 편위라는 악순환이 발생한다.

바른 보행

바른 보행은 에너지를 최소한으로 사용하는 보행이라고 말할 수 있으며 이를 위해서는 바르게 선 자세가 기본이다. 먼저 에너지 최소화를 방해하는 제한 요인을 살펴보자.

보행 시 머리부터 실로 매달린 듯한 상체 자세, 배꼽을 앞으로 내민 듯이 걷는 모습이다(그림 4). 패션모델처럼 걷는 것이 기본이다. 그러나 이를 유지하는 것은 쉽지 않다.

무거운 뇌를 보관하는 머리는 무겁다. 성인에서는 5kg도 있다. 현대사회에서는 눈을 움직이고 손을 써야 하는 시간이 길어졌다. 이는 목, 등의 근육에 부담을 준다. 또한 양손을 신체 앞에서 사용하기 위해서는 견관절을 고정해야 한다. 그러나 어깨는 흉곽에 근육으로 매달린 견갑골로부터 양상지를 지지한다. 팔의 무게도 항상 목, 등 근육에 작용한다. 이러한 부하는 목을 후만시키고, 흉추부의 후만을 강조한다. 머리는 더욱 앞으로 기울게 되고 악순환이 발생한다.

허리의 구조는 매우 복잡하며 체중과 동작의 부하가 크고 통증이 발생하기 쉽다. 허리 위쪽의 머리, 가슴, 양상지의 무게를 지탱하는 활동은 모두 허리에 부담이 된다. 이러한 상체 부하의 균형을 잡기 위해서는 요추 전만이 필요하다. 그렇지 않으면 상체는 점점 앞으로 기울고, 요추도 후만되어 악순환이 가속된다. 자세의 요소별로 살펴보면 다양한 불량 자세가 있다(그림 5).

상체를 지탱하는 요추부는 뼈가 크고, 튀어나와 많은 근육이 부착된다. 나쁜 자세와 그 악순환은 나이가 들며 불가역적인 변형을 동반하며 끝없는 악순환을 만들어간다. 불가역적인 변형에는 뼈, 추간판, 추간관절, 인대, 근육 등 여러 조직이 포함된다.

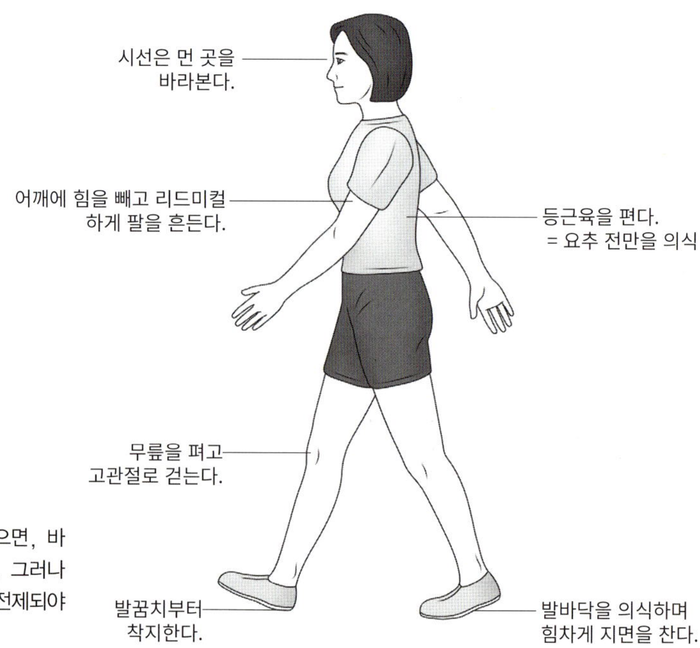

그림 4. 바른 보행 자세

이는 편한 보행과는 다르다. 바르게 걸으면, 바른 자세를 회복하고 유지하기 쉬워진다. 그러나 어디까지 통증 없이 보행 가능한 것이 전제되야 한다.

자세의 변화나 악순환 고찰 시 알기 쉬운 것은 골다공증으로 인한 척추체의 변형이다(그림 6). 특히 50세 이상, 폐경기에 접어든 여성에서는 골다공증이 진행이 현저하다. 골다공증이 진행하면 증상이 없어도 신장이 줄어든다. 척추체 높이 저하는 곧, 압박골절이다. 신장이 2cm 이상 작아졌다면, 치료가 필요함을 의미한다. 증상이 없어도 향후 골병변의 악화를 예방하기 위해 골량 저하를 막고, 가능하면 골량을 증가시키는 치료를 해야 한다. 또한 흉추 후만 증가와 함께 척추체의 쐐기 모양 변형이 발생하면, 흉추의 후만이 증가하므로, 조속히 자세를 유지하기 위한 노력과 골다공증 치료를 해야 한다. 다발성 척추체 변형(골다공증성 골절)을 보인다면 즉시 장기적인 골다공증 치료가 필요하다. 한편, 추간판의 협소화로 인한 척추 변형은 골성 변화보다 진행이 더디고 경하다.

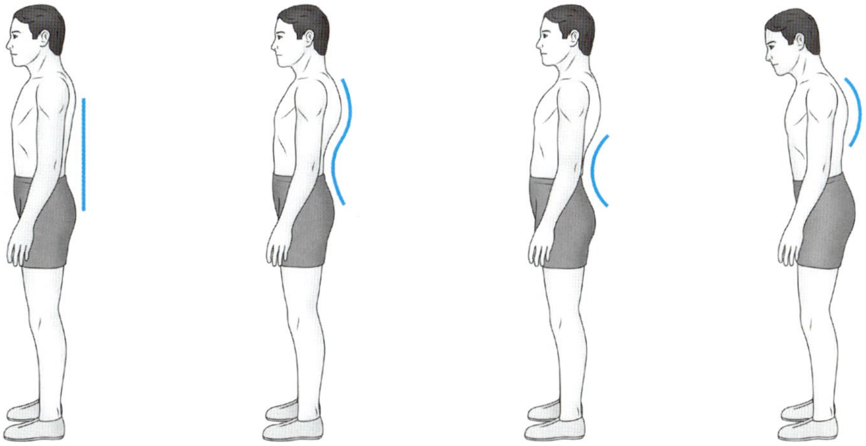

그림 5. 나쁜 자세의 예와 척추 변형 요소

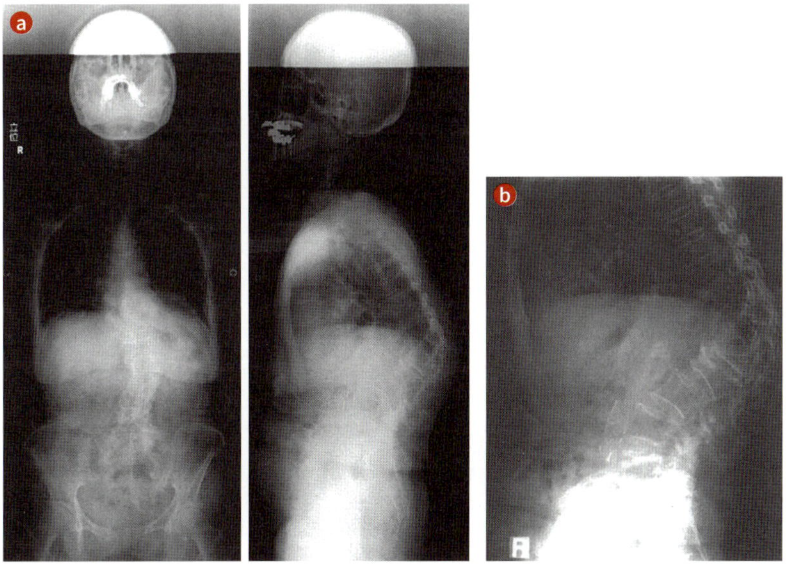

그림 6. 흉요추이행부의 다발성 척추체 골절로 인한 후만 변형

75세, 여성. 추간판은 비교적 유지되지만 척추의 쐐기모양 변형이 다수 관찰된다. 골다공증으로 인한 척추 변형이다.

a: Whole spine standing AP & Lat.

b: L-spine lateral(확대 영상)

'허리가 굽었다'는 표현은 몸이 유연하고 근력이 부족한 여성에 흔한 척추 변형이다. 잠시 서서 움직일 때, 고개를 들려고 해도 들 수 없고, 하루 종일 땅만 쳐다보게 되는 질환이다(그림 7). 척추를 곧게 유지하는 척추기립근은 중앙에서부터 가시근spinalis, 최장근longissimus, 장늑근iliocostalis으로 나뉜다(그림 8). 허리가 굽은 환자의 등 근육 근전도 검사에서 척추의 항중력근 중에서도 심층, 중앙에 있는 가시근의 만성적 피로를 보였다. 길고 큰 척추기립근은 단련이 어렵지 않지만, 노화나 만성적인 자세 불량으로 어느 한계를 벗어나면 자세를 유지할 수 없게 된다. 그러므로 자세를 유지하여 가시근이 제대로 작용할 수 있어야 하며, 바른 자세를 유지하는 것의 중요성을 시사한다.

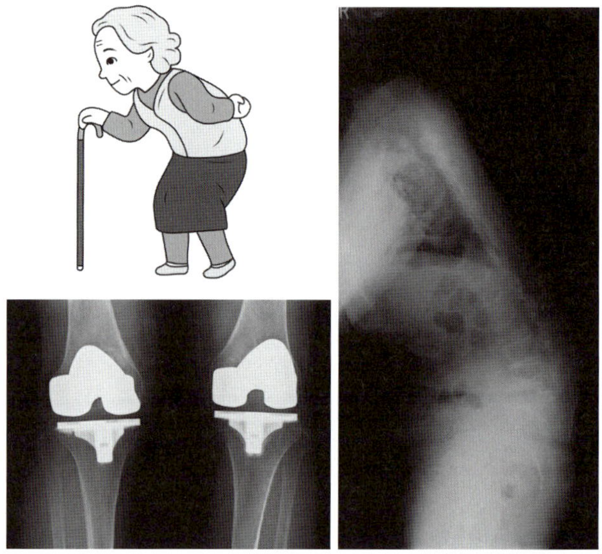

그림 7. 허리가 굽은(전경) 증례

'허리가 굽은' 것은 몸이 유연하고 근력이 부족한 여성에 흔한 척추변형이다. 잠시 서서 움직일 때, 고개를 들려고 해도 들 수 없고, 하루 종일 땅만 쳐다보게 되는 질환이다
75세, 여성. 이 환자는 양측 무릎 TKA를 기다리던 반년동안 허리 굽음이 악화되었고, TKA 후 무릎 통증은 소실되었으나, 척추 변형으로 일상생활의 제한이 지속되었다.

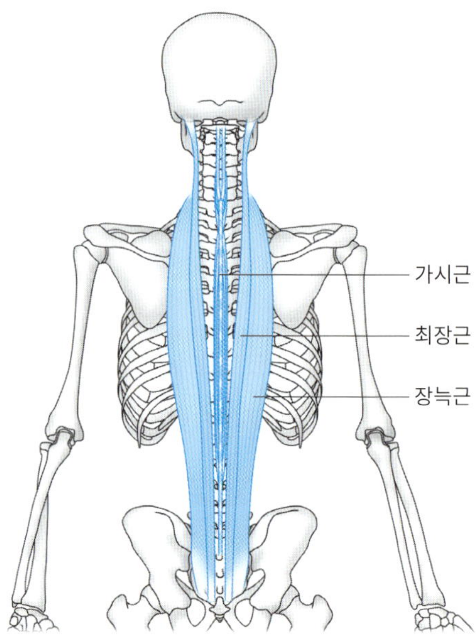

그림 8. 척추기립근

다수의 부척추근 중 항상 중력에 대항해 선 자세를 유지하기 위해 척추 후면 좌우 양측에 대칭적으로 부착된 근육이다. 근복이 짧고 정중에 가깝게 부착한 가시근, 보다 외측에 길게 부착한 최장근, 늑골과 골반을 잇는 장늑근 등이 있다.

바른 자세를 유지하기 위한 노력

골다공증이 진행되면, 척추 특히 척추체의 압박골절이나 쐐기 모양 변형이 진행된다. 신장의 유의한 저하는 골다공증의 절대적인 지표가 되며, 흉추 후만의 진행, 요추 전만의 저하, 즉 전방 하중 악화의 악순환을 형성하기 쉽다. 보행이 변화하고, 보행을 유지하기 위한 보조기가 필요하게 된다(그림 9).

이를 교정하기 위해서는 동작 시 두부를 후방으로 두는 훈련, 요추 전만 유지, 고관절 굴곡 구축 개선, 대퇴사두근 신장, 슬관절 굴곡 구축 개선 등이 필요하다.

구체적으로 여러 방법이 가능하다(그림 10).

두부 후방 thrust 운동. 흉추와 요추 신전, 마사지 등이 널리 알려져 있다(그림 10a). 보행 시 요추 전만의 의식, 즉 복부를 앞으로 살짝 내민 듯한 기분과 자세를 유지하는 것이다. 또한 등 근육 및 체간 강화가 중요하다. 동시에 자세를 유지, 조정하는 소근육근의 기능을 보전해야 한다.

힙 리프트(브릿지, 그림 10b)도 천천히 허리를 올린 자세를 유지하는 것이 좋다. 또한 짐볼을 이용하면 매우 효과적이다. 쉬고 있을 때, 피곤할 때 짐볼에 앉아 있는 것만으로 자세가 좋아지고 보행이 나아진다(그림 10c).

고관절 굴곡 구축의 개선, 대퇴사두근의 스트레칭에 대해서는 복와위에서 무릎 굴곡, 고관절 신전 운동이 중요하다. 따라서 고령자에서는 엎드려 있는 동작을 운동으로 여기고, 습관화해야 한다(그림 11).

무릎의 신전에 있어서도 3종류의 대퇴사두근 강화운동, 최종적으로 무릎을 젖히는 hyperextension 세팅의 운동이 필요하다. 이로써 신전위에서 자세를 유지하는 근육의 근력도 강화할 수 있다.

고관절부터 무릎을 앞으로 내밀기 위해서는 하지거상운동(SLR)도 도움이 된다.

그림 9. 퇴행성 변화와 자세의 악순환

무거운 머리가 몸의 중심을 앞으로 이동시킨다. 머리를 지탱하기 위해 허리에 부담이 가해지고 요추 전만을 유지하기 어려워진다. 몸 앞쪽에 지팡이를 짚으며 이동하면 보행이 쉬워진다. 머리가 더욱 앞으로 나가면 무게 중심을 뒤쪽으로 보내기 위해 무릎을 굽히며 걷는다. 보조기를 이용하면 보행이 편해지지만 양손으로 보조기를 잡기 위해 몸의 중심이 앞으로 이동하며, 보조기 없이는 보행이나 이동이 불가능 해진다. 퇴행성 변화와 자세의 악순환이 형성된다.

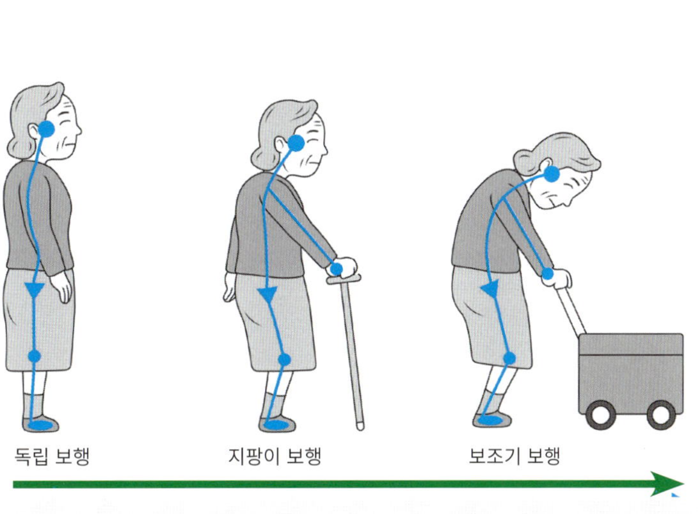

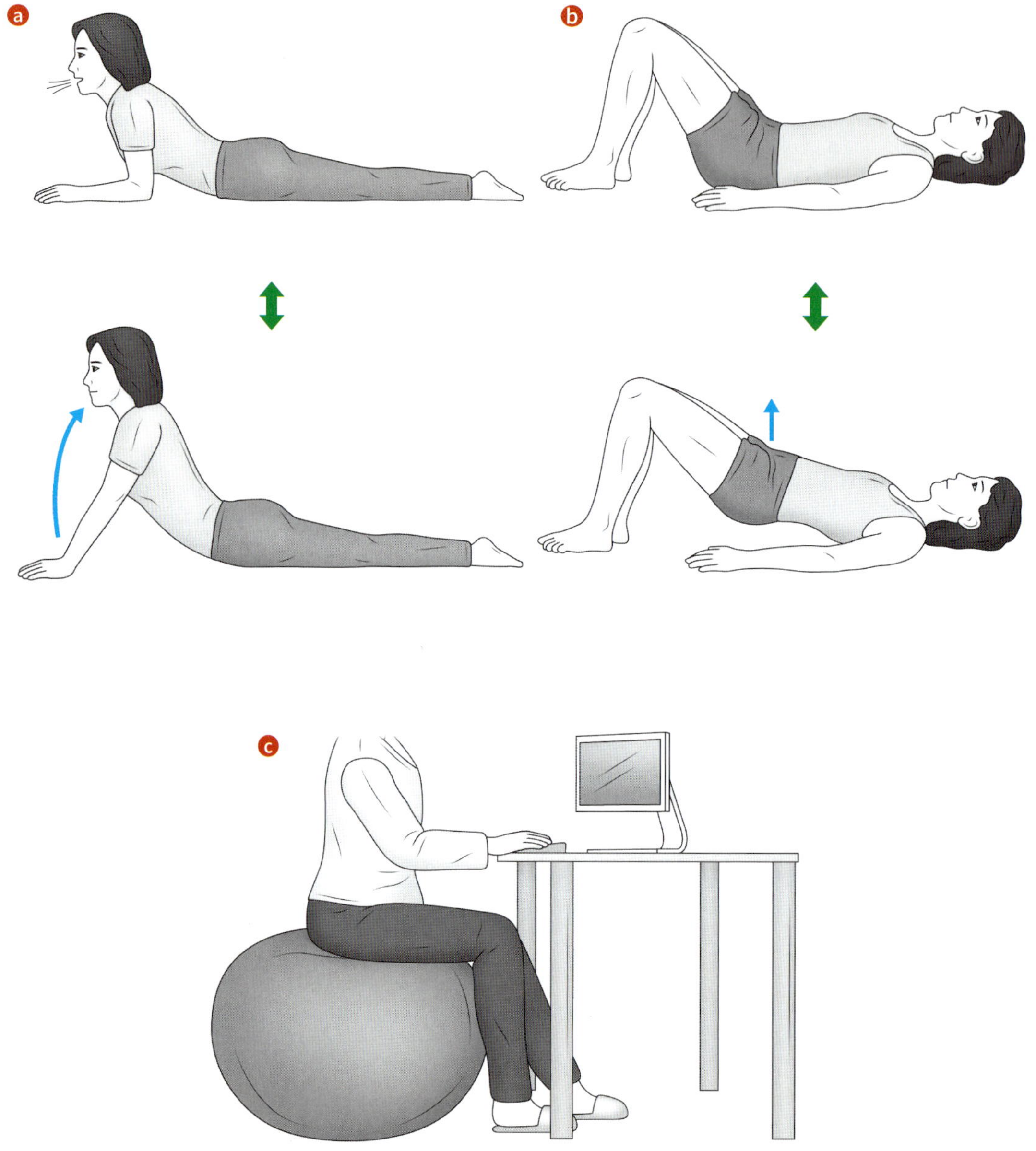

그림 10. 바른 자세를 위한 운동

a: 허리를 젖히는(요추 전만 유지) 것을 의식한 체조. 숨을 천천히 내쉬며 허리에 힘을 뺀다. 엎드린 자세를 취하는 것 자체가 어떤 의미에서 '비일상적'이다. 요추 전만을 회복하기 위한 의식적인 체조라고 할 수 있다.

b: 엉덩이 들기(hip lift)는 척추기립근이나 둔근을 단련하기 좋은 체조이다.

c: 평소의 체간 안정화. 짐볼을 이용하면 일상생활에서 간편하게 운동할 수 있다.

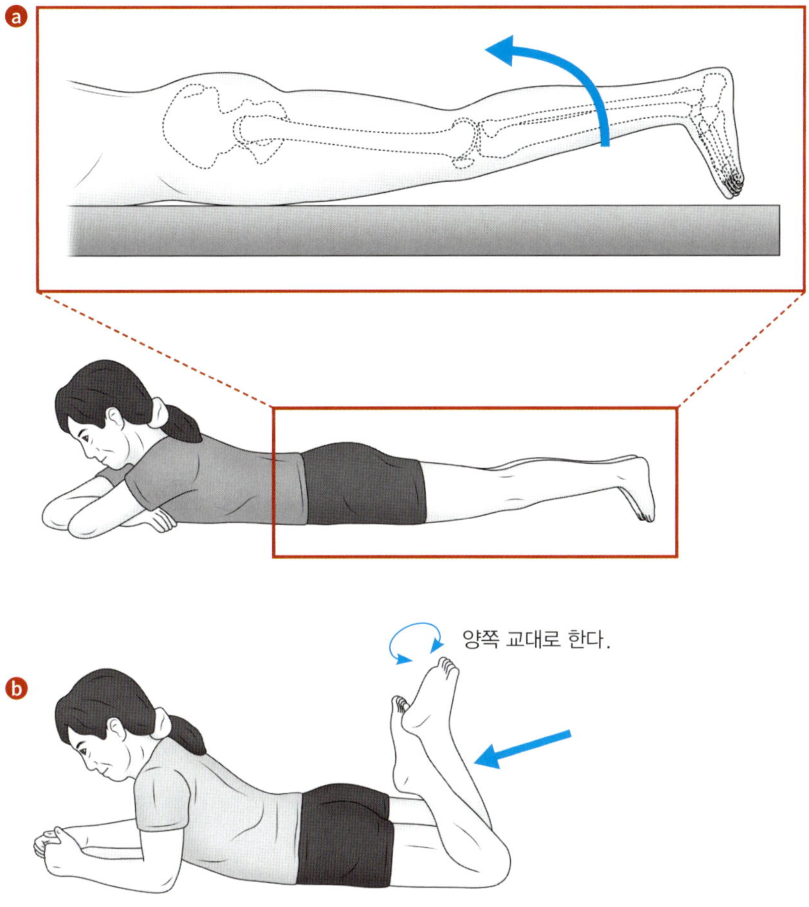

그림 11. 엎드리기

a: 허벅지(앞쪽) 스트레칭과 요추 전만 유지, **b**: 양쪽 다리를 교대로 교차시켜 무릎을 굽힌다.

자세의 유지, 교정을 위한 각 부위별 운동

① 두부를 후방에 위치시키고, 경추 전만을 증가시키기 위해 머리를 뒤로 슬라이드 시키는 운동

② 흉추 후만 악화방지, 등을 젖히는 체조

③ 요추의 전만 유지를 위한 운동, 맥킨지 운동.

④ 고관절의 굴곡 구축 개선과 신전위 유지.

그 밖의 자세나 보행에 영향을 미치며, 무릎 통증의 원인이 될 수 있는 병태를 고려한다.

무릎 통증의 원인이 될 수 있는 병태

고관절 비구 형성 부전

고관절은 양측 하지를 지지한다. 허리와 연동하여 자세를 유지하는데 매우 중요하다. 신체의 중심은 동작에 따라 고관절의 앞뒤로 이동한다. 균형을 잡는 관절이라고도 할 수 있다. 고관절은 절구 모양의 비구와 구형의 대퇴골두로 이루어지며, 빈틈이 거의 없는 관절이다. 여성의 경우 비구가 얕고 관절면이 작은 경우가 흔하다. 이와 같이 관절면이 작은 사람은 관절면을 효과적으로 사용하기 위해 골반 전경을 증가시켜 걷는 자세를 취하게 된다. 골반 전경위에서 균형을 잡기 위해서는 요추 전만이 더욱 증가해야 한다. 그렇지 않으면 상체가 앞으로 기울어 허리가 앞으로 굽는 자세의 악순환이 발생한다. 또한 골반 전경위를 유지하는 것은 고관절을 굴곡한 상태를 유지하는 것이기도 하다. 이 자세가 습관화되면 무릎 신전기구의 단축으로 이어진다(요추 전만증가·골반전경 증가).

대퇴골 근위부의 과전염excessive anteversion

고관절 질환이 하지 문제의 기반이 된다는 의미에서 대퇴골 근위부의 과전염도 빼놓을 수 없다. 사춘기나 젊은 여성의 무릎 신전기구 장애, 즉 무릎 전방 통증이나 슬개골 불안정증의 원인이 되는 해부학적 문제이다. 필자도 1980년대 후반에 이러한 질환을 갖는 여성의 하지에 대해 CT를 이용해 연구를 진행한 적이 있다. 간단한 결론은 슬개골의 탈구가 반복되는 환자에서는 슬개골의 외측 경사나 편위가 크고, 대퇴골 근위부의 과전염이 크다. 한편, 슬개골 주위에 통증을 호소하는 환자에서도 대퇴골 근위부의 과전염이 강하지만, 슬개골의 위치적 불안정성을 보이지 않고, 슬개골은 대퇴골 활차에 쏙 들어가 있다. 슬개골이 대퇴골 활차에 단단히 끼어 있는 환자에서는 무릎 굴곡·신전 동작에서 하지 전체에 회전 부하가 커진다. 슬개골 주위에 부하가 커지고, 통증의 원인이 될 수 있다. 따라서 특히 젊은 여성에서는 성장과정에서 대퇴골 근위부의 과도한 전염을 예방해야 한다. 어떤 것이 좋을까? 양반다리를 권장한다. 무릎을 꿇고 발을 밖으로 하는 자세는 하지 말아야 한다. 이를 소아정형외과에서 널리 알려야 할 것이다. 그 효과는 5~10년이 지나야만 나타나므로, 향후 반드시 검토해야 한다(그림 12).

대퇴근막장근 증후군

대퇴근막장근 증후군이라는 병명은 일반적으로 잘 쓰이지 않으나, 임상적으로 중요한 증상명이다. 대퇴근막장근은 장골 외측에서 기시하여, 두껍게 대퇴의 외측을 지지하는 장경인대(대퇴근막)에 연결되어, 외측근간 중격부터 인대 구조가 되며, 경골근위부 전외측의 Gerdy tubercle에 부착한다. 인체에서 가장 긴 근육이다. 외측광근과 연동하여 하지의 외측을 정적 및 동적으로 지지한다. 서거나 걸을 때 좌우 양측의 균형을 잡는데 매우 중요하다.

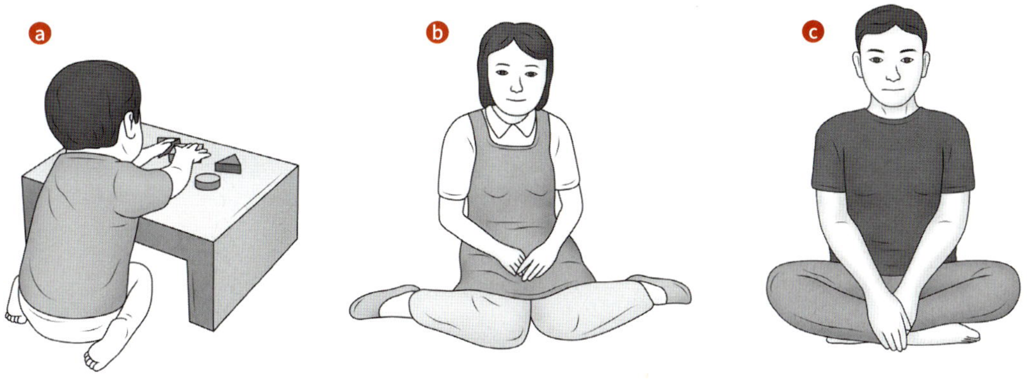

그림 12. 무릎 꿇기와 양반다리

무릎 꿇기는 유아기부터 관찰된다(a). 이 동작은 대퇴골 경부의 전염(anterversion)을 증가시키는 자세로 볼 수 있다. 사실 전염이 강한 여성에서 이 자세는 일상적으로 자연스럽게 보이는 경향이 있다(b). 또한, 전염이 강한 쪽 발이 바깥으로 나오게 된다. 유아기부터 양반다리를 습관화하면, 대퇴골 전염을 막을 수 있을 것이다. 전염이 작은 남성에서 양반다리 습관이 흔하다(c).

따라서 대퇴근막장근은 아무래도 피로해지기 쉽다. 비교적 작은 근육에 건성 조직인 장경인대의 지지가 정적인 부하로써 지속적으로 가해지기 때문일 것이다. 서서 보행 시 좌우 균형을 유지하고 장시간 움직이기 위해서이다. 근막을 지지하는 자세 근육에는 외측광근도 포함된다. 내측 하중으로 기울어지기 쉬운 하지에서는 외측광근이 균형 유지를 위해 쉽게 피로해진다. 한편 비구 형성부전으로 인한 고관절 외측 과부하나 장경인대를 거쳐 무릎 외측에 대한 과부하가 그 원인인 경우도 적지 않다(그림 13).

앞서 설명한 대로 대퇴골 근위부에 과전염이 있으면 보행이나 일어서는 동작 시 대퇴골 전자부의 회전이 커져 대전자와 대퇴근막장근에 연결된 장경인대가 강하게 충돌하게 된다. 발음성 고관절 증후군snapping hip syndrome으로 간혹 수술치료를 시행하기도 하며 완전히 호전되지는 않는다. 원인은 해부학적으로도 단순하지 않다. 모든 원인이 개선되지 않으면 증상이 소실되지 않을 것이다.

대퇴근막장근·장경인대에 통증을 호소하는 사람은 내전근 우위, 외전근력 부족, 고관절 이상, 혹은 하지 전체 균형의 문제 등이 있을 수 있다. 적어도 골성 형태 분석이나 보행, 고관절 내회전·외회전 각도, 고관절 외전·내전 근력 평가와 근력 밸런스의 평가가 필요하며, 근긴장을 완화시키기 위한 밸런스 훈련이 증상개선에 도움이 될 것이다.

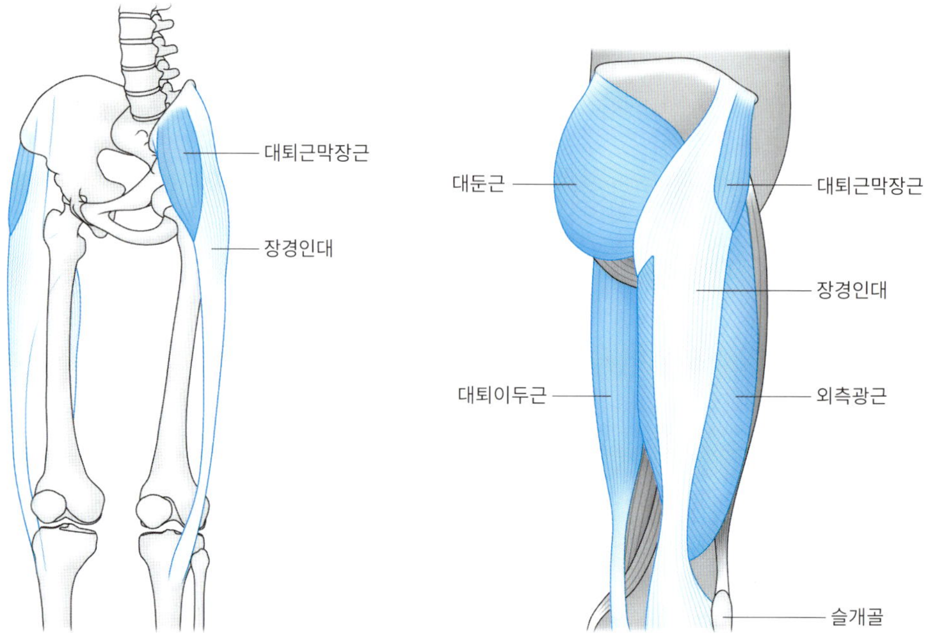

그림 13. 대퇴근막장근 · 장경인대

비교적 작은 근육(TFL)에 건성 조직인 장경인대의 지지가 정적인 부하로써 지속적으로 작용하므로 피로해지기 쉽다. 내측 하중으로 기울어지기 쉬운 하지에서는 외측 광근이 균형 유지를 위해 쉽게 피로해진다. 한편 비구형성부전으로 인한 고관절 외측 과부하나 장경인대를 거쳐 무릎 외측에 대한 과부하가 그 요인인 경우도 있다.

무릎의 굴곡구축과 외회전 보행으로 인한 기능적 내반 강조

무릎의 내반 변형과 신전 제한으로 변형된 무릎에서는 에너지 효율적으로 선 자세를 유지하기 위해 예외 없이 고관절을 외회전 시켜 신전 제한을 보상하는 자세가 된다. 정적인 하지 균형을 유지하기 위해서일 것이다. 그러나 기능적인 하지의 내반은 강조된다. 내반 자세 악순환이 형성되는 것이다. 그렇지 않아도 부하가 크게 가해지는 무릎 내측 관절면에 더욱 부하가 증가한다(그림 14). 이러한 악순환을 끊기 위해서는 무릎 굴곡 구축, 고관절 외회전 구축, 고관절 굴곡 구축의 개선이 필요하다. 고관절의 내회전 및 외회전 운동이 필요하다. 또한 내전근 강화도 필요하다. 외래에서는 내전근을 의식하여 고관절 내회전 균형을 강화시키기 위해 다리 모으기 운동(내전근 강화)을 지도하고 있다(그림 15). 그러나 효과는 명확하지 않고 신체가 뻣뻣한 남성도 흔하다.

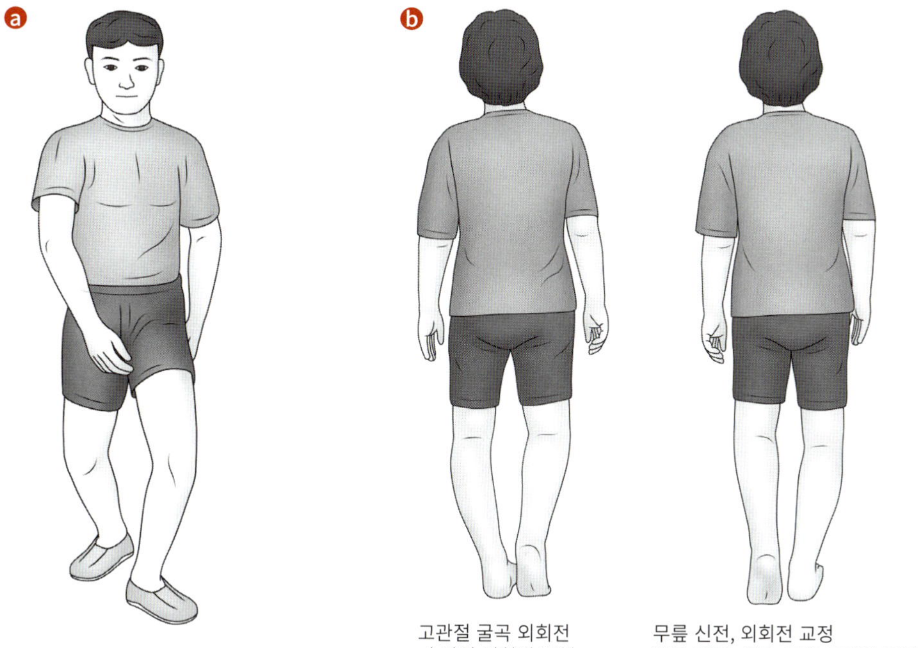

그림 14. 무릎 굴곡구축과 외회전 보행으로 인한 기능적 내반 강조

a: 고관절 하지 외회전 보행(팔자 걸음), **b**: 굴곡구축 교정과 내전 운동

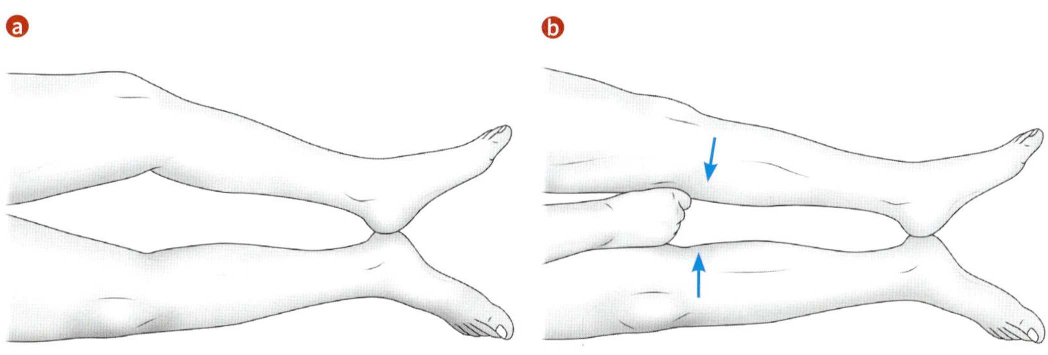

그림 15. 무릎 내전운동

내전근을 의식하며 고관절 내회전 근력 균형을 강화하기 위해 주먹을 누르듯이 내전근 강화 운동을 실시하게 한다.

a: 내반슬 보행 환자

b: 무릎 사이에 주먹을 넣고 양쪽 무릎을 오므리듯 고관절 내전 운동을 시행한다.

족관절 관절가동범위(ROM) 운동

발이나 무릎 하방 통증을 호소하는 환자는 족관절의 4방향 가동범위 운동과 손을 이용한 스트레칭을 권장한다(그림 16).

발바닥 전체가 저리다고 호소하는 환자도 적지 않다. 신경학적으로 신경근병증이라고 할 수 없는 광범위한 증상을 호소하는 환자에게는 하퇴삼두근이나 족관절 배굴근의 구획증후군 증상이 의심되는 경우도 적지 않다. 발바닥 증상에는 장딴지의 강한 마사지를, 발등 전체가 저린 환자는 전경골근, 장무지신근, 장지신근의 근복에 강한 마사지가 권장되며 대개 효과가 있다. 욱신욱신한 저린감은 근육 구획의 가벼운 순환 부전으로 인해 발생할 때가 적지 않다. Calf pumping에 발의 내반·외반 운동을 추가하여 시행하기도 한다.

족관절의 경직도 무릎에 악영향

또 다른 문제로 족관절 통증이 있는데 무릎 관절증에 합병되어 TKA 후 새로운 통증으로 문제가 되는 경우도 종종 있다. 족관절의 유연성을 유지하는 것은 족관절 주위 통증에 대한 효과뿐 아니라 무릎 통증 개선에도 도움이 된다. 족관절의 움직임은 배굴, 저굴 외에도 발과 복합된 운동인 내반과 외반이 있다. 족부·족관절의 내반·외반이 제대로 되지 않는 환자도 적지 않음으로 요령을 터득할 수 있도록 운동을 지도한다.

Column

K점과 K지압점[4] – 근육통에 대해

2017년 5월 센다이에서 열린 일본정형외과학회 학술총회에서 토호쿠 대학의 코쿠부 쇼이치(Kokubun Shoichi) 명예교수의 강연을 듣고 K지압점을 실천해보았다. 목 · 어깨 · 등 근육통이 개선되고, 아침 기상이 상쾌해졌다. 무릎 관절증이 있는 아내는 하지의 근육통도 개선되었다. 그러나 불필요하게 관절의 무거운 통증을 자각하게 되는 단점도 있다.

관절통에서 근육통의 기여도를 새삼 느끼게 되었다. 근육통을 좀 더 중추성으로 보고 치료할 필요가 있을 것이다. 또한 진정한 관절통의 존재와 그 치료의 어려움에 대해서도 생각해 보았다.

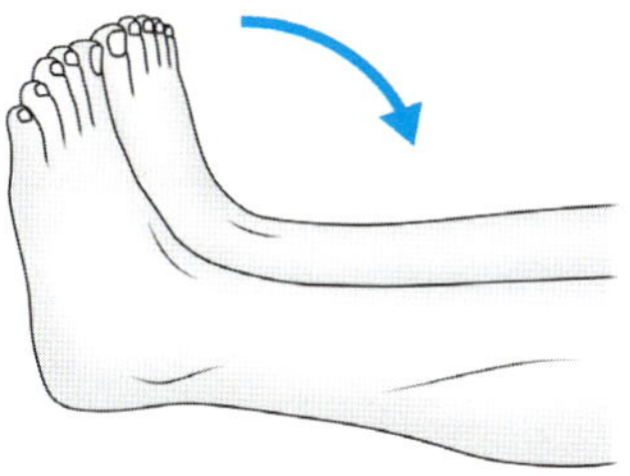

발목을 최대한 몸쪽으로 젖힌다(발가락까지).

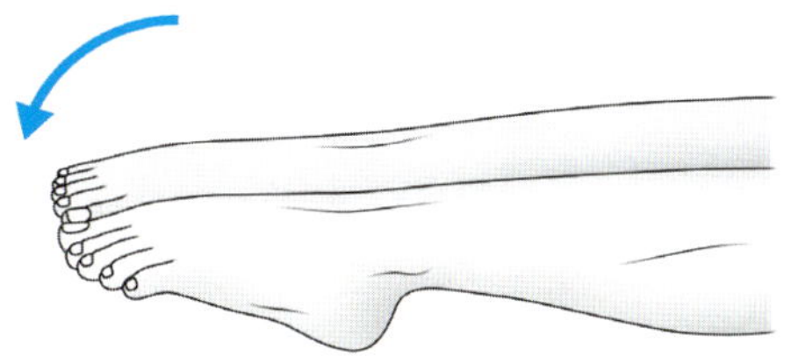

발목을 최대한 바닥쪽을 굽힌다(발가락까지).

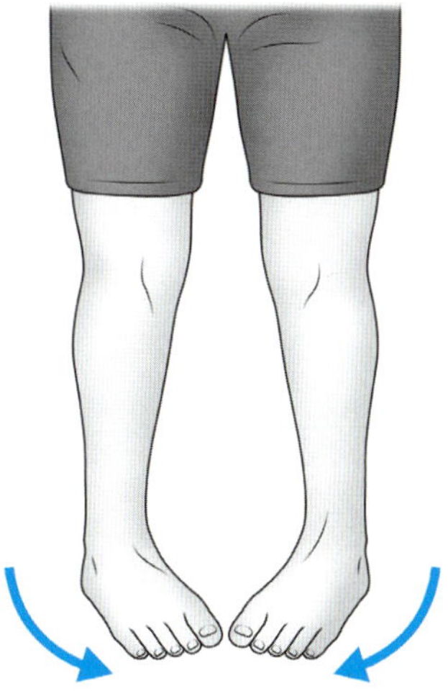

고관절, 무릎을 비틀듯이 발목을 내반시킨다(발가락을 붙이듯이).

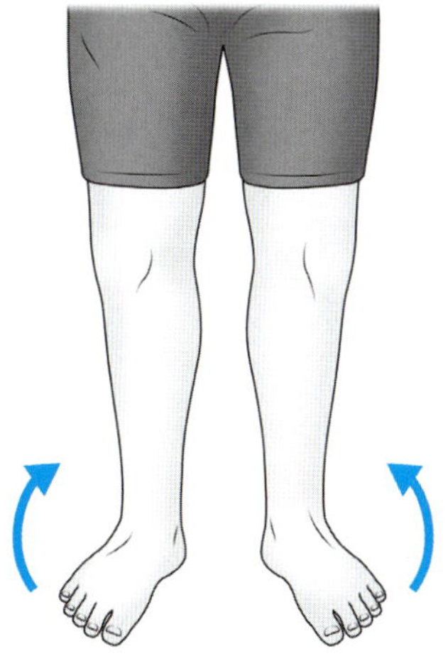

고관절, 무릎을 비틀듯이 발목을 외반시킨다(바깥복사뼈에 힘을 주듯이).

그림 16. 족부, 족관절의 체조

Calf pumping에 족부의 내반 · 외반 운동을 추가하기도 한다. 족부, 족관절의 내반 경향이 있는 환자에서도 중요한 운동이다.

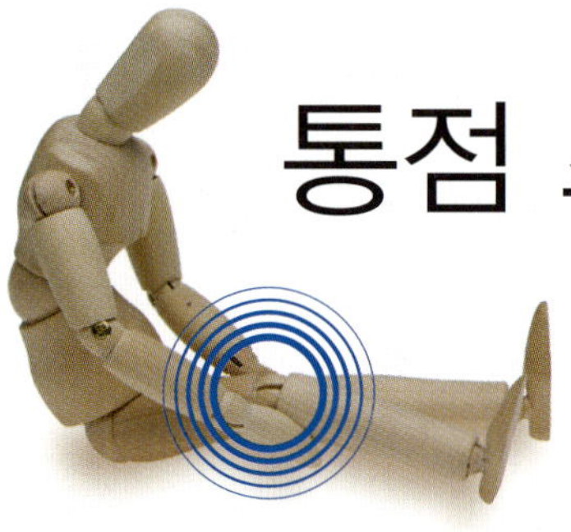

통점 스트레칭

여기에서는 필자의 실제적인 외래 진료를 소개한다. 7례의 특징적인 초진 환자에 대한 필자의 approach를 소개하고, 그 후 경과에 대해서도 간단히 서술하겠다. 후반에서는 필자의 외래진료 시 포인트에 대해서도 언급할 것이다.

증례 1 **71세, 여성. 무릎관절증(내반 내측형 중등도): 활동성이 높다.**

주소_ 양측 무릎 통증(좌 >우). 60세 무렵 발생. 관절 삼출도 1회 경험

직업_ 60세까지는 비상근강사, 현재는 장시간 앉은 자세로 컴퓨터 작업을 한다.

취미_ 스포츠 센터에서 주 2회 운동

표준 진료 ① 하지 정렬

- 내반슬(눈에 띌 정도), 우측 내반이 두드러짐. 누운 자세의 정렬에서, 대퇴 과간 거리 5cm, 발목과간 거리 0cm.
- ROM 우 −4/130 ; 좌 −5/120
- 대퇴사두근 운동은 가능. 무릎을 젖히는 운동도 권장하였다.
  이는 환자의 절대 신전각도가 작고, 1°이지만 좌우차가 있기 때문이다.

② 압통점

- 통증이 없던 우측 무릎에도 압통을 보였다. 슬개골 하외측 통점 스트레칭에서 유발통 ++.
  근육통 요소 없음.

③ 영상 소견(그림 1)

- X-ray에서는 양측 무릎 내측형 관절증,
  신전위에서 KL 분류 내측 우 grade 3, 좌 grade 3 ; 45° 굴곡위에서 우 grade 2, 좌 grade 3.

환자교육 ① 대퇴사두근 강화 운동이 제대로 되지 않았다. 제대로 할 수 있도록 다양한 방법을 지도하였다. 굴곡 구축을 개선하도록 발목 아래 베개를 받쳐 젖히는 운동을 지도함. 5초동안 유지하도록 하였다.

② 이후 calf pumping. 발목을 최대한 젖히면, 장딴지가 땅기고 늘어나는 것을 느끼게 함.

③ 슬개골의 통점 스트레칭: 위에서 아래, 비스듬히 위에서 아래가 가장 아프다. 바깥에서 안쪽도 아프다. 슬개건의 압통은 없었다.

④ 좌측 무릎 강제 신전 시 압통 없음, 하퇴 근육을 쥘 때 간지러움. 이러한 반응은 예외적으로 근육 유래 통증이 없음을 의미한다. 대퇴 외측 근육도 압통을 보이지 않았다.

⑤ 천천히 굴곡을 강제하면 최대 굴곡 약 120°에서 멈췄다. 특별히 아픈 곳은 없었으나 무릎 전방이 돌출되었다. 이와 같은 굴곡 각도 감소에 대해, 목욕시 욕조 안에서 한쪽씩 무릎 끌어안기(10초 유지)를 지도하였다.

⑥ 셀프 케어(운동) 지도: 슬개골 윤곽과 슬개건 윤곽을 그린다. 스스로 스트레칭 하도록 한다. 수동적 스트레칭에 비해 약하더라도, 유발통이 있을 것이다. 반대측(우측)무릎 슬개골 스트레칭도 하였고 하외측 통증을 보였다.

⑦ 환자는 스포츠 센터에서 장비를 이용해 등장성 무릎 신전 운동을 하였고, 이로 인해 오히려 나빠졌는지 질문하였다. 스포츠 센터에 다니는 것은 나쁘지 않으나 바른 운동 방법이 중요하며 근력 강화를 목적으로 운동하는 것은 위험하다. 무릎을 악화시킬 위험성이 있다.

⑧ 전기치료에 대해서는 환자의 의사를 존중한다(효과 여부 불분명). Leg curl(무릎 굴곡운동)은 좋으나, extension(무릎 신전운동)은 위험. 우선 무릎 ROM 개선이 중요하다.

⑨ 기본적인 체조를 제대로 시행할 수 있도록 연습하도록 한다. 통점 스트레칭 방법도 재확인.

⑩ 첩부제는 외출 시 붙이는 것을 권장하였다.

⑪ 보조기supporter의 사용은 보온 목적. 가볍게 압박하여 무릎을 편하게 하는 효과도 있다.

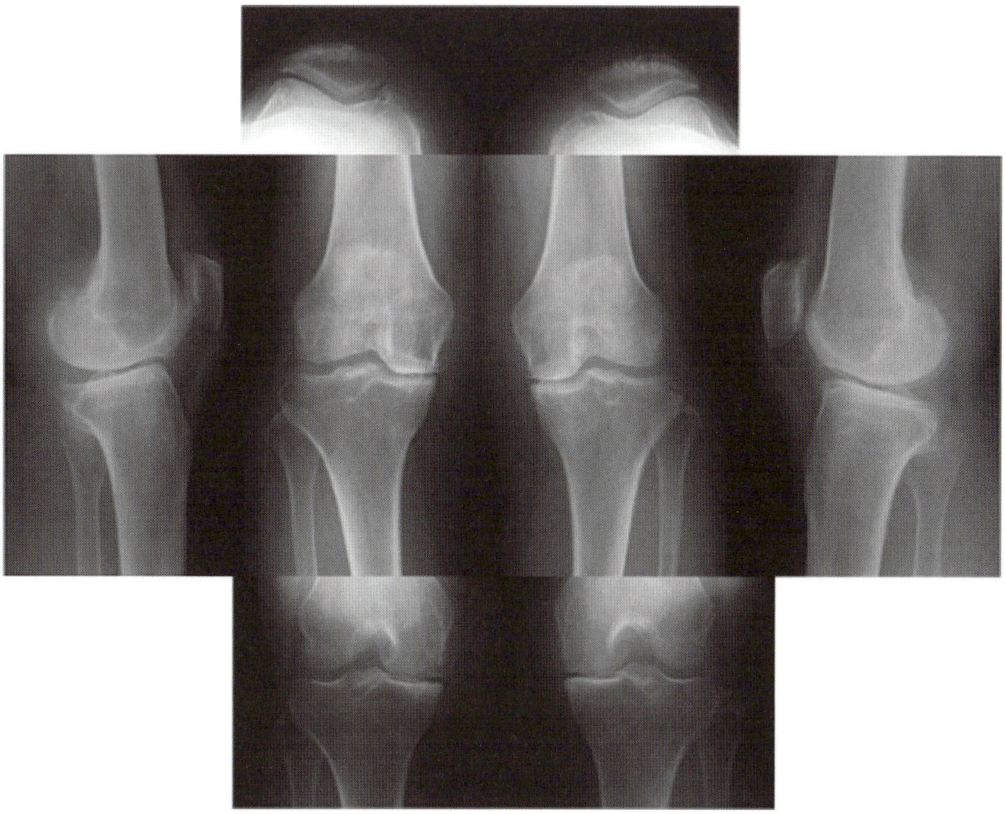

그림 1. case 1 (71세, 여성)

내측형 관절증, 중등도. KL 분류는 신전위 내측 우측 grade 3, 좌측 grade 3. 45° 굴곡위 내측 우측grade 2, 좌측 grade 3. Lateral view 에서 신전 제한은 경도. Patella tangential view 에서 PF 관절은 KL 분류 우측 grade 2, 좌측 grade 2. 슬개골의 골량 저하를 보였다.

⑫ 골다공증 여부와 보충제supplement의 효과에 대한 질문이 있어, 무릎 관절증 환자는 일반적으로 골다공증이 적지만, 검사는 권장한다고 답하였다. 보충제는 보통 효과가 없다. 직접 체험해 보고 확인하는 것도 유용하다.

⑬ 자세를 개선시키기 위해 백팩 사용을 권장한다.

⑭ **처방**: 케토펜(소염진통제, 파스) 40mg 6개, 히루도이도(hirudoid®) 연고 100g 한 개

이후 경과 이후 무릎 통증은 일단 개선되었으나, 개인 사정으로 체조(운동)를 중단 후 증상이 재발하였다. 슬개하지방체의 종창은 개선 경향을 보였고, 압통점도 호전되었다.

증례 2 **61세 여성. 다른 병원에서 수술을 권유받고 내원한 초기 무릎 관절증.**

주소_ 우측 무릎 통증

현병력_ 1년 반 전부터 특별한 이유 없이 통증이 발생. 서서히 부종이 진행되었을 가능성이 있다.
치료는 받지 않았다. 통증이 악화되어, 2주 전부터 근처 의원에서 진료받았다.
MRI 촬영 후 수술을 권유받고 본원 내원. 계단 보행이 힘들다. 야간통도 있다.

직업_ 식당 관련 직업

표준 진료 ① 하지 정렬

- 대퇴 과간 거리 0cm, 발목 과간 거리 0cm
- ROM 우 −2/135 ; 좌 0/145
- 우측 무릎의 삼출과 열감이 있었다. 대퇴사두근 강화 운동이 잘 되지 않았다. 이에 대해 주먹을 오금에 두고 누르듯이 힘을 주며, 대퇴사두근에 힘이 들어가도록 운동을 지도하였다. 발목의 배굴 · 저굴을 반복하는 동작calf pumping을 하도록 하였다.

② 영상소견 (그림 2)

- X−ray에서는 거의 정상, KL grade 0~1, 내측형이었다. MRI에서는 내측 반월상연골은 후내측의 선상 고신호강도를 보였으나 파열은 확실하지 않았다. 경도의 탈출을 보였다. 외측 반월상연골은 원판형 반월상연골이었다.

환자교육 ① 다리를 뻗고 앉아long sitting, 대퇴사두근 근력운동을 하며 스스로 힘이 들어가는 것을 느끼게 한다. 다음에는 양손을 무릎 아래 두고 누르게 한다. 손을 누르듯이 5초간 힘을 주고 10회 시행한다.

② calf pumping에서는 우측 족관절 배굴이 뻣뻣하게 제한되어 있었다. 우측이 보다 경직된 것은 무릎을 굽혀 걷기 때문에 우측 하퇴 근육이 피로함을 시사하였다.

③ 삼출이 있을 때에는 염증을 치료하는 것이 중요하며, 익숙하지 않은 운동을 무리하지 않는 것이 중요하다. 히알루론산 주사나 COX−2 저해제도 적절히 복용하게 한다.

④ 염증이 나아지면, 내복약에 반응하지 않는 통증을 호소할 가능성이 있다. 첩부제(파스)도 처방한다. 이는 항염증 작용의 보강과 내복에 의한 부작용을 경감하기 위함이다. 이미 처방받은 NASIDs(록소펜®) 1일 3회, 대신 관절염의 예방적 조절 목적으로 COX−2 저해제(모빅®) 10mg을 격일로 처방하였다.

⑤ 체중은 지면에 발이 접지하면 무릎에 전달되어 부하로 작용한다. 급격히 힘을 주지 않도록 바닥이 딱딱한 신발을 피해야 한다. 중단하지 말고, 단순한 운동을 지속하는 것이 중요하다. 의식적으로 대퇴사두근에 힘을 줄 때에는 다소 아파도 제대로 시행해야한다.

⑥ 열이 있을 때 외에는, 보온이 필요하다. 20분 간의 냉찜질도 나쁘지 않다.

⑦ 3 주 후 재내원하게 하였다. 급성 염증이 개선되었는지 확인할 필요가 있다.

⑧ 향후 증상이 안정되면 재발하지 않도록 케어하는 것이 중요하다. 관절의 노화 자체를 막을 수 없지만 하지 정렬을 곧게 하여 무릎이 나쁜 상태에서도 선 자세로 일을 계속해왔으므로 예후는 양호할 것이다.

⑨ 아직은 관절증 초기이므로 히알루론산 관절내주사를 정기적으로 시행받도록 하였다.

⑩ **처방**: 모빅정® 10mg 1T, 란소프라졸® 15mg 1T x 30일.

이후 경과 3주 후 삼출과 열감은 개선. 무릎 내측 통증이 지속되고, 무릎을 꿇을 수 없었다. 근처 의원에서 히알루론산 관절내주사를 정기적으로 시행받도록 하였다.

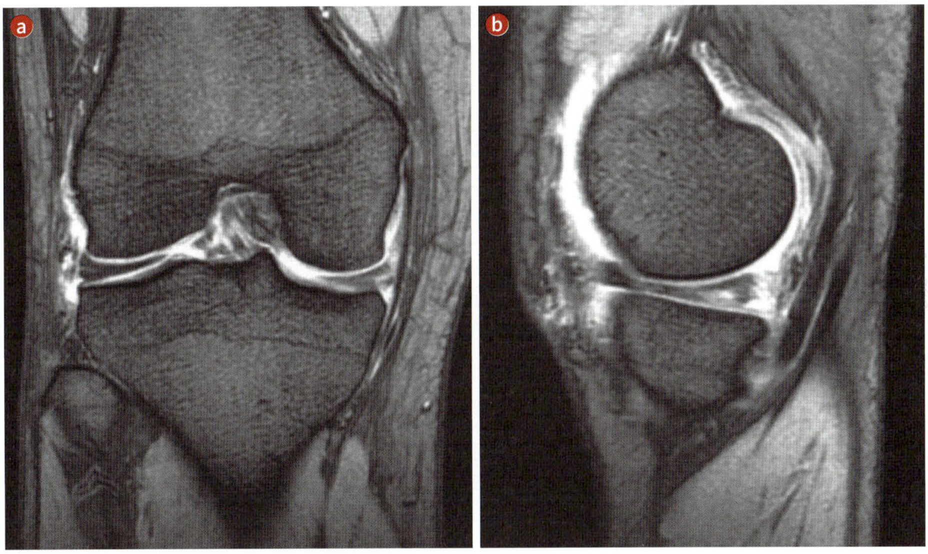

그림 2. CASE 2 (61세, 여성)

MRI coronal image(**a**) 에서 삼출액과 외측 원판형 반월상연골을 보이고, 내측 반월상연골 체부의 변성이 의심되며, 탈출이 명확히 관찰되었다. 연골은 잔존하였다. MRI sagittal image(**b**) 에서도 삼출과 내측 반월상연골의 변성을 보였다.

증례 3 **56세 여성. 경도의 염증이 지속되는 초기 무릎 관절증**

주소_ 우측 무릎 통증

현병력_ 5개월 전부터 발생하여 근처 의원에 내원. 침치료도 받았다. 파스와 내복약(COX-2 저해제), 하지거상훈련(SLR)과 무릎 내전운동을 시행 중이다.

취미_ 헬스장에서 웨이트 트레이닝과 수영(자유형과 배영)을 1년 전부터 주 1회 지속하고 있다.

직업_ 도우미(요양보호사), 주1회 방문 간호 중이다.

기타_ 모친이 양측 무릎관절치환술을 받았다.

표준 진료 ① 하지 정렬

- 대퇴 과간 거리 0cm, 발목 과간 거리 0.5cm, 하지 정렬이 곧아, 향후 통증 조절이 잘 될 것으로 예상되었다.
- ROM: 우 2/145 ; 좌 4/150. 무릎꿇을 때 아프다.

② 압통점

- 슬개골의 중심에 압통. 슬개골 외측, 외측상부, 외측하부에서 통점 스트레칭 시 유발통을 보였다.
- 경골 전내측에 압통 없음. 경한 대퇴근통도 보였다. 하퇴의 근육통은 없었다.

③ 영상소견(그림 3)

- X-ray에서, 우측 무릎 신전위에서 내측 · 외측 모두 KL grade 1, 45° 굴곡위에서 내측 · 외측 모두 grade 1, 좌측 무릎 내측 grade 1, PF grade 1.

환자교육 ① Q-setting은 양호. 운동으로 인한 통증은 없었다. 5초 x 10회를 1세트로 지도하였다. 매일 시행해 온 SLR은 대퇴사두근 근력 강화를 위한 운동으로는 권장하지 않았다. 완전 신전에 중요한 내측광근의 수축이 중요하다. 족관절을 배굴시키며 대퇴사두근 강화 운동을 하도록 지도한다.

② 부종, 열감은 경도였다. COX-2 저해제(Celebrex)를 복용해왔다. 내복을 줄여도 관절염이 조절되도록 부하가 증가하지 않도록 한다.

③ 향후, 관절염 조절과 슬개골의 압통 스트레칭이 중요하다. 힘을 빼고 스스로 운동해야 한다. 슬개골의 윤곽을 그려, 알기 쉽게 지도한다.

④ 방문간호 중 무릎에 좋지 않은 일은 없는지 체크해봐야 한다. 의식적으로 상체를 좀 더 사용하도록 한다. 힘든 일을 할 때에는 예방적으로 아침에 약을 복용하는 것이 좋다. 파스는 부종이 있을 때마다 사용하게 하고, 근육의 강한 마사지도 권장한다.

⑤ 이후 관절의 노화가 진행될 가능성이 있어, 근처 의원에서 히알루론산 관절내주사 치료를 받도록 하였다. 히알루론산 주사는 연골이 남아 있는 무릎에서는 효과가 있다고 본다. 보조기는 일하는 동안 착용할 것. 1개월 후 외래 추적 관찰.

⑤ 처방: 모빅정® 10mg 1T x 45일, 파스(케토프로펜® 120mg) 6팩, 히루도이드® 연고 100g, 1개

이후 경과 두달 반 후에도, 관절염으로 삼출액이 저류되는 경향을 보였다. 슬개골 스트레칭은 염증의 정도를 확인하며 지속할 것을 권장했다. 슬와부가 땅기는 통증이 있었다. 활동량이 적절하지 않음을 시사하는 소견이다.

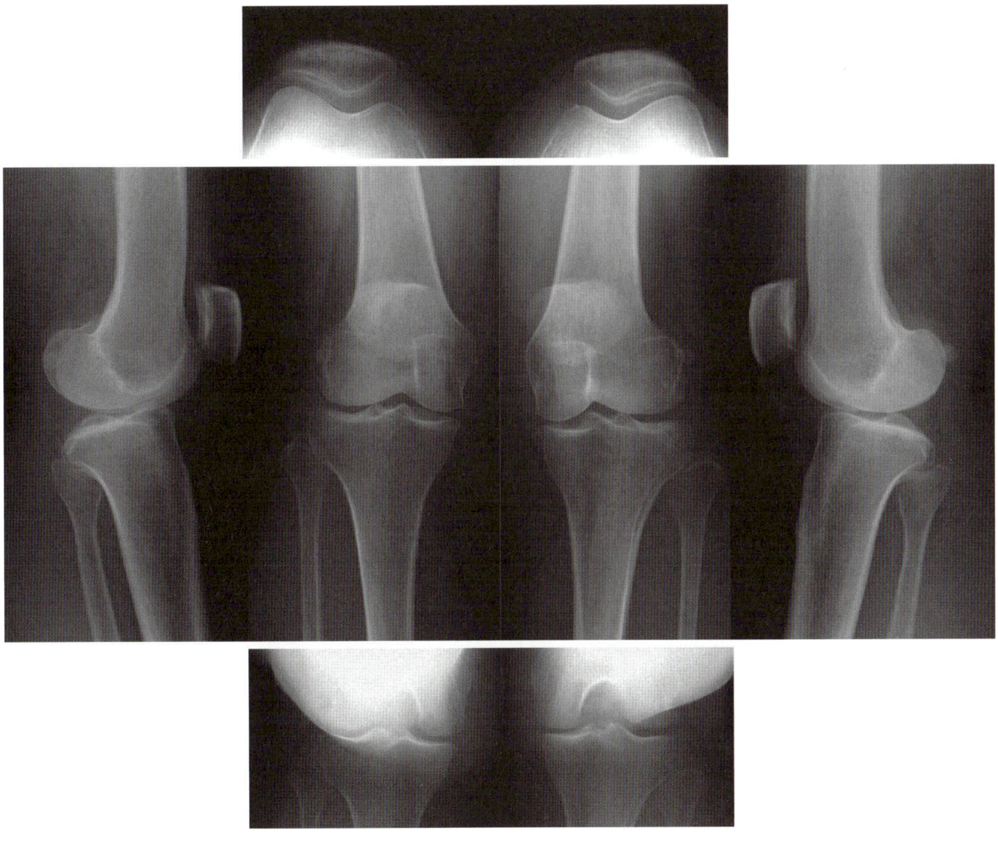

그림 3. CASE 3 (56세, 여성)

단순 X-ray. 우측 무릎의 신전위에서 내측, 외측 모두 KL grade 1, 45° 굴곡위에서도 내측, 외측 모두 KL grade 1.

증례 4 **66세 여성. 활동성이 높은 60대 후반. 연골 기능이 일부 소실되면**

주소_ 좌>우 무릎 통증(외상이 없이 무릎에 통증이 발생한 것은 관절증에 의한 것으로 볼 수 있다.)

현병력_ 50대 이후에 무릎 통증이 발생하여 63세에 건이행술을 받았다. 그 2년 후 통증이 악화되었다. 내원 시에는 수술하지 않은 좌측 무릎 내측 통증을 호소했다.

기왕력_ 21세에 스키를 타던 중 우측 무릎에 외상을 당해 수술하였다.

직업_ 회사 경영

표준 진료 ① 하지 정렬

- 대퇴 과간 거리 0cm, 발목 과간 거리 0cm
- ROM 우 −2/140 ; 좌 3/140. 무릎꿇기는 힘겹게 가능.
- 신전 제한을 개선하기 위해 무릎을 젖히듯이 운동하는 것이 중요. 젖히면 무릎이 땅기지만, 그럴수록 의식적으로 젖혀야 한다.

② 압통점

- 슬개골 외측, 외측하부, 기타: 경골 내측 광범위, 경골 내연 ++.

③ 영상소견 (그림 4)

- X-ray 상 KL grade 우측 신전위에서 내측 3, 외측 3, PF 1 및 45° 굴곡위에서 내측 2, 외측 4. 측면에서 경골 전방이동이 명확(ACL 기능 저하) ; 좌측 신전위에서 내측 2, 외측 0, PF 1, 45° 굴곡위에서 내측 3, 외측 1(그림 4a).
- MRI에서는 내측 반월상연골 변성 파열, 외측 반월상연골은 거의 소실, 외측 구획의 연골도 거의 소실(그림 4b). 경골의 전방 아탈구. ACL 소실.

환자교육 ① Q-setting은 양호. ROM은 양호했지만, 우측 무릎 외상 후 신전 제한이 문제였다. 연골 소실이 광범위하여, 현시점에서 재생치료는 어렵다고 설명하였다. 사용할수록 아픈 것은 연골 소실이 원인이라고 볼 수 있다.

② 보조기는 사용하지 않았다. 착용하고 즐길 수 있는 스포츠가 없기 때문이라고 하였다. 배구는 어렵지만 테니스는 가능할 것이다. 현재까지 테니스와 배구를 주 1회씩 해왔다. 두 가지 모두 지속하고 싶고, 둘 중에서는 테니스를 더 원했다. 따라서 보조기를 착용하며 시도해보게 하였다. 실제로 만족하며 테니스가 가능할 것인지가 현실적인 문제였다.

③ 마라톤은 어떠냐는 질문에 대해서는, 마라톤은 가장 부하가 높아 권장할 수 없다고 하였다.

④ 내측 관절간격의 압통에 대해 통점 스트레칭이 통증 개선에 효과가 있었다.

⑤ 슬개건 압통부터 내측 통증

⑥ 인대를 치료해도 연골은 개선되지 않는다. 인대 기능이 유지될 지는 단순하게 결론지을 수 없다. 관절염이 진행하면 느슨함laxity은 잘 문제되지 않는다. 초진시에는 예후를 알 수 없다. MRI에서 정밀 검사가 필요하다. 통증이 발생하지 않도록 유지하며, 운동과 활동을 조절하는 것이 기본이다.

⑦ **처방**: 모빅정® 10mg 1T x 45일, 파스(케토프로펜® 120mg) 6팩, Hirudoid® 연고 100g, 1개

이후 경과 한달 반 후 재진료 시, 슬개골 주위 통증은 개선되었지만, 전체적인 무릎 통증은 그다지 변화가 없었다. 우측 무릎의 신전제한은 개선 경향을 보였다. 무릎 내측 통증은 오후가 되면 무겁게 아파져, 보행을 쉬었다. 환부를 풀어주듯 마사지하는 것이 어느정도 효과가 있는지 환자가 물어왔다. 내측형 관절증에 대한 보존적 치료는 한계가 있다. 일상 활동 수준을 어느 정도로 할 것인지가 중요하다. 또한 수술 후의 외상성 관절증의 통증도 조절이 쉽지 않다.

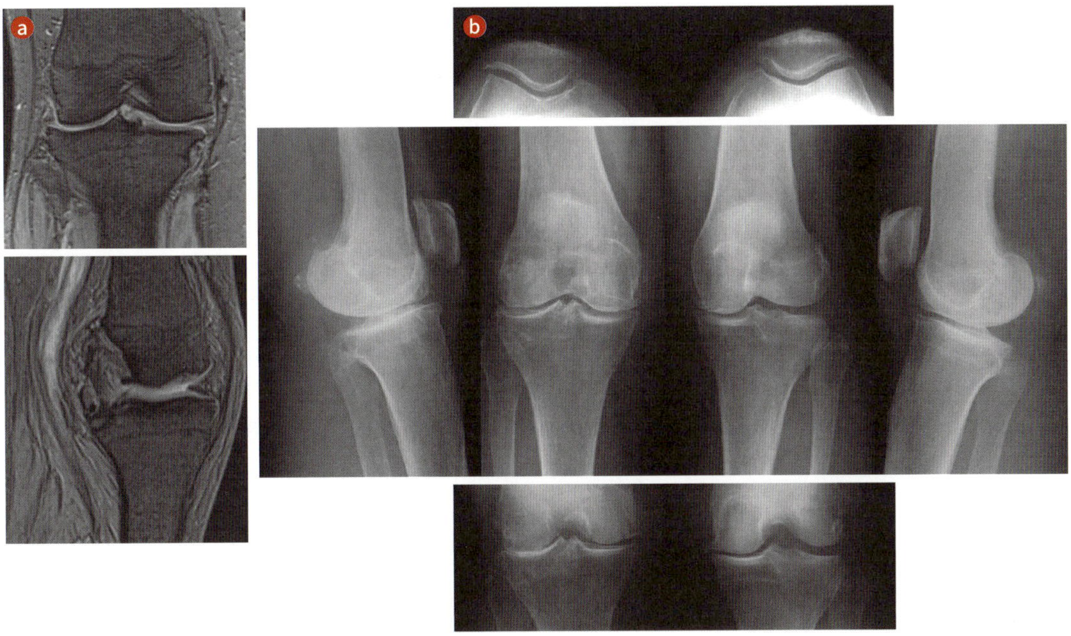

그림 4. CASE 4 (66세, 여성)

a: 우측 무릎 MRI. 내측 반월상연골 변성 파열, 외측 반월상연골은 거의 소실, 외측 구획의 연골도 거의 소실. 경골의 전방 아탈구. ACL 소실.

b: X-ray. 우측 무릎은 내외측 모두 관절간격 협소. 좌측 무릎은 내측 관절간격 협소.

증례 5 33세 여성. MPFL 재건술 후 잔존 통증

주소_ 좌측 내측슬개대퇴인대MPFL 재건술 후 통증 지속. 좌측 무릎 통증은 계단을 오를 때나 힘을 줄 때 아프다.

현병력_ 고등학교 2학년 때, 처음 좌측 무릎 슬개골 탈구가 있었다. 이후 불안정감이 있어 보조기 등을 사용해왔다. 20세에 낙상으로 종창과 통증 발생. 골연골골절이 확인되어 수술(골연골편의 고정과 MPFL 재건술)을 받았다. 1년전에 운동을 중단 후 무릎 통증이 악화되었다.

직업_ 하루 종일 앉아서 작업

표준 진료 ① 하지 정렬

- 두발 스쿼트 가능, 한발 스쿼트, 우측 80° 통증 없음, 좌측 70° 외측 통증.
- 대퇴 과간 거리 0.5cm, 발목 과간 거리 0cm
- ROM 우 2/150 ; 좌 2/145, ROM 최대 굴곡시 경도 제한 있음.
- 슬개골 apprehension test에서는 우측에서 탈구 불안감이 심함.
- 슬개골 경사 20°; 30°. 양측 슬개골 모두 신전위에서 외측 경사를 보임.

② 압통점

- 슬개골 압통점 (+). 좌측 무릎 외측에서 내측, 하외측에서 유발통 보임.
  슬개건상(IFP) 압통은 우측이 강함.

③ 영상소견 (그림 5)

- 가장 주목할 것은 양측 무릎 Patella tangential view에서 외측 경향이 크고, 대퇴골 활차가 얕으며, 수술 후 좌측 슬개골 골량 저하가 명확하다는 것이다. 관절증의 KL grade는 모두 0~1 였다.

환자교육 ① 대퇴사두근 근력이 약했다. 무릎 아래 주먹을 누르는 운동을 지도하였다.

② 셀프 트레이닝 지도. 슬개골의 내측에서 외측으로 스트레칭이 잘 되지 않았다. 슬개골을 고정시키고 통점 스트레칭을 지도하였다.

③ 진찰 종료시에는 좌측 한발 스쿼트에서 통증이나 굴곡각도의 개선을 보였다.

④ 처방 없음.

이후 경과 2개월 후 재진료시, 체중 증가를 보였다. 계단 보행도 개선. 양발 스쿼트는 끝까지 가능해졌다. 한발 스쿼트는 우측 80°, 좌측 70°에서 통증 없음. 슬개골의 움직임 및 압통점도 개선되었다.

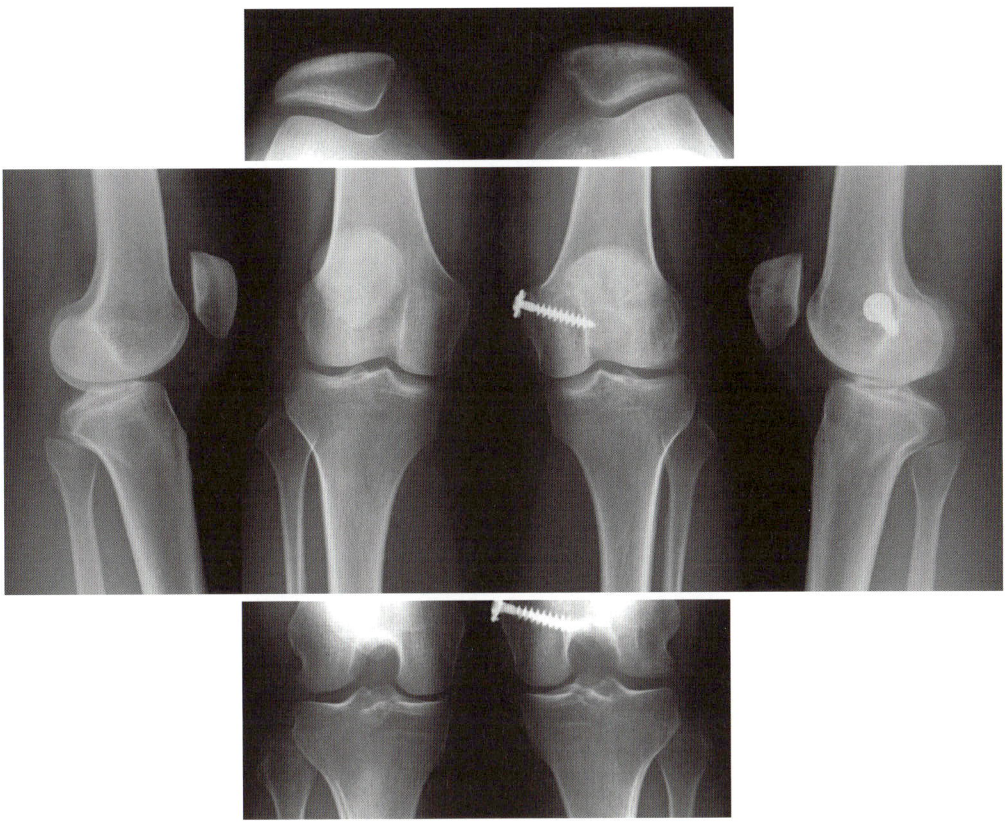

그림 5. CASE 5 (33세, 여성.

단순 X-ray. 관절염 소견은 명확하지 않다. 좌측 슬개골의 골량 저하를 보인다. 좌측 무릎 lateral view 에서 슬개골이 크게 보이는데, 신전위에서 슬개골 경사각이 큰 것을 시사한다.

증례 6 **64세 여성. 관절증 정도는 심하지 않으나 통증이 매우 심함.**

주소_ 우측 무릎 통증. 우측 무릎 슬와부 내측 통증. 6개월 전 하이힐을 신고 50분 걷고 나서 오금에 통증 발생. 내원 3개월 전부터 T자 지팡이를 짚고 걸었으나 통증이 지속되었다. 굴곡 120° 정도에서 통증. 무릎을 굽히고 있다가 일어설 때 아프다. 아파서 잠을 깰 때도 있다.

직업_ 전업주부

표준 진료

① 하지 정렬
- 대퇴 과간 거리 0cm, 발목 과간 거리 0.5cm
- ROM 우 3/115(굴곡시 통증) ; 좌 4/135.

② 압통점
- 슬개골 하방에서 우측 경도.
- 압통 강도: 우측 비복부 내측 < 반막양근, 내측 햄스트링 < 경골 내측연 근위

③ 영상소견 (그림 6)
- 신전위에서 우내측 KL grade 2, 좌내측 grade 1.
  45° 굴곡위에서 우내측 KL grade 2, 좌내측 grade 1.
  양측 슬개골 외측 경사와 좌외측 관절간격 협소화를 보였다.

환자교육

- 대퇴사두근 근력이 약했다. 5초 유지, 아침 점심 저녁 20회씩 권장하였다.
  Calf pumping 시행시 배굴할 때 통증(=장딴지 통증)을 호소했다.
- 압통점에 대해, 5초씩 스트레칭과 지압을 하였고, 혼자서는 제대로 하지 못했다.
  울 정도로 아파했다.
- 힙 리프트를 지도(무릎 굴곡근의 근근막성 통증을 보였기 때문)했다.
- 지도 후에는 SLR 각도가 개선되었으나 체중이 무겁고, 근육통이 지속되었다.
  보행은 거짓말처럼개선되었다. 부드러운 바닥과 욕조 안에서 무릎꿇기 연습을 지도하였다.
- 처방: Hirudoid® 연고 100g.

이후 경과

- 2개월 후 재진료시, 초진 1개월 후부터 지팡이 없이 걸을 수 있었다고 하였다. 아직 계단 내려가기는 불편하다고 했고, 우측 무릎 굴곡각도ROM는 개선되지 않았다. 압통점은 슬개골 하방, 반막양근에서 비복근 내측두에 걸쳐 존재하였다.
- 근력 회복 목적으로 걷는 운동을 했지만 우선 누운 자세에서 근력 운동을 지시했다. 또한 지팡이를 짚고 보행하도록 했다.
- 5개월 후 무릎 통증은 개선되는 경향이나 아픈 부위가 변화하는 양상을 보였다.

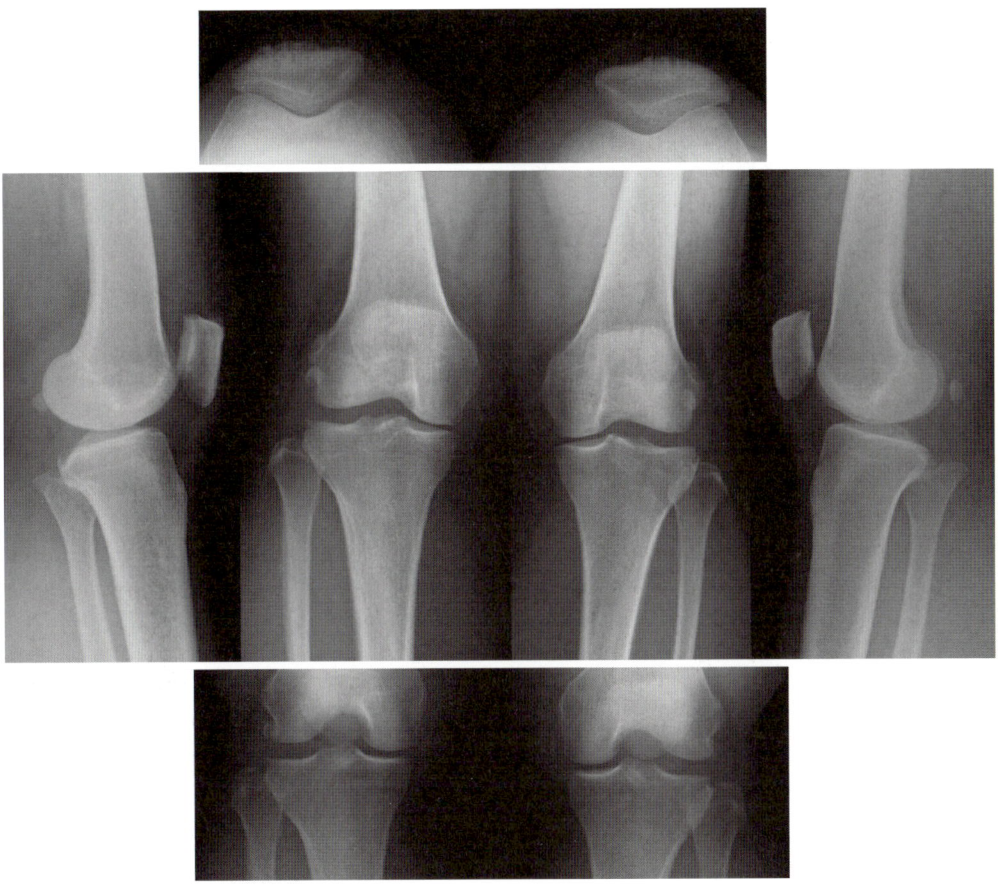

그림 6. CASE 6(64세, 여성.

단순 X-ray. 우측 무릎 신전위와 45° 굴곡위 모두 내측 관절간격 협소화를 보였다.

증례 7 **71세 남성. 고도의 내측형 무릎 관절증이었으나 활동적인 남성.**

주소_ 양측 무릎 통증. 우측이 더 심하다. 좌측 무릎 변형이 더 진행됨. 양측 무릎 모두 내측 통증.
테니스와 배드민턴을 20년 동안 해오다가, 55세에 무릎 통증으로 달릴 수 없게 되어 중지하였다.

현병력_ 5년 전 한번 진료. 계단을 내려가는 것이 힘들다.

직업_ 격일로 초등학교에서 작업.

표준 진료 ① 하지 정렬
- ROM 제한은 경도. 내반슬. 근력은 양호했다.

② 압통점
- 우측 슬개골, 외측상부, 외측, GCM, GCI 압통. 비복근 근육통++.
- 굴곡시 통증은 통점 스트레칭으로 개선되는 경향을 보임.

③ 영상소견 (그림 7)
- X-ray 신전위에서 우내측 KL grade 4, 좌내측 grade 4, 우외측 grade 1, 좌외측 grade 2; 45° 굴곡위에서 우내측 KL grade 4, 좌내측 grade 4 우외측 grade 1, 좌외측 grade 2; PF 우측 grade 2, 좌측 grade 3
- TKA 적응증에 해당하는 상태

환자교육 ① 슬개골에 표식을 하고, 비복부에 강한 마사지를 지도했다. 셀프 마사지는 너무 짧고, 약했으며, 슬개골 스트레칭도 충분하지 않았다.

② 수술이 필요한 상태의 무릎이지만, 아직 70세 전반이므로 수술의 목적을 명확히 해야 한다.

③ 외측부터 스트레칭시 통증++, 스스로는 제대로 시행하지 못했다.

④ 타이즈를 착용하면 편했다. 움직일 때는 붕대를 감는다고 하였고 그래도 무방하다고 설명하였다.

⑤ 스트레칭 지도 후 보행이 개선된 것을 확인했다.

⑥ 한발 스쿼트 자세의 연습. 손잡이를 붙잡고 굴곡 20° 부터 서서히 굴곡을 진행한다.

⑦ 통증이 없어도 힘이 들어가지 않아, 굴곡하중동작은 할 수 없었다.

⑧ 처방: 모빅정® 10mg 1T, 란소프라졸® 15mg 1T x 30일(반나절 이상 외출하거나, 운동할 때에는 아침에 내복을 권장)

이후 경과
- 반년 후 재진료 시 평지 보행은 거의 문제가 없었지만, 계단은 난간이 필요했고, 통증이 있었다. 무릎을 구부리고 쪼그려, 앉을 수 없었다. 압통점은 슬개골 주위에 경도로 있었다.
- 위와 같은 일상진료에서 치료를 저해하는 것은, 무릎에 대한 부하량 및 염증 조절 실패이다. 이는 매우 뿌리깊은 문제로 쉽게 해결되기 어렵다. 염증이 잘 유발되는 배경에는 무릎 관절증이 경하고 환자의 연령대가 낮다 활동성이 높은 경우가 있다. 스포츠 선수의 무릎 통증에 대해 시행하듯 철저하게 치료하고, 예방적 대처를 보다 강화해야 한다.
- 또 다른 문제는 압통이 소실되어도, 활동시 통증이나 괴로움이 개선되지 않는 경우가 적지 않다는 것이다. 이는 무릎 관절증 grade가 높은 환자에서 주로 관찰된다. 보존적 치료의 한계로 볼 수 있다. 한계에 이르면, 이후 치료 방법을 선택해야 한다. 그대로 참고 견딜 것인지 수술을 받을 것인지 이미 수술을 받은 경우는 더욱 해결이 쉽지 않을 것이다. 특히 무릎 관절에서는 재수술의 문제는 극복이 어렵다. 창상 주위 섬유화 등의 창상 부위 통증이 다른 관절보다 심해, 제한의 원인이 된다.

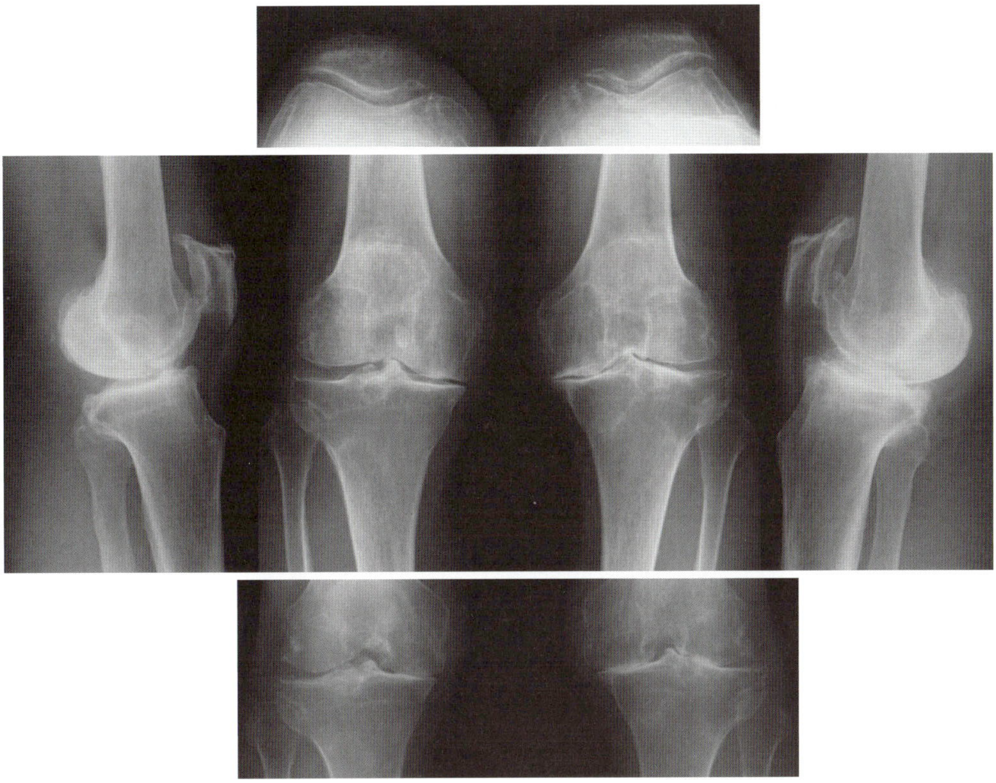

그림 7. CASE 7 (71세, 남성)

양측 무릎 모두 신전위, 45° 굴곡위에서 고도의 내측형 관절증을 보였다. 좌측은 골결손도 명확하였고, thrust 와 경골의 전방이동을 보였다.

Column

필자의 외래 진료 내역

2007년 7월부터 2013년 12월까지 6년반 동안 필자의 외래를 방문한 무릎 관절증 환자는 672명이었다. 그 중 초진시부터 인공관절치환술의 적응증으로, 수술을 시행한 예가 175례, 진찰상 압통점을 보여 통점 스트레칭 치료의 적응이 되었던 예가 289례였다. 초진시에 관절염이 명확한 예는 26례, 기타가 182례였다.

외래 치료의 point

대퇴사두근 근력 운동이 잘 되지 않는 환자가 매우 많다. 이 사실은 신전기구의 기능부전을 시사한다. 일차성이든, 이차성이든 슬개골의 trapping(연부조직의 걸림)이나 impingement(충돌)이 발생했음을 의미한다. 이는 무릎 가동범위를 제한하는 원인이 된다. 무릎 전체의 기능이 저하되기 시작하는 경우도 적지 않다. 따라서 제대로 근력운동이 가능(힘을 주어 완전히 신전하는)하도록 하는 것, 이를 지속하는 것이 치료의 기본이다(그림 8).

그러나 각 증례를 보면, 주소가 동일한 무릎 통증일지라도 어떠한 기능 저하가 문제인지, ROM 제한의 정도, X-ray 상 무릎관절증의 진행 정도 등이 상이하다. 그리고 가장 문제가 되는 통증 부위와 그 기전도 증례에 따라 모두 차이가 있다.

그림 8. 여러 종류의 무릎 신전운동, Q-setting

a: 다리를 뻗고 앉아 무릎을 신전하듯 대퇴사두근에 힘을 준다.

b: 대퇴사두근에 힘을 주기 어려운 환자에게는 주먹을 무릎 아래 대고 무릎으로 누르게 하여 힘이 들어가는 것을 본인이 느끼게 한다. 주먹의 높이를 서서히 낮춘다.

c: 다리를 뻗고 앉거나 누워서 발꿈치 부분에 작은 쿠션을 받히고, 무릎을 가볍게 굽혔다가 대퇴사두근에 힘을 최대한 주며 신전시킨다.

a
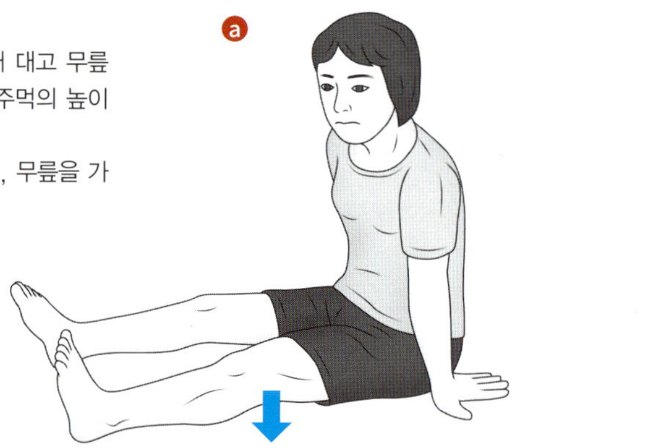

b
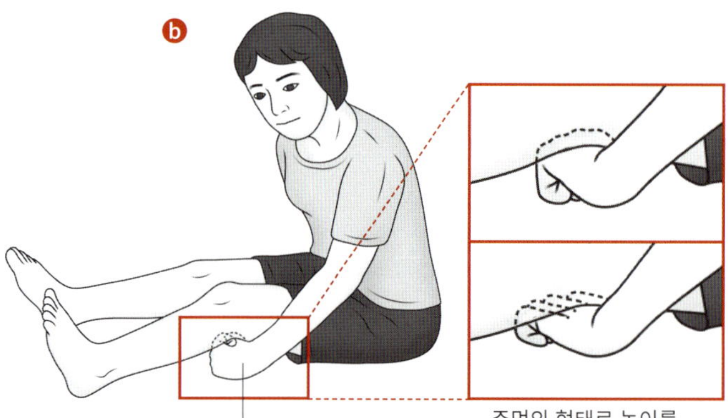

c
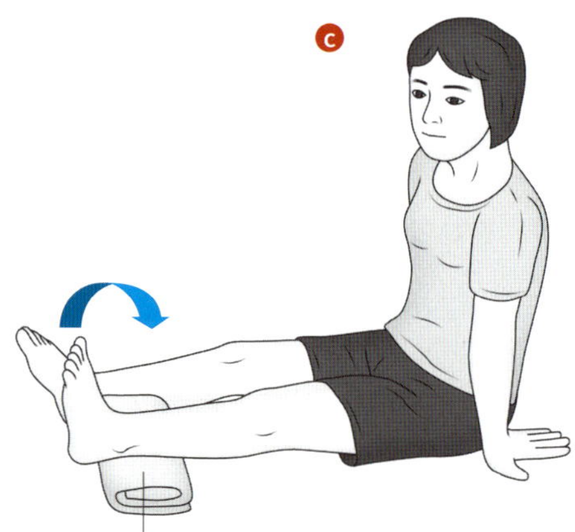

ROM 제한의 개선 - 완전한 무릎 신전 · 굴곡 ROM 이란?

완전한 신전은 과신전하듯이 대퇴사두근에 힘을 주는 것. 좌우차이가 없는 것이 기본이다.

완전한 굴곡은 무릎꿇기에 불편함이 없는 것. 무릎꿇기가 되지 않아도 통증없이 편하게 무릎 꿇는 자세(무릎 굴곡)가 가능한 것이다.

Q-setting과 경도의 신전제한, 강제 신전 시 통증과 압통점

① 강제 신전 시 무릎 전방 통증이 유발되는 경우

전방 통증이 먼저 유발되면 슬개하지방체 충돌infrapatellar pad impingement이 존재함을 시사한다. 압통점은 슬개건 위에 있을 때가 많고, 슬개건을 풀어주듯이 누르거나 무릎 신전 스트레칭, calf pumping도 효과적이다.

ROM 제한이 없는 경우 상당히 고도로 진행된 관절증에서도 무릎 통증은 기능적으로 치료가 어렵지 않다. 단, 내측형으로 KL grade 3~4로 연골이 소실되어, 외측 thrust 보행을 보이며, ROM 제한이 적고, Q-setting이 제대로 가능한 환자에서는 보통 슬개골의 8방향 스트레칭의 유발통이 없고, 경골 전내측의 압통만 있었다. 이러한 증례에서 보행시 통증이 있는 경우, 그 이상의 개선을 원하는 증례에서는 수술을 선택해야 한다고 본다(그림 9). 필자가 보존적 치료의 한계를 느끼는 패턴이다. 이러한 경우가 드물지 않다.

ROM이 제한되지 않게 하는 요령은 관절염을 초기에 조절하여 아파도 무릎꿇기 연습을 하고, 젖히듯 무릎 신전을 하는 것이다. 여기에서 통증이 있어도 천천히 시행하는 것과 염증이 조

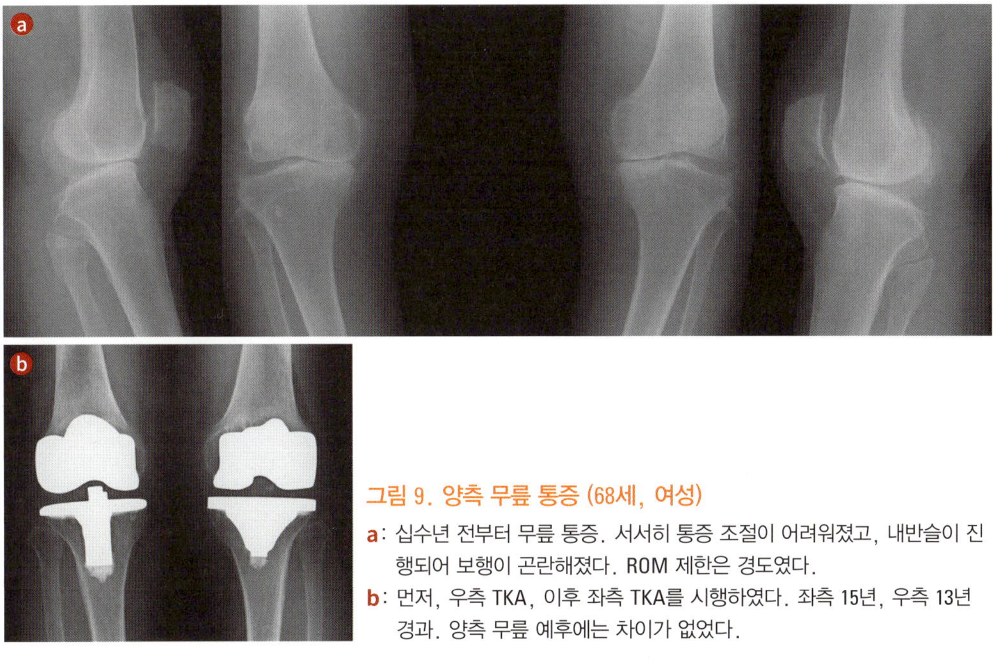

그림 9. 양측 무릎 통증 (68세, 여성)

a: 십수년 전부터 무릎 통증. 서서히 통증 조절이 어려워졌고, 내반슬이 진행되어 보행이 곤란해졌다. ROM 제한은 경도였다.

b: 먼저, 우측 TKA, 이후 좌측 TKA를 시행하였다. 좌측 15년, 우측 13년 경과. 양측 무릎 예후에는 차이가 없었다.

절된 상태를 유지하는 것이 중요한 포인트이다.

이를 위해 염증의 예방과 히알루론산의 정기적 주사를 권장하기도 한다. 무릎이 무겁고 약간 열감이 있으며, 피로하면 무거운 통증이 반복되는 경우가 있다. 이런 상태가 지속되는 것은 무릎 관절증이 급속히 진행되는 경향이 있다. 무리하게 일을 계속하던 환자가 생각난다. 한편, 좋아하는 테니스를 계속하기 위해 적극적으로 외과적 치료를 받았던 환자도 있었다(그림 10).

무릎의 신전 제한은 잠재적인 대퇴사두근의 기능부전 및 완전신전을 막는 신전기구(슬개골 주위)의 trapping, impingement, contracture가 원인이다. 이는 원인과 결과 모두 가능하며, 최대한 진행을 막아야 하는 퇴행성 변화라고 할 수 있다. 관절에 삼출이 있는 염증은 그 유인이나 악화 원인이 되는 전형적인 에피소드 중 하나이다. 신전 시 통증을 느끼는 것으로 무릎의 완전신전이 불가능해진다. 통증 때문에 신전을 하려고 하지도 않고 할 수도 없는 상태가 된다. 대퇴사두근의 신전기능으로 스트레칭 되는 무릎 관절 내 슬개골을 고리 형태로 감싸는 활막조직이 증식·섬유화되어 움직임이 저해되는, 즉 잠재적인 신전 시의 통증이다(그림 1).

슬개건 근위부착부인 슬개골 하단, 내측하단, 외측하단은 슬개건 부착부 병변으로, 슬개골 하극의 스트레칭 시 유발통이 발생한다. 또한 슬개하지방체의 종창, 섬유화, 통증 역치 저하로 인해 슬개건을 압박할 때 통증이 유발된다. 이러한 유발통은 무릎 통증이 없는 경우에도 나타날 수 있지만, 통증을 자각하고 있는지가 치료대상에서도 통증의 기전으로도 중요하다.

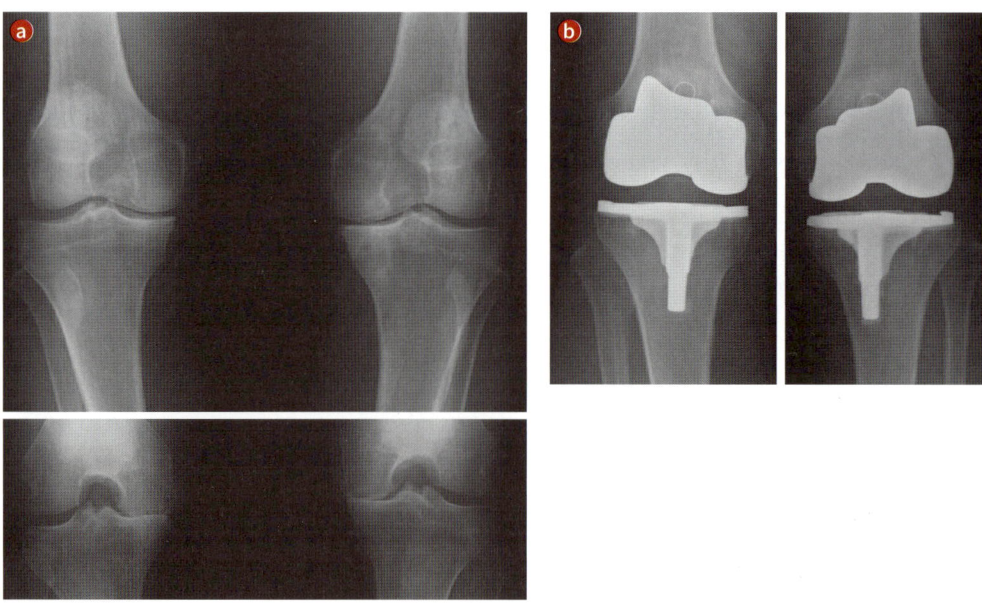

그림 10. 적극적인 외과적 치료를 받았던 증례 (52세, 남성)

좋아하는 테니스를 계속하기 위해 양측 무릎의 내측 반월상연골 절제술을 받고, 15년 후 67세에 양측 TKA를 받은 후 수술 후 초기에 테니스를 재개하였다.

a: TKA 전 both knee Standing AP X-ray 에서는 경도의 뼈의 변형을 보인다. b: TKA 후 X-ray AP.

그림 11. 좌측 무릎 내측형 관절증에 대한 TKA 수술시, 슬개골 주위 조직 증식이 확인된다.

슬개골을 한바퀴 둘러 싸듯이 활막조직이 증식하였다(하얀 원). 슬개대퇴관절 관절간격부의 내측에는 주름 모양의 섬유 구조가 있다. 활막조직은 통증에 민감하며, 특히 무릎 신전기구의 일부인 슬개골주위활막은 통증에 기여도가 높다. 파란 삼각형에 표시한 부분은 슬개하지방체이다. 슬개하지방체는 슬개건과 관절면 사이에 존재하며, 무릎이 움직일 때 쿠션기능을 한다. 이 조직 또한 통증에 매우 민감하다(파란 삼각형).

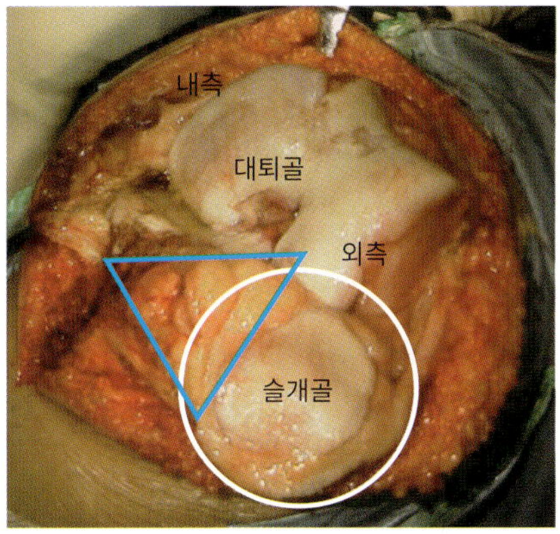

Column

새로운 섬유조직 형성과 만성 통증

만성 통증의 자각은 압통의 유발과는 다른 차원의 변화이다. 조직염증으로 인한 활막 변화가 그 시발점으로 중요하며, 새로운 섬유조직형성이 통증 행동에 영향을 미친다는 것이 쥐를 이용한 연구에서 시사되었다(그림 12)[1)].

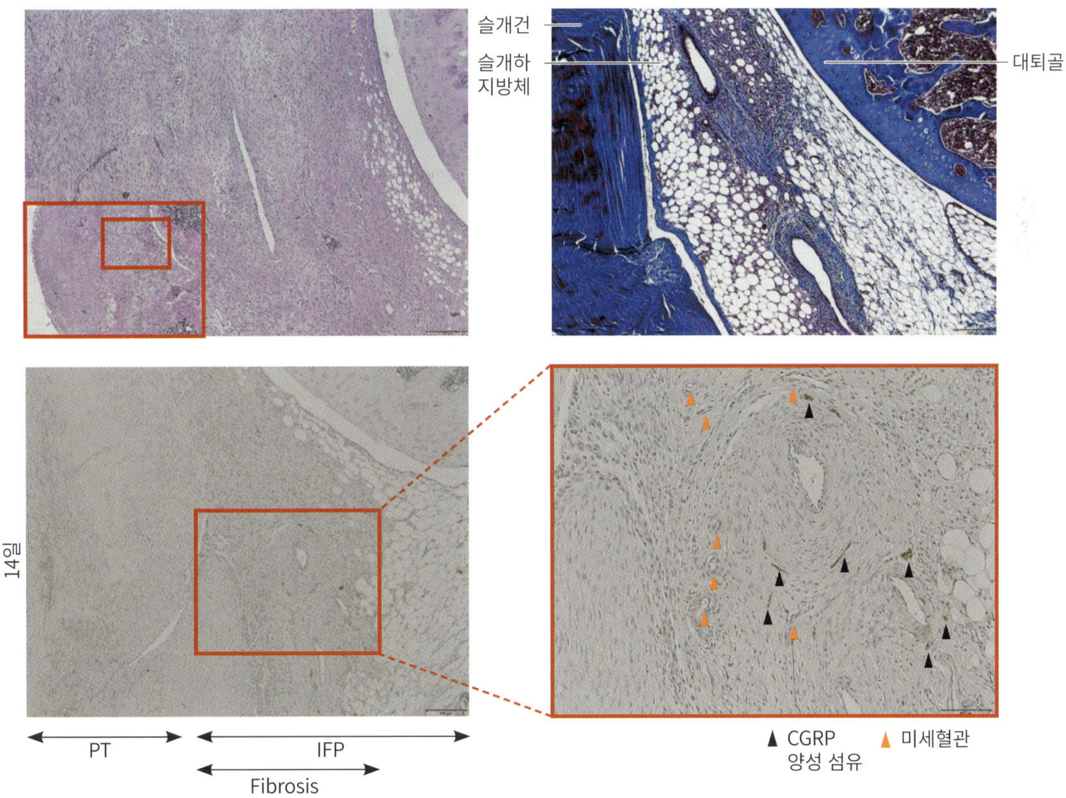

그림 12. 슬개건·슬개하지방체 사이에 MIA(모노 요오드 아세테이트)1.0mg을 주사한 쥐

새로운 IFP 섬유화와 통각신경 증식을 보였다. 섬유화된 부분에는 미세혈관이 증식하고, 통증 전달물질인 CGRP에 양성을 보이는 섬유가 증가했다.

따라서 슬개골하, 하내측, 하외측 압통점 스트레칭이나 슬개건 이완 스트레칭으로 무릎 신전기구의 스트레스(대퇴사두근 근력, 하중 굴곡·신전 등)에 의한 잠재적 통증이 경감되고 신전 근력이 작용하기 쉬워진다. 압통점 스트레칭이나 슬개건 이완 스트레칭 후에 무릎을 강제로 신전하면, 이전에는 무릎 전방에서 느껴진 통증이 후방으로 이동했다고 하는 경우가 있다.

② 강제 신전 시 무릎 후방 통증이 유발되는 증례

무릎 신전기구를 스트레칭하여 잠재적 통증이 경감되고 신전근력을 발휘하기 쉬워진 시점에서 다시 무릎을 강제 신전하면, 이전에는 무릎 전방에서 느껴진 통증이 후방으로 이동했다고 말하는 경우가 있다. 후면, 즉 비복근 근위 기시부의 신전 유발통일 수 있다. 슬와부 중앙과 슬와부 외측의 통증이 있다.

이 원인은 비복근 외측두 또는 내측두의 구축 등의 슬관절 후방 조직의 구축 내지는 근막을 포함한 비복근의 통증일 경우가 적지 않다. 최대 압통점은 비복근 외측두 근위 건성부가 가장 흔하며, 다음이 비복근 내측두의 근위 외측연이다. 비복근 내측두 근위 외측연은 무릎 바로 후방에 해당한다. 빈도는 적지만, 햄스트링건의 구축이 신전 시 통증의 원인인 경우도 있다. 최대 압통점이 비복근 외측두 혹은 비복근 내측두일 경우에도 족관절 근위 아킬레스건·비복근 근건이행부부터 서서히 근위부를 향해 강한 셀프마사지를 할 것을 권장한다.

강제 신전 시 처음부터 슬와부에 통증을 호소하는 때도 있다. 이런 증례에서는 대부분 비복근의 긴장도가 높고, 압통은 근건이행부부터 근위 슬와부까지 광범위하게 관찰된다. 최대 압통점은 흔히 외측 fabella 위치와 슬와부 중앙인 비복근 내측두 외측연의 (최)근위부이다. 비복근 내측두 외측연 (최)근위부 압통 부위는 비복근의 형태나 증례에 따라 다양한 양상을 보인다.

강제 신전 시 통증이 슬와부에 있지만 때로 대퇴부 후면에 압통이 있는 경우도 있다. 이러한 대퇴부 후면 통증 증례에서 내측의 경우 압통 부위는 반건양근의 근건이행부이다. 반건양근 주위의 반막양근 근육통도 있다. 이 경우, 무릎 굴곡근을 쥐었을 때 통증을 호소한다. 근조직의 압통이 있는 경우에는 근육 피로를 경감시키는 조치가 필요하다. 가장 간단하고 효과적인 것은 근육의 강한 마사지이다. 한편, 외측에 최대 압통점이 있는 증례에서는 대퇴이두근 장두의 근건이행부에 있을 수 있으나 내측보다 빈도가 낮다. 압통점이 장두건의 비골 부착부에 있는 경우도 있다. 비골 부착부 통증은 부착부 병변으로 통증이 심하다면 주사 치료도 선택할 수 있으며 효과가 높다. 운동선수에서 간혹 지속적인 통증으로 대퇴이두근 단두의 대퇴 원위 외측 부착부에 광범위한 근육통이 있다. 스트레칭과 강한 마사지가 치료의 기본이며, 여러 부위에 압통점 차단주사도 효과적이다(그림 13).

협의의 슬개건염 치료

슬개건이 파열되지 않았다면, 슬개건 부착부 주위의 유착을 통점 스트레칭으로 풀거나 국소마취제를 첨가한 히알루론산을 건과 슬개하지방체 사이에 주사하여 개선되는 경우가 많다. 평균

2회 정도 주사하면 조절가능하다.

최근에는 초음파 유도하에 건과 활막 사이를 확인하고, 도플러로 혈관 증식을 확인하며 주사하고, 효과를 확인하는 것이 권장된다(그림 14). 유착된 곳을 남김없이 철저히 치료하면 효과가

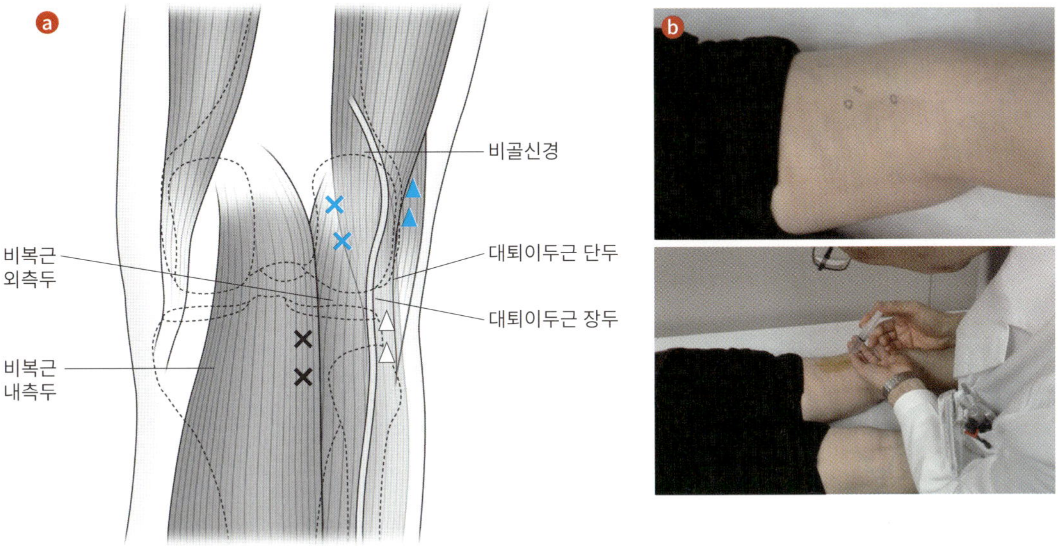

그림 13. 흔한 슬와부의 압통점과 주사 부위

a: 비복근 외측두(X)는 비골신경에 가깝다. 내측두(X)의 압통 최대 부위는 무릎 바로 뒤에 있을 때가 많다.
△: 대퇴이두근 장두, ▲: 대퇴이두근 단두

b: 우측 대퇴이두근의 통증으로 인해 무릎 굴곡이 제한되며, 야간통도 보였던 환자. 압통 부위인 근건이행부 3부위에 마취제를 주사하였다. 반복 주사하여 장기간 무릎 통증과 굴곡 각도가 개선되었다.

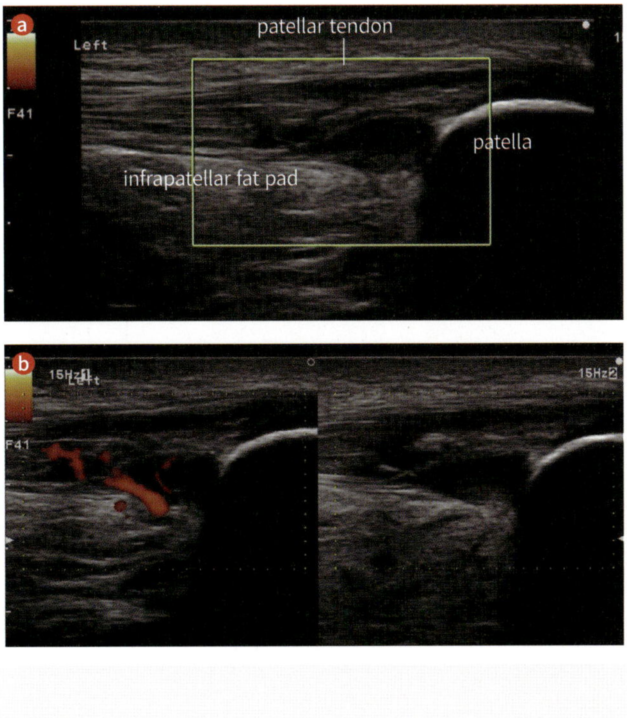

그림 14. 슬개건염(증) (20세, 남성)

a: 슬개건염으로 슬개건 근위부착부 후면에 파열을 보였다.

b: 초음파 유도하 히알루론산 주입 후 도플러에서 혈류증가영상의 개선이 확인되었다.

커질 것이다.

주사 치료의 효과는 한발 스쿼트를 시행해, 그 굴곡각도와 통증의 개선으로 판단한다. 한발로 90° 굴곡이 가능해지는 것이 치료의 기준이다. 그러나, 슬개건 후면에서 파열이 슬개골 하극을 넘어 전방의 골막 박리에 이르면 보존적 치료는 효과가 저하된다. 이러한 환자에서는 슬개골의 골막통periostalgia 치료도 필요해져, 히알루론산 주사만으로는 증상 개선이 되지 않는 경우도 있다. 효과는 그다지 높지 않지만, 무릎 굴곡위에서 슬개골 하극 부근의 슬개골을 지압하는 것도 시도해보아야 한다. 이러한 골막성 통증에 대해 체외충격파 치료extracorporeal shock wave therapy; ESWT가 효과가 있을 수 있다(p. 16 참조)

보행시나 하중 굴신에서 내측 통증: 경도 신전 · 굴곡 제한과 내반슬

내반슬 경향이 있는 내측형 관절증을 보이는 환자에서 내측을 매우 아파하는 경우가 있다. 압통점은 내측 관절간격의 직하방(약 1cm)에서 경골 내측 후방, 압통 부위는 건성 다발로 느껴진다. 반막양근의 경골 부착부 중 direct head라는 부위이다. 반막양근은 내측의 굴곡근hastring 중에서 가장 크며, 근조직의 볼륨도 크다. 경골에는 5개의 가지를 뻗어 무릎 후내측을 지지한다(그림 15).

보행 장애를 유발하는 강한 통증을 호소하는 경우 주사치료의 적응증이 된다. 한편, 이 부위만 치료하는 것으로는 충분하지 않다. 반건양근의 유연성을 높이고 근력 향상을 위해 무릎 신전 스트레칭, 힙 리프트, 내측 햄스트링의 강한 마사지도 필요하다. 대개 굴근이 우위를 보이는 무릎에서는 무릎 전방의 통증이 잠재해 있어 경도의 굴곡 구축이 있다. 그러므로 무릎의 완전 신전을 회복하는 훈련도 동시에 필요하다. 무릎 관절의 신전 회복은 쉽지 않지만, 무릎을 젖히는 hyperextension 대퇴사두근 근력운동이 제대로 가능하고, 보행시 신전제한이 명확하지 않으면,

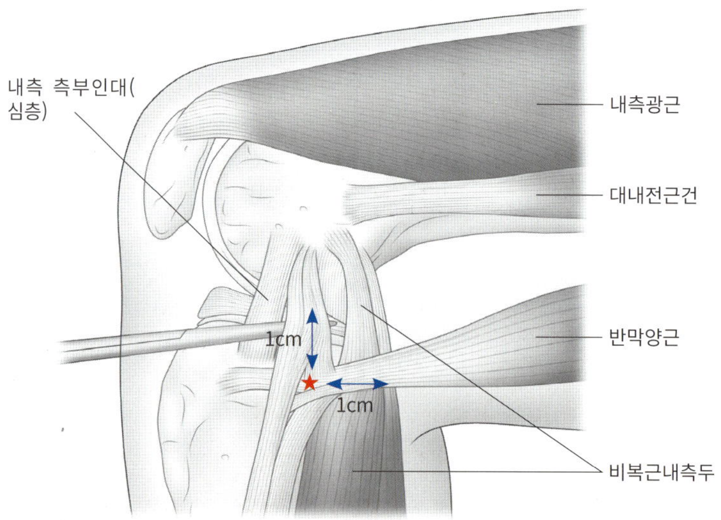

그림 15. 반막양근의 해부

기능적으로는 허용할 수 있다. 낮은 의자에 걸터앉아 다리를 뻗어, 무릎을 과신전 하듯이 양손으로 누른다. 이때 신전근에도 힘을 준다. 또한 누운 자세에서는 하지를 약간 들어올려 발꿈치 아래 쿠션을 대고, 가볍게 무릎을 굽혔다가 힘껏 무릎을 펴듯이 대퇴사두근에 힘을 주는 근력운동도 권장된다(그림 16).

내반슬과 보행 시 전내측 통증

연령이나 무릎 관절증 정도에 상관없이 강한 보행 시 통증으로 인해 걷기 힘든 경우가 있다. 필자도 그런 경험이 있다. 이때 압통 부위는 경골 근위 전내측에 있다. 해부학적으로는 내측슬개지대의 경골부착부이다. 경골골막에 이행하는 부위로, 경골을 따라 압통점이 있다. 압통은 상당히 강하다. 치료는 경골 압통부위의 지압이다. 한 부위당 5초씩, 부위를 바꿔가며 1분 정도 시행한다. 아침저녁 2세트를 시행한다. 즉시 효과가 있어, 아플 때 시행하면 반드시 효과가 있다. 단, 지압도 아프다.

무릎 관절증이 진행하여 골극이 두드러진 경우에는 내측슬개지대의 경골부착부에 접한 골극이 돌출된 부위에 압통을 보인다. 이 부위는 관절낭 부착부에 해당한다. 이러한 증례에서도 압통점의 지압이 효과적이다. 그러나 이런 경우는 대부분 관절증이 상당히 진행되어 증상 소실이라는 의미에서는 그 효과가 떨어진다(그림 17).

한편 강한 보행시 통증을 호소하는 내반슬의 경우에는 경골 골막상의 압통을 보이고, 경골의 내연 근위의 넓은 부위에도 압통이 관찰된다. 이는 하퇴삼두근 내측 근막 경골부착부의 부착부 병증이다. 내측의 장딴지에 과부하가 가해지는 것이다. 아파도 경골 내연을 따라 약 10cm 범위에서 지압을 반복한다. 통증 개선에는 효과적이다(그림 18).

그림 16. 무릎을 원활하게 움직이게 하는 신전기구 구성체

무릎 신전기구 안쪽의 슬개하지방체는, 내측 활막주름부터 슬개상주름까지 연속된다. 슬개상주름은 무릎관절에 연속되어 무릎 굴곡 · 신전에 따라 원활한 움직임이 가능하게 하는 구조이다.

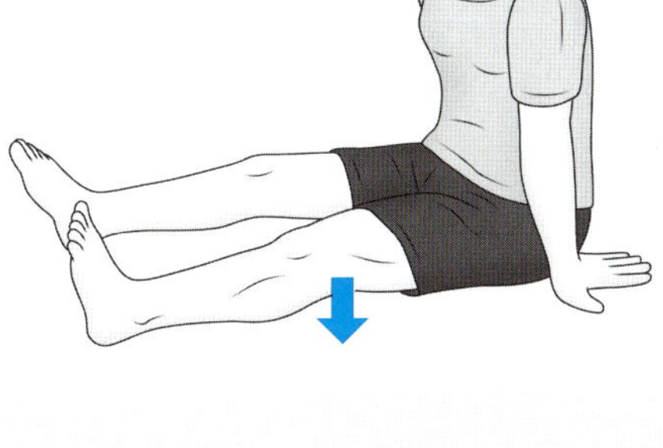

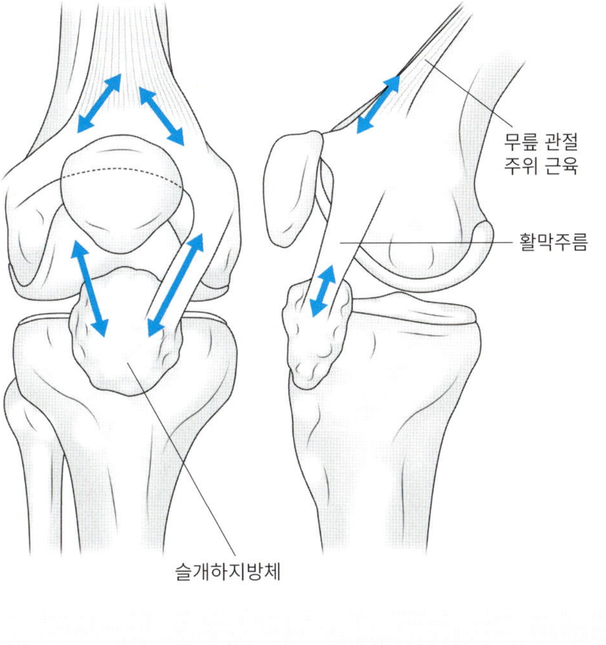

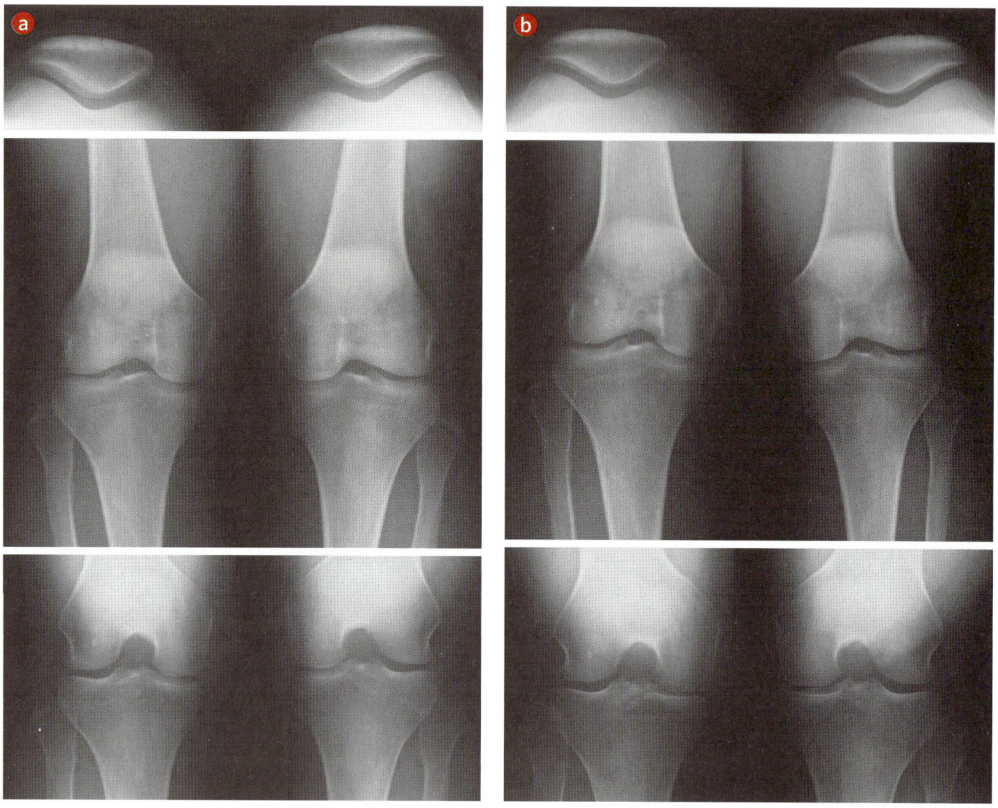

그림 17. 우측 무릎 내측 통증 증례 (56세, 남성)

a: 무리하게 움직인 후 경골 전내측 통증이 발생. 당시 경골 압통부위를 지압하여 개선되었다.

b: 이 후, 특별한 무릎 통증 없이 지내왔다. 3년 후 골프를 친 후 우측 슬관절 부종으로 내원. 우측 무릎 내측 관절간격 협소화가 진행된 것을 확인하였다.

그림 18. 난치성 무릎 내측 통증

하중 부하로 인한 통증 악화와 반복 다음과 같은 환자에게는 적극적으로 수술을 선택하는 것도 중요한 판단이다.

a: 고도의 내반 증례, 외측 thrust가 명확하며, 내측 통증이 개선되지 않는 경우

b: ROM 제한이 서서히 진행하여 굴곡이 점점 악화되는 경우. 골증식성으로 골극이 명확하다.

그 밖에도, 목표한 활동을 위해 수술을 희망하는 내측형 관절증 KL grade 3~4인 경우

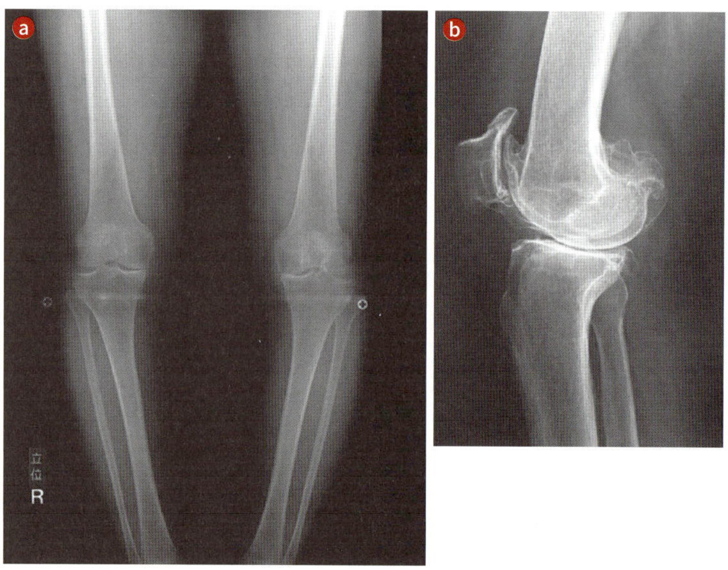

이러한 경골 근위 통증은 '뼈의 통증'이다. 뼈의 통증은 신체검사에서 골막 통증 소견을 보인다. 이러한 통증은 무릎 관절증의 MRI에서 연골하골의 골내 고신호변화 부위가 아닌 부착부병증 범위의 골막통periostalgia으로 해석한다. 배경에는 골의 하중 과부하가 있는 것으로 보인다. 하중부하는 내반이 강하면 커지게 되어 내측 연골 마모가 진행되고 내반이 심해지면 더욱 내측 부하가 증가한다. 경골 근위부 전방 통증은 신전 제한이 가벼운 무릎에서 보이고 경골 근위부 내연의 통증은 신전 제한 경향이 있는 무릎에서 관찰된다. 경도의 무릎 관절증에서 전형적으로 나타나는 내측슬개지대 부착부의 통증은 무릎 관절증이 어느 정도 진행하면 대부분 소실된다. 또한 이런 증례는 남성에서 더 흔하다. 보행자세나 근력, 연부조직의 이완성, 내반 정도와 통증 역치에 영향을 받을 것이다. 이러한 증례에서 보행시 내측 통증이 극심한 경우에는 보행 시 경골 외측 thrust가 있는 경우가 흔하다. 수술이 필요할 때가 많고, 절골술이나 인공관절치환술도 비교적 조기에 고려 한다.

외측형 무릎 관절증에서 외반슬을 동반한 증례

이런 유형의 무릎 통증은 흔하다. 원인은 외측 반월상연골의 절제 후, 원판형 반월상연골 손상의 진행기, 외측형 이단성 골연골염OCD의 결과, 혹은 원인이 명확하지 않은 외측형 무릎 관절증이다. 외측 반월상연골 손상은 소아기에서도 적지 않아, 발견되지 않고 방치되는 경우도 드물지 않다고 생각한다. 통증 역치가 낮은 유형도 눈에 띈다. 그리고, 외측 반월상연골은 MRI에서 탈출이 흔히 관찰된다. 탈출은 반월상연골 주위 섬유조직의 이완에 의한 hoop stress(압출되지 않고 과도한 하중을 분담하는 기능)의 저하이다. 원인에는 외측 반월상연골의 볼륨 저하, 후절·후각부의 파열이완, 외측 하중면의 연골마모 등으로 인한 외측 구획 구성체의 용적저하가 있다. ROM 제한이 있어도 경도인 경우가 흔하며, 신전은 비교적 유지된다(그림 19).

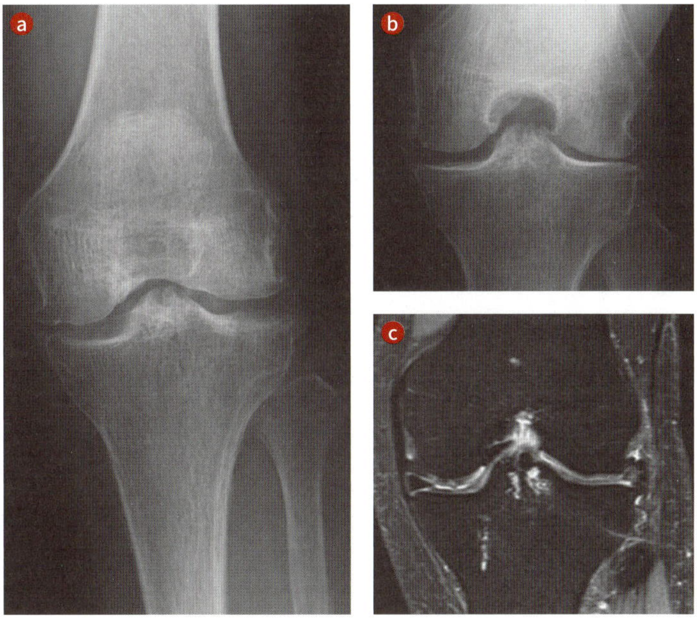

그림 19. 외측 반월상연골의 탈출과 외측형 관절증

a: Both knee Standing AP. 외측 관절간격 협소화는 명확하지 않다.

b: Rosenberg view. 외측 관절간격 협소화가 명확하다.

c: MRI coronal image에서는 외측 반월상연골의 변성으로 작아지고, 전체가 탈출되어 있다. 연골조직은 약간 남아있다.

Q-setting이 제대로 되지 않는다. 슬개골을 외측에서, 하외측에서, 하방에서 이동시키면 상당히 강한 통증이 유발된다. 간혹 상외측에서 움직여도 통증이 있다. 상외측에서부터 움직여 통증이 있는 경우는 외측광근 통증 요소도 있다고 해석한다. 이러한 증례에서는 외측 근간중격에서 외측광근의 대퇴부착부를 근위로 이동시키면 압통점이 대퇴 중앙까지 존재하는 것을 확인할 수 있다.

슬개골을 외측에서 내측방향으로 움직여 가면서 5초씩 여러차례 스트레칭한다. 스트레칭 통증이 다소 호전되면 이동시킬 부위를 약간 원위부로 옮긴다. 이 부위는 슬개골의 이동성이 적은 경우가 적지 않다. 움직임이 느껴지지 않고, 통증만 호소하는 경우도 있다. 스트레칭 통증이 경감될 때까지 5초씩 이동시킨다. 다음으로 슬개골 하극부터 상방을 향해 이동시킨다. 이 부위는 신전위에서 슬개골이 이동하는 것이 잘 느껴지지 않는다. 스트레칭 통증뿐이다. 이 부위도 수회 5초씩 움직인다. 이런 조작으로 슬개골의 이동성이 매우 개선되고, 스트레칭 통증의 경감도 환자가 느낄 수 있다.

또한 운동선수에서 흔하며 외측 반월상연골이나 연골손상이 있고 이로 인한 통증이 어느 정도 조절되어 연습량을 늘린 경우에 굴곡·신전에 따라 발생하는 비교적 강한 외측 통증이 있다. 양반다리를 하게 하여, 비골두 근위가 눌리면 강한 압통이 있다. 외측측부인대[LCL]의 압통이다. LCL의 반복되는 통증만이 치료 목표였던 외반슬의 배구 선수도 있었지만, 대부분 증례에서는 외측구획의 관절염(OA 변화)이 동반되었다. LCL의 압통은 대개 그 중앙부에 흔하다. 매우 강한 통증으로 연습에 지장을 주는 경우에는 이 부위에 차단술(주사)이 효과적이다. 주사 부위는 피부 표면에서 얕은 곳이다. 그러나 LCL의 압통을 보인 경우에는 그 전방의 외측 관절간격이나 후방간격의 압통이 동시에 존재하는지 판단하는 것이 중요하다. 간격 압통이 동시에 존재하는 예에서는 LCL의 통증은 외측 구획의 염증이 잠재하고 이로 인해 LCL에 통증이 현저해진 것으로 해석한다. 관절내 치료(히알루론산 주사, 예방적 COX-2 저해제 내복 등)를 계속해야 한다.

굴곡 제한 관련 인자

통증의 역치가 낮고, 근육량이 많은 경향, 근력은 있으나 쉽게 피로해지는 근육, 근긴장이 높아지거나 근경련이 발생하기 쉽고, 신전기구의 부착부 골극 형성이 현저한 예에서는 점점 무릎을 굽히기 어려워진다(그림 20).

TKA 대상이 되는 진행기, 말기 관절증 환자에서 굴곡 각도가 100° 정도, 나쁜 경우에서는 90°가 되지 않는 증례가 간혹 있다. 이러한 증례에 대해, 그 상태로 수술을 시행하면, 굴곡제한이 잔존하거나 악화되기 때문에 수술 만족도가 떨어질 가능성이 높다. TKA 후에도 120° 굴곡을 회복하는 것이 ADL에서 기능적으로 매우 중요하다. 원활하게 일어서는 동작이나 계단 내려가기 동작에 반드시 필요한 각도가 120°이다.

그러나 앞서 설명한 특징을 보이는, 특히 남성의 경우 굴곡 각도 회복이 어려울 때가 있다.

수술 전 허리가 굽은 고관절 굴곡이나 요추 후만 경향의 보행이 장기간 지속된 환자에서는 수술후 굴곡 개선이 어렵다. 대퇴직근의 구축을 중심으로 대퇴사두근의 구축이 장기간 존재한다(그림 21).

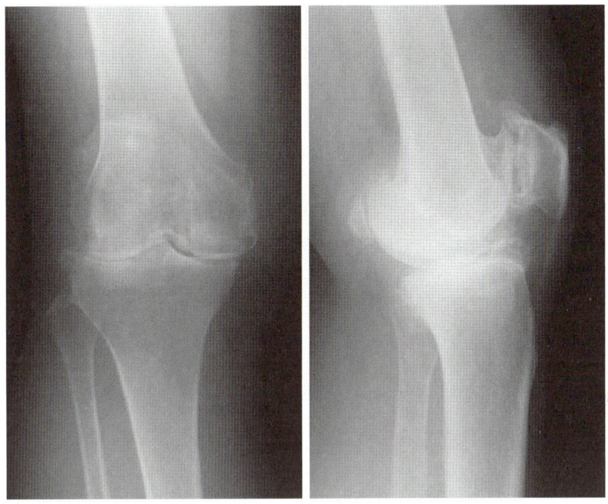

그림 20. 양측 무릎 통증 증례 (50세, 여성)
골극형성이 현저하고, 양측 ROM 제한이 심하다.

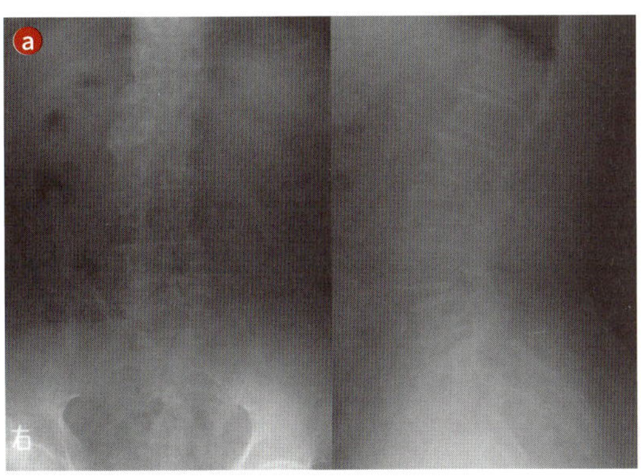

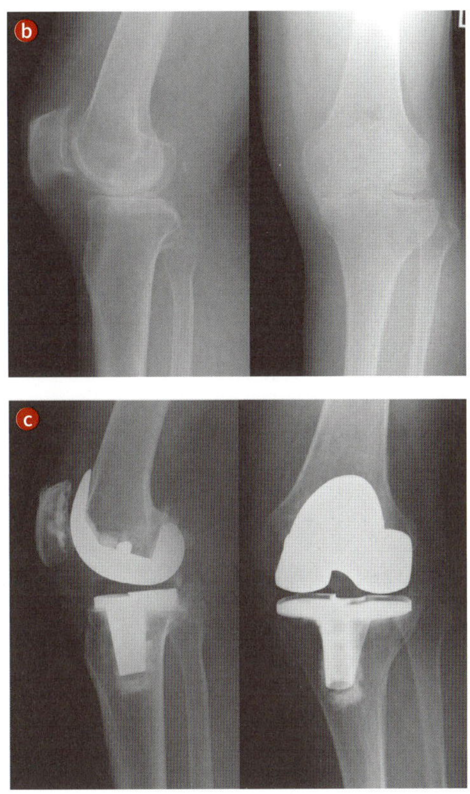

그림 21. 좌측 무릎 증례 (72세, 남성.
내측형 관절증에 대해, 우측 무릎 TKA 를 시행하였다. 통증 경감은 충분하여 환자 자신의 만족도는 높았지만, 술전부터 지속된 무릎의 굴곡 구축이 개선되지 않고, 연령 증가에 따라 흉추후만이 진행되어 무릎을 펴는 것도 악화되었다. 흉추후만이 강하고 고관절 · 슬관절의 굴곡구축이 장기화되었다.

a: 요추는 척추체 전방의 골극이 현저하고, 제4/5 요추간 퇴행성 전방전위증이 있어 전만이 강했다.

b: 좌측의 내측형 관절증으로 lateral view에서 신전제한을 보였다.

c: 좌측 TKA 후. 무릎의 신전제한이 악화되었다.

엎드릴 것. 이 자체가 고령자에게는 비일상적인 동작일 것이다. 바로 누워 무릎을 감싸 안듯 구부리면 120° 굴곡이 가능한 환자도, 엎드려 무릎을 굽히면 90°도도 굽히지 못하는 경우가 있다. 무릎 굴곡근 근력 저하와 슬와부의 조직 구축이 잠재되어 있다. 신전근의 단축·구축이 있다. 이러한 환자에서는 엎드려 무릎 굴곡 운동을 습관화해야 한다. 좌우 5초씩 굴곡근에 힘을 준다. 이후 다리를 교차시켜 교대로 5초씩 굴곡한다. 잘 굽히지 못하는 쪽 무릎을 보다 나은 무릎을 이용해 수동적으로 굴곡하게 된다(그림 22).

수동적, 능동적 굴곡 시 아프거나 땅기는 부위가 어디인지 확인하는 것이 중요하다. 엎드려 굽힐 때는 슬개골의 바로 근위부가 땅길 때가 많다. 즉, 대퇴사두근의 근건이행부에 가장 심한 구축을 시사한다. 그러나 실제는 무릎을 당겨 구부리면 무릎 뒤쪽이 땅기거나 아픈 예가 흔하다. 보다 심부의 조직인 관절낭 등의 구축도 당연히 동시에 존재할 것이며, 이 자체를 스트레칭하도록 지도하는 경우는 드물다. 이러한 증례에서는 비복근이나 내측·외측의 무릎 굴곡근의 통증이 잠재되어 있다. 비복근 내측두, 외측두를 의식하며 아킬레스건의 근건이행부에서부터 근위를 향해 강한 마사지를 시행한다. 조금 아플 정도의 강도가 근긴장을 완화시키기에 적절하다. 비복근의 근위 부착부는 부착부병증에 의한 통증이 발생하기 쉽다. 내측두 근위 외측, 슬와부, 비복근 외측두 근위 부착부의 내측, fabella 존재 부위를 세심히 풀어준다. 비복근에 통증이 거의 없는 증

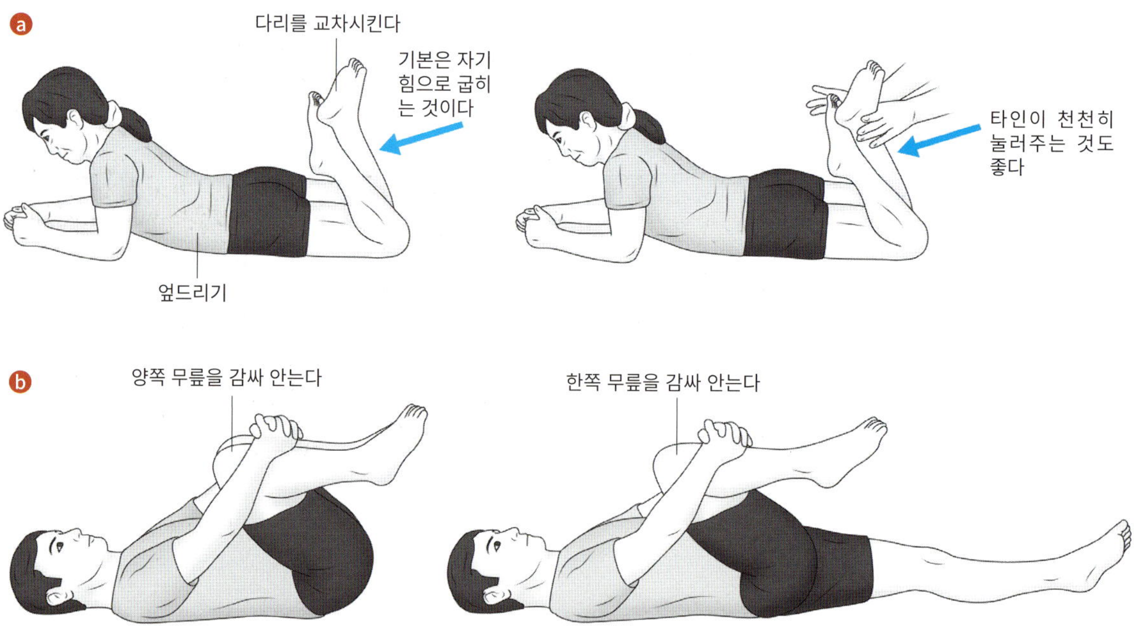

그림 22. 고령자의 무릎 운동

a: 고령자에게 의식적으로 엎드려 무릎을 굽히는 운동을 권장한다. 다리를 교차시켜 교대로 누르게(수동 굴곡 운동) 하는 것도 효과적인 방법이다. 엎드려 무릎을 굽히는 동작에서는 대퇴전방근육, 특히 대퇴직근의 스트레칭 효과가 있다.

b: 무릎을 감싸는 동작도 굴곡각도를 유지하는 기본적이 운동이다. 둔근 스트레칭도 된다.

례에서는 내외측 햄스트링의 경골·비골부착부부터 근건이행부, 나아가 근복에 파악통이 있다. 근건이행부의 압통점을 풀어주고, 근복부에 강한 마사지를 시행한다.

근육의 파악통은 근복이 발달한 근육에서 나타난다. 즉, 내측 햄스트링에서는 반막양근, 외측 햄스트링에서는 대퇴이두근 단두에서 주로 관찰된다. 근복이 발달한 근육은 항중력근으로 선 자세를 유지하는데 작용한다. 이족보행 및 선 자세를 유지하려면 피로해지기 쉽다. 한편, 움직이는 근육인 다관절근이 손상되면 움직임 자체에 문제를 유발하므로 통증 뿐 아니라 기능의 문제를 유발한다. 치료 방법은 다양하며, 때로 수술을 요한다. 근복이 많은 근육의 손상은 주로 통증 조절과 재발 예방이 중요하다.

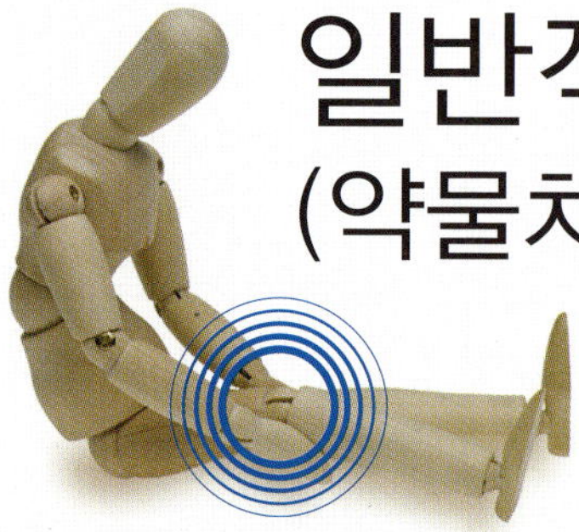

일반적인 보존적 치료 (약물치료, 히알루론산 주사 등)

무릎 통증을 치료할 때, 통증을 완화하고 그 상태를 유지하기 위한 전제는 슬관절내 염증의 조절이다. 염증이 조절되지 않으면, 연골마모가 급속히 진행한다. 연골의 기능 잔존 여부가 무릎 통증 조절 여부의 평균적인 기준이 된다. 무릎 통증 치료의 근본은 연골조직의 유지이다.

통증에는 이해되지 않는 측면도 많이 남아 있다. 필자는 임상가로서 무릎 통증에 쓰이는 약제는 전부 실제 환자에게 시도해보고 있다. 효과는 환자가 말해준다. 필자의 처방 선택이나 보존적 치료의 유효성은 많은 환자로부터의 피드백이며, 개인차가 큰 통증 치료의 어려움을 실감하게 된다.

Column

무릎 관절증의 가이드라인 현황

국제관절증학회(Osteoarthritis Research Society International ; OARSI)의 가이드라인[1), 2)], 영국국영의료보험제도의 NICE(National Institute for Health and Clinical Excellence) 가이드라인[3)], 미국정형외과학회(American Academy of Orthopaedic Surgeons; AAOS) 가이드라인[4)]이 유명하다.

일본정형외과학회의 무릎 관절증의 가이드라인[5)]은 OARSI 가이드라인(part II)의 추천문에 기초하여, 일본의 진료 실태에 입각해 변형한 것이다. 일본정형외과학회 관절증 가이드라인은 책정위원 12명 전원이 정형외과 전문의로 OARSI가이드라인의 25개 항목 추천문에 대한 위원회의 지지율(%)을 독자적으로 추천 강도로 표시하고, 각치료법에 대한 추천도도 5단계로 부기하였다[5)]. 히알루론산 주사의 유효성에 대해 일본에서는 높게 평가되고 있으나 국제적으로는 차이가 크다.

무릎 관절증 가이드라인에 대한 의문

무릎 관절증에 대한 가이드라인은 근거수준이 높은 논문을 정리하여 평가한 것과, 가이드라인 주관의 종합적 판단으로 만들어진다. 일본의 가이드라인 책정에도 관여해봤던 필자는 몇 가지 의문점이 있다.

가이드라인에 제시된 치료법에 대해 우선 효과가 있는지 판정한다는 것 자체가 바른 자세라고 볼 수 없다. 무릎 관절증의 치료는 통증에 대한 효과로 대부분이 성립되어 있지만, 통증의 병태나 이해가 불충분한 현실에서 과연 이와 같은 포괄적인 접근이 의미가 있는 것일까? 치료는 비용대비효과, risk와 benefit을 따져봐야 한다. 무릎 관절증 환자군은 균일하지 않다. 치료법에도 효과의 메커니즘이 각각 다르다. 병태의 이해가 충분하지 않으면, 잘못 선택할 위험이 높아진다. 통증을 경감시키는 기전이 다르면, 치료법의 적응도 달라진다. 효과가 평균적으로 높으면 효과 있는 치료이지만, 어떤 일정한 적응증에 효과가 큰 치료법이 오히려 가치가 높다. 적응증이 아닌 무릎 관절증에 사용하면 효과가 없고 부작용이 있어도, 일과성으로 심각하지 않다면, 보다 안전하고 비용대비 효과가 높아진다.

통증의 원인을 오직 '염증'으로만 보고, 염증 억제 효과로 인해 통증을 호전시키는 소염진통제를 사용하는 것은 주의가 필요하다. 소염진통제의 사용법은 무릎 관절 증의 약물 치료 중에서도 가장 주의를 기울여야 한다. 항염증 효과만으로 통증완화를 설명할 수 없는데도, 가장 많이 쓰이고 있다. 눈에 보이지 않는 '염증'을 통증의 원인으로 보고 소염진통제를 처방하는 것은 신중해야 한다.

무릎 관절증은 기본적으로 연령증가에 따른 퇴행성 질환이므로, 치유가 불가능하다. 따라서 부작용, 특히 비가역적 부작용을 남기는 것이 가장 큰 문제이다. 이 때문에 수술 치료의 책임이 크다. 큰 상처와 대가를 지불하고도 만족하지 못하는 환자를 만들지는 말아야 한다.

치료 과정 중에서 눈 앞의 통증 완화와 장기적인 연골조직의 보존을 구분해야 하고, 환자에게도 그에 대한 이해를 구해야 한다. 무릎 관절증은 연골이 소실되고 무릎 기능이 저하되어 원상복귀가 힘들다. 그러나 무릎 관절증에서도 치료를 받는 환자의 절반 이상이 일부의 연골조직은 이미 소실되어 있다. '연골 없이도 환자의 무릎 기능이 유지될 수 있다'는 것을 기본으로 삼고 치료에 임해야 한다.

COX-2 inhibitor

무릎의 통증이 급격하게 발생한 경우나, 활동량이 많거나, 심한 통증이 지속되는 경우 등에서는 명확한 염증이나 만성 염증의 지속이 통증의 악화나 조절 불량과 연관된다. 이와 같은 증례에 대해서는 필요 최소한, 필요 충분한 COX-2 저해제의 내복을 처방한다. 환자에게는 "진통제"가 아니라 "부종을 방지하는" 약이라고 설명한다. 아플 때는 아파지고 나서 복용해도 보통 효과가 낮기 때문이다.

환자에 따라, 무릎 상태에 따라 구체적으로 복용 방법을 지도한다. 예를 들면 다음과 같다.

① '반나절 이상 외출할 때에는 아침에 한번 복용할 것': 무릎 염증이 어느 정도 조절되는 상태로, 염증을 조절하기 위해 연골 결손까지 진행되고 있는 환자.

② '일상이 큰 변화가 없을 때에는 격일로 아침에 복용을 지속할 것': 매일 출근하는 등 무리하면 관절 증상이 발생하는 환자(연골이 거의 소실).

③ '연습이나 시합이 있는 날에는 아침에 한번 복용할 것': 취미활동을 계속하고 싶은 환자 혹은 격렬한 스포츠 활동을 하고 있는 환자(연골 소실).

④ '매일 아침 복용. 그래도 무릎이 무겁게 느껴질 때는 추가로 한 알 더 복용할 것(용법·용량은 1일 2정, BID)': 연골 마모 상황은 상이하지만, 활동성이 증가하면, 염증증상이 명확한 환자.

⑤ '토·일요일은 약을 복용하지 말 것': 주 5일 근무하는 환자.

⑥ '우선 1주일간은 매일 복용할 것': 관절염·삼출 등이 현저하고, 자발통이 있는 환자.

필자의 선호 처방은 멜록시캄meloxicam 1일 1정, QD이다. 작용시간이 길어, 연용continuous use에 주의한다. 매일 복용해야 하는 환자에게는 셀레콕시브celecoxib나 에토돌락etodolac을 선택한다. 이는 1일 2정, BID가 용법·용량이지만 가능하면 1회만 내복하게 한다. 항염증 작용을 위해 내복약을 예방적으로 필요충분하게 복용하는 것이 중요하며, 나누어 복용하지 않고 한꺼번에 복용하는 것이 기본이다. COX−2 저해제도 심혈관계 부작용에 주의해야 한다.

NSAIDs(비스테로이드성 소염제)

COX−2 저해제도 약리적 의미에서는 NSAIDs이지만, 환자에게는 NSAIDs를 진통 목적으로, COX−2 저해제를 부종 제거 목적으로 쓴다고 구별하여 표현한다.

NSAIDs는 아플 때 복용해 통증을 완화하는 목적으로 내복한다. 다른 방법이 없어 복용하는 진통제이므로 환자도 무릎 통증의 치료가 제대로 되고 있다고 여기지 않는다. NSAIDs에 진통 효과를 기대하는 것은 이른바 관절통이 아니다. 스포츠나 노동 등의 과사용, 근근막성통증이나 통증 역치 저하 환자의 피로 시 통증, 한랭, 기압 변화 등에 의한 통증이다. 관절염에 동반된 통증에 대해서도 진통 효과가 있지만, 치료로 권장하지는 않는다.

진통 효과가 있는 약제로는 록소프로펜Loxoprofen, 디클로페낙Diclofenac이 대표적이다. 개인적으로 인도메타신Indomethacin계는 추천하지 않는다. 효과가 낮고 소화기계 부작용이 크기 때문이다. 이 종류의 진통제를 남용하는 것(용법·용량에 따라 복용하는 것도 포함)은 매우 주의해야 한다. 내복하여 통증이 호전되어도 부작용의 가능성이 있다. 특히 고령자에서는 소화기 궤양이나 신장 기능 장애의 우려가 있다. 소화기 출혈이 부작용 초기 증상이거나 증상이 명확해진 경우에는 치료가 곤란할 정도로 신기능 장애가 진행되어 있기도 하다.

무릎 통증에서 아세트아미노펜acetaminophen의 효과는 개인적으로 잘 이해되지 않는다. 소염작용이 아닌 진통 기전도 중추성이기 때문이다. 간 기능 장애에 주의가 필요하다. 효과가 있다면 증상이 있을 때 복용해도 좋지만 필자는 처방 경험이 많지 않다.

기타 무릎 통증을 완화하는 약제의 효과와 처방

Pregabalin(Lyrica®)

프레가발린은 신경병증성 통증에 사용되는 약제이다. 신경이 실제로 손상되어 저리거나 아플 때 확실히 효과가 있다. 용법·용량으로 초기용량은 프레가발린 150mg을 1일 2회로 나누어 경구투여하고, 이후 1주 이상에 걸쳐 1일 용량을 300mg까지 점차 증량한다'고 기재되어 있다. 그러나 필자는 신경장애가 명확하지 않은 일반적인 무릎 통증 환자에서 75mg을 부작용 없이 처방했던 경험은 없다.

필자는 일반적인 무릎 통증 환자 중 NSAIDs 등으로 호전되지 않고, 자발통이 심한 환자에게 리리카를 투여해보았다. 25mg을 1일 중 가장 통증이 심한 시간대 전에 내복하게 하여, 통증 완화 효과와 졸림, 어지러움 등의 부작용이 있는지 확인하며, 환자마다 가장 효과가 있는 복용 방법을 구체적으로 지시하였다. 효과가 있었던 무릎 통증의 경우에는, 슬개하지방체의 부종이 육안적으로 관찰되며, 관절 자체의 삼출·열은 없으며, 슬개골 이동 시 통증은 심하지 않고, 차게 하거나 피로할 때 통증이 악화되는 특징이 있었다(그림 1). 리리카® 투여 후 통증 강도는 경감되었지만, 완전히 통증이 소실되지는 않았다. 객관적으로도 슬개하지방체로 보이는 슬개골하 부종의 정도도 개선되었다. 장기적으로는 무릎 통증이 소실되지 않으나 개선 경향이 유지되었다. 또한 리리카®의 복용량은 증가하지 않고 오히려 감소되어, 중단하고도 그다지 통증이 없는 정도로 유지되었다.

슬개하지방체 유래의 무릎 통증에는 슬개하지방체증후군infrapatellar fat pad syndrome; Hoffa's disease이 잘 알려져 있다[6),7)]. 그러나 필자는 Hoffa's disease의 병태가 잘 이해되지 않았다. Hoffa가 보고한 병태와 동일한지는 알 수 없으나, 슬개하지방체의 종창이 발생해 자발통을 유발하는 병태를 Hoffa's disease로 이해한다면, 확실히 존재하고 있으며, 다른 치료법으로는 그다지 효과가 없다. 이런 병태에 대해 통점 스트레칭이나 운동치료의 효과도 한정적으로 환자가 만족하지 못했다. 따라서 리리카®의 역할이 중요하다고 생각한다. 그러나 부종이나 체중증가와 같은 부작용이 빈번해 주의해야 한다.

Tramadol(Tramadol®, Tramacet®)

트라마돌은 약한 오피오이드이며, μ - opioid 수용체의 부분적인 작용제agonist로서 작용하며, 세로토닌serotonin·노르아드레날린noradrenalin의 재흡수 억제작용도 있다. 호흡억제나 의존성이 적은 오피오이드 진통제로, 침해수용성 통증, 신경병증성 통증 및 혼재형에도 효과가 있다고 보고되었다. Tramacet®은 트라마돌과 아세트아미토펜의 배합제이며, 오피오이드 수용체를 자극하여 통증 전달을 억제하고 통증을 억제하는 신경을 활성화시키는 동시에 뇌에서도 작용하여 통증 감수성을 낮추는 복합제이다.

필자는 조절되지 않는 무릎 통증 환자에게 최소량부터 시작한 경험이 있으나 아직 유효성을 보인 경험은 1례에 불과하다(그림 2). 대다수의 환자에게는 통증 경감 효과가 없고 불쾌감, 졸음만 호소하였다. 부작용이 현저한 약제는 그 환자에게는 맞지 않는 것이다. 또한 경추부나 요추부 통증에 효과가 있다고 하는 새로운 기전의 통증 완화 약제는 무릎 통증 환자에게는 그다지 효과가 없다. 소위 진통제라고 하는 NSAIDs 외에 일반적으로 효과를 신뢰할 수 있는 약은 경험상 아직 없다. 또한 매우 소량부터 시작하지 않으면 심한 부작용을 호소하게 된다. 효과의 판정 이전에 내복을 지속할 수가 없다. 관절 통증은 보다 단순하며, 쉽지 않다.

Duloxetine(Cymbalta®)

세로토닌·노르아드레날린 재흡수 억제제인 둘록세틴(심발타®)는 항우울제로 널리 쓰이는 유

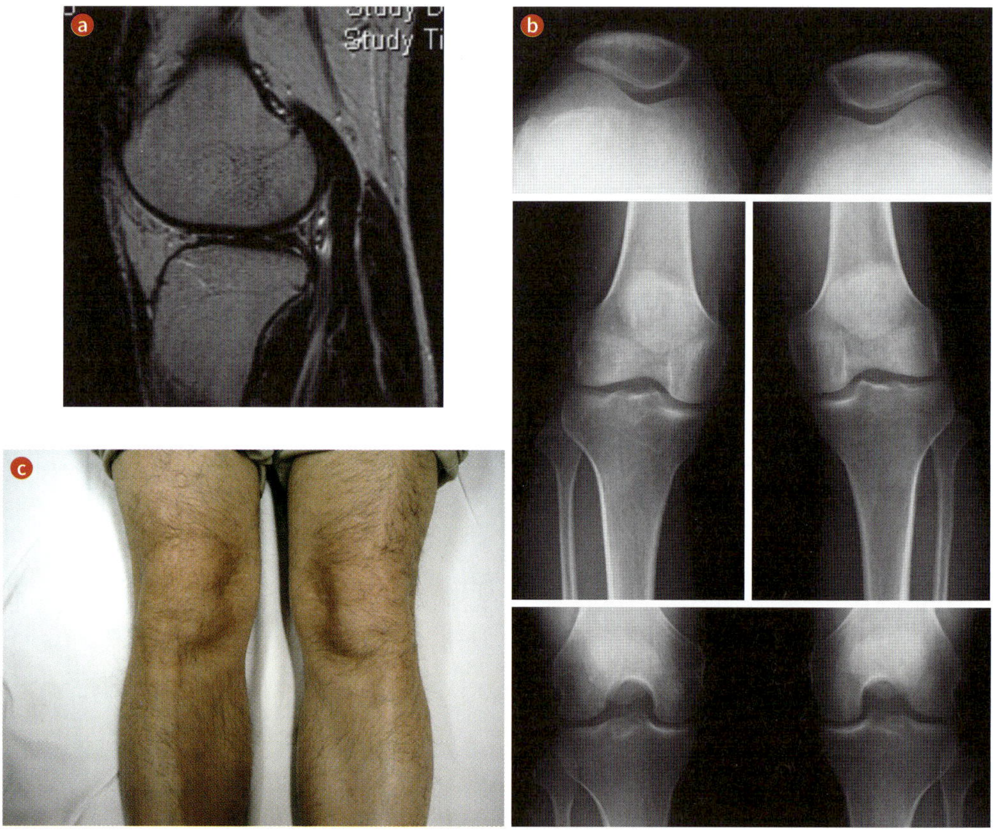

그림 1. 리리카® 복용 증례

내원 2년 9개월전, 에어로빅 후 급격히 발생한 양측 무릎 통증. 전국을 돌아다니는 일을 해왔다. 휴가를 얻어 치료에 전념했는데도 통증이 조절되지 않아 의뢰되었다. 진료 4년 후, 리리카®(75mg x 2)를 시작. 졸림, 나른함이 심했지만 전체적인 통증은 개선되었다. 1일 50mg으로 감량하여 복용 유지. 증상은 주관적, 객관적 모두 개선되었다. 이 후 활동량이 증가하면 통증이 악화되지만 조절이 가능하고 근력도 개선되었다. 리리카®는 투여 6년 후 불필요해졌다.

a: 내원시 MRI sagittal image. 지방체의 종창을 보였다. **b**: 초진 시 simple X-ray. 특히 통증이 강한 좌측에서 골량 저하가 심했다. **c**: 양측 슬개골 원위부에 미만성 종창을 보였다.

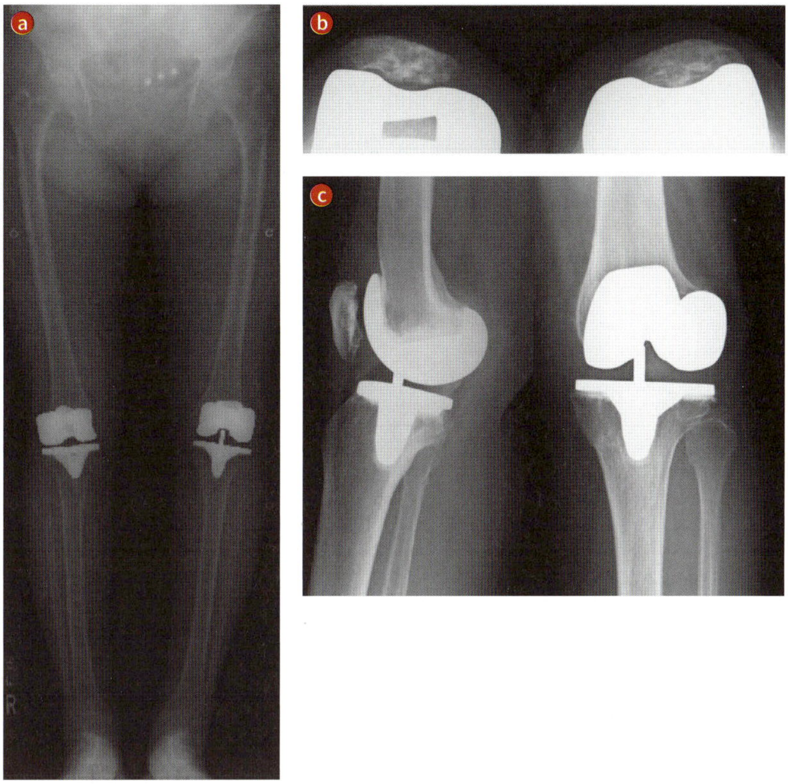

그림 2. 트라마돌 복용 증례

67세, 여성. 양측 무릎 TKA를 시행받았다. 좌측 TKA 후 초기에 통증이 심하여 관절경하 활막절제 후 증상이 개선되었다. 이후에도 피로하면 좌측 무릎 통증이 악화되었다. 수술 10년 후, 무릎 통증에 대해 리리카®는 그다지 효과가 없어 트라마돌 25mg을 시작하였다. 투여 후 효과를 보여, 약 1개월 내에 증상이 조절되었다. X-ray에서 좌측 슬개골 외측의 골미란이 확인되었다. TKA 후 골미란은 드물지 않으며, 대부분 통증을 유발하지 않는다.

a: Full-length standing AP of lower limb. **b**: Both tangential view of patella **c**: Lt. knee standing AP & Lat. view

용한 약제로 정착되었다. 2016년, 만성요통 및 통증 조절이 곤란한 무릎 관절증에도 적응이 확대되었다. 필자는 통증 조절이 잘되지 않는 무릎관절증 환자의 경험이 적어 투여한 예는 1례에 불과하다. 그 환자는 부작용만 호소하였고 통증에 대한 효과는 없었다. 심발타®의 효과가 통증 억제계의 활성이므로 중추성 통각 과민이 있는 경우가 적응증에 해당한다. 아직은 효과가 있는 환자의 이미지가 잘 떠오르지 않는다. 필자에게, 통증 억제계의 기능 저하는 머리 속에서는 잘 이해가 되고, 충분히 있을 수 있다고 생각한다. 그러나 임상 경험상 그러한 환자의 이미지는 명료하지 않다.

일반적으로 생각하면, 염증으로 설명되지 않는 통증이 심한 환자에 대해 이와 같이 작용 기전이 상이한 약제를 소량부터 효과를 확인해가며 시도해 보는 것이 좋을 것이다. 약제의 첨부문서에 쓰인 용법용량은 용량이 좀 과한 경우가 많다. 이는 용법용량의 설정 기준 대상 질환이 만성요통이기 때문일 것이다. 만성 요통은 그 배경이 복잡하고, 중추성 통증에 가깝다. '단순한' 무릎 통증과는 다를 것이다.

필자는 최소량을 2주간 투여하여 부작용 없이 증상이 개선되거나 효과가 기대될 경우 복용을 지속하게 한다. 필자가 적응증이라고 여겨 투여한 환자에서도 절반 이하만이 복용을 계속할 수 있었다. 또한 효과 지속이나 복용의 필요성에 대해서도 2~3개월 간격으로 재확인할 필요가 있다. 리리카®를 처방한 환자 중 내복량, 내복의 필요성은 서서히 감소한 경우가 대부분이었다.

보충제supplements

복용하면 소화기관에서 분해되어 혈류를 타고 전신을 순환하다가 조직에 흡수되어 효과가 발현된다. 따라서 혈류가 부족한 부분에는 내복약의 도달이 어렵다. 즉, 치료 목표 조직에 대해 약제를 경구 복용하여 효과를 기대하는 것은 안이한 발상이며 과학적인 근거도 낮다.

Glucosamine

글루코사민은 글루코스의 2번 탄소에 부착하는 수산기가 아미노기로 치환된 아미노당의 일종으로, 사람을 포함한 동물에서는 N-아세틸글루코사민N-acetyl glucosamine형태로, 당단백질, 히알루론산 등 GAGsglycosaminoglycans(뮤코 다당류)의 성분이 된다. 연골에 다량 존재하는 프로테오글리칸proteoglycan 복합체의 중심을 차지하는 거대한 GAGs가 히알루론산이다.

Chondroitine sulfate

콘드로이틴은 동물 체내에서 발견되는 GAGs의 일종으로 core 단백질로 불리는 단백질에 공유결합한 proteoglycan으로 존재한다. 특히 연골의 세포외기질extracellular matrix; ECM에 다량 존재한다. D-glucuronic acid(GlcA)와 N-acetyl-D-galatosamine(GalNAc)의 두 당이 반복하는 당사슬에 황산이 결합한 구조이다.

Column

연골조직에 대한 보충제 효과의 근거

영양보급 보충제나 건강식품으로 판매되고 있으며 최근에 경구섭취로는 관절증에 효과가 없다고 밝혀졌다. 증상예방의 효과도 없다. 200명 이상을 대상으로 시행한 대규모 무작위비교실험 10건의 결과에서 무릎과 허리 관절증 환자에서 글루코사민과 콘드로이틴의 단독 혹은 병용 섭취는 관절의 통증, 관절강 협소화에 영향이 없었다[8), 9)].

이와 같은 검토는 과학적으로 옳기 때문에 부정할 수 없다. 그러나 한편, 무릎 관절증도 균일하지 않고, 통증의 원인이나 기전도 충분히 해명되지 않았다. 따라서 환자의 무릎 통증에 절대적으로 효과가 없다고는 볼 수 없다고 생각한다. 환자가 원한다면 1개월 단위로 효과를 시험해 볼 것을 권장한다. 효과가 있다면 2개월 지속한다. 그리고 1개월을 중단하고 그 효과의 변화를 관찰한다. 효과가 없어지면 다시 복용하게 하여 정말 효과가 있는지 확인한다.

Collagen

관절연골의 또다른 성분인 콜라겐은 보충제로 팔리는 인기 제품이다.

콜라겐은 주로 척추동물의 진피, 인대, 건, 골, 연골 등을 구성하는 단백질로, 세포외기질의 주성분이며, 체내에 존재하는 콜라겐의 총량은 사람의 경우, 전체 단백질의 약 30%에 해당하는 가장 많은 단백질이다.

콜라겐을 비롯한 단백질을 섭취하면 위나 장에서 분해되어 아미노산(혹은 매우 짧은 펩티드) 형태로 흡수된다. 보충제 등으로 섭취한 콜라겐이 체내에서 다시 콜라겐으로 합성될 것이라고 생각하는 것은 그저 희망에 불과하다.

Column

필자가 생각하는 보충제

보충제는 무시할 수 없다. 필자 자신도 몇 종류를 복용 중이다. 눈의 피로, 근력 저하, 치매, 간 기능저하. 노화는 확실히 진행한다. 그 바탕에는 연령 증가로 인한 신체 기능저하의 자각과 그에 대한 불안감이 있다. 눈의 피로와 꽃가루 알레르기 증상에는 확실히 효과를 보인다. 기타 증상에는 변화나 효과를 확인하기는 어렵다.

세계적으로 인기 있는 관절증에 대한 보충제도, 무조건 부정할 수만은 없다. 부정하는 것에 의미가 있다면 부정해도 되지만, 본인이 이해하는 이유만으로 완전히 부정할 수는 없다. 과학적으로는 현재 그 효과가 부정적인 것은 명확하다. 단 그 사실이, 모든 사람에 대해 의미가 없다는 것을 의미하지 않는다. 그저 효과가 없다는 것을 염두에 두고, 효과가 없을 때에는 지속하지 않는 것이 좋다. 성분 · 내용을 확인하는 것이 중요하며, 믿을 수 없는 제품은 피해야 한다.

Column

Placebo 효과 ①

여기에서 placebe(위약)효과에 대해 고찰해볼 필요가 있다. 위약은 소량으로는 사람에게 거의 약리적 영향이 없는 포도당이나 유당을 흔히 사용한다. 위약효과의 존재는 널리 알려져 있다. 특히 통증이나 설사, 불면 등의 증상에 대해서는 위약에도 상당한 효과가 있다고 한다.

위약과 치료를 하지않은 비교한 실험 100편 이상을 리뷰한 논문에서 통증은 위약으로 약간 개선되었고, 기타 증상은 개선되지 않았다는 결과가 있다[10].

Placebo 효과 ②

실제로, 수술에도 위수술효과라는 것이 알려져 있다. 일반적으로 통증이 있는 무릎 관절증에 대해 관절경하 수술은 권장되지 않는다[11)~13)].

외용제

파스(첩부제)

일본은 파스 천국이다. 현재, 파스 제제의 대부분은 NSAIDs 성분을 함유하며, 국소적인 소염진통제로 볼 수 있다. 피부에서 흡수되어, NSAIDs 성분의 국소 농도가 높아진다[14), 15)]. 통증 신호를 내는 부위가 관절 주위나 근육 주변인 것을 고려하면, 국소적인 NSAIDs 투여는 안전하고 효과적인 방법이라고 할 수 있다.

예외적으로 흡수가 우수하여 전신적인 작용이 있는 파스도 있지만, 보통 부작용의 대부분이 피부 증상이다. 광과민을 유발하는 파스도 있음으로 피부 증상에 주의를 기울여야 한다. 장시간 붙이고 있으면 부작용이 발생하기 쉽다. 같은 제제라도 반복해서 붙이면, 발진 등의 부작용이 갑자기 나타날 수 있다. 한번 발진이 발생하면, 1개월은 그 부위에는 붙이지 않는 것이 좋다. 다른 부위에 붙여도 발진이 있을 수 있음으로 주의한다. 또한 효과나 부작용은 개인차가 있음으로 일괄하여 어떤 파스가 좋다고 말하기 어렵다. 또한 진통효과 뿐 아니라 접착 정도, 재접착 가능성, 떼어낼 때 어려움, 운동시 버티는 정도 등 여러 선택의 요소가 있다.

파스의 효과가 있고 내복약과 차이가 없으면, 파스를 선택한다. 부어 있는 경우에는 내복과 병용을 지시한다. 또한 관절염 예방을 위해, 무리인 줄 알면서도 움직여야 할 때에는 예방적인 파스 사용을 권장한다. 자기 전에 붙이는 환자도 있지만, 필자는 밤에는 보온하여 피부를 쉬게 하는 것이 중요하다고 생각한다. 또한 차가운 느낌을 선호하는 환자도 있지만, 냉각이 목적이 아니라 염증을 완화시키고 통증을 제거하는 것이 목적이다. 차가운 느낌의 멘솔계 효과를 더해 상쾌한 느낌을 높인 제품도 있다. 차가운 느낌은 파스 효과 본질이 아니다. 기호의 문제이다.

도포제

정형외과 영역에서 사용되는 도포제, 바르는 약의 대부분은 소염진통제 연고, 크림, 로션, 고형제이다. 환자의 선호 제제를 선택한다. 무릎 통증의 일면이 근근막성 통증인 것을 생각하면,

Column

헤파린 유사물질 처방

헤파린 유사물질은 1996년 Hirudoid® soft라는 연고가 개발된 이래 진통제 크림과 함께 무릎 수술 후 환자에 처방되고 있다. 당시는 판매 회사로부터 용법 외라는 클레임이 있었지만, 최근에는 근골격계 부종에 대해 적용이 확대되었다. 용법용량은 발매시에 기초적인 자료를 첨부해 당국에 인정을 받을 때 제시하는 보험진료의 기본이 되는 약정서이다. 보험진료를 무시할 의도는 없지만, 진정한 사용법을 결정하는 것은 환자이며, 의사는 이를 적극적으로 도울 뿐이다. 또한 용법용량에는 장기 사용의 부작용에 대해서도 충분히 검토되지 않았다. 그러므로 지속적인 주의가 필요하다.

스트레칭과 강한 마사지가 효과적이다. 이때 마사지 효과를 향상시키는데 기여한다. 개인적으로는 혈행을 늘리는 효과가 높다고 하는 헤파린 유사 물질을 처방하는 경우가 많으며, 끈적여 싫어하는 환자도 적지 않다. 필자도 사용해 본 적이 있으나 이상하게 통증이 빨리 호전되었다. 제형에 대해서는 환자마다 선호 차이가 크지만, 필자는 비교해서 권장할 정도로 잘 알지는 못한다.

히알루론산 제제의 주사

히알루론산은 관절액 성분으로 세포외기질 뮤코다당의 주성분이다. 히알루론산 제제를 무릎 관절증이 있는 관절에 주사하면, 적어도 일시적으로는 통증이 가라앉는 경우가 많다. 용법용량은 무릎 관절증이 적응증일 때 주 1회, 1주 간격으로 5회 연속 주사하는 것이다. 유지 투여는 2주에 1회 빈도로 주사하는 방법도 인정될 가능성이 있으나, 기본은 연속 5회 투여이다.

히알루론산 제제의 관절내주사

효과는 사람마다 매우 상이하다. 무릎 통증이 개선되고 2~3회 반복하여 통증이 호전되는 경우, 무릎 통증이 주사 후 호전되었으나 2~3일 후 재발하여 원상태가 되는 경우, 통증이 나아지지 않고 오히려 악화되는 경우, 1~2시간 밖에 효과가 없는 경우 등 다양하다.

동물실험 결과, 히알루론산이 관절내주사는 무릎 관절증이나 연골 마모의 진행을 늦추고, 염증을 진정시키는 효과가 있다. 통증에 대해서도 활막 염증을 억제하고 통각 신경의 과민성을 완화시킨다. 또한 윤활작용으로 인해 관절의 움직임을 개선하고, 관절연골의 영양 환경을 좋게 한다(표 1).

히알루론산 주사는 마모된 연골조직을 재생시키는 능력은 없다. 따라서 관절증이 진행된 경우에는 주사의 효과가 명확하지 않다면 주사를 반복할 이유는 없다.

표 1. 히알루론산의 약리작용

관절연골에 대한 작용	• 연골과 친화성이 있어, 연골표면을 피복, 보호(토끼; 1984년) • 연골의 퇴행성 변화를 억제(토끼; 1978년, 쥐; 1989년) • 연골기질에서 proteoglycan 유출을 억제하고 연골대사를 개선(토끼; 1992년)
관절액에 대한 작용	• 병적관절액의 히알루론산 농도 및 분자량을 높여 점조도 개선(사람; 1983년)
관절구축개선 작용	• 건과 건초 사이에 물리적 장벽으로 작용하여 건의 유착 방지(쥐; 1988년)
통증억제 작용	• 관절통증모델에서 bradykinin 단독 및 bradykinin과 PGE2 병용에 의한 통증발생 억제(쥐; 1988년)
활막에 대한 작용	• 활막세포에 작용하여 고분자 히알루론산 합성 촉진(사람; 1983년) • 활막세포에 작용하여, 활막 염증 및 관절 연골의 퇴행성 변화를 억제(토끼; 1999년, 개; 1998년, 사람; 1998년)

동물실험과 실제 임상의 대상이 다르다는 근본적 차이가 있다. 사실 미국정형외과학회American Academy of Orthopaedic Surgeons; AAOS의 가이드라인에서는 관절증은 히알루론산 주사의 적응증이 아니라고 하였다[4].

필자는 히알루론산 관절내주사의 사용법은 3가지이다.

① 관절염이 삼출을 동반하고 증상이 심할 경우. 본래 용법용량에 준해 주 1회, 수회 연속한다. 경우에 따라 스트레칭 등의 케어가 필요하며, 대다수 무릎 통증은 개선된다. 대표적인 사용법이다.

② 삼출은 경도이지만 움직이면 열이 나고, 통증이 지속되는 경우. 2주에 1회씩 히알루론산 주사를 반복한다. 증상이 나아진 상태가 1개월 지속될 때까지 활동량 등을 조절한다. COX-2 저해제나 파스를 병용한다.

③ X-ray에서 관절증은 경도이지만 통증이 호전되지 않는 경우에서 시험적 투여. 연골조직의 마모 속도를 지연시키기 위해 4주에 1회 정도. 수년간 계속 투여를 권장하는 경우도 있다(그림 3)[16]. 어떤 방법이든, 무릎 통증이 지속되는 관절증에서는 연골이 소실된 관절면 부위가 흔히 존재한다. 이러한 증례에 대해서는 주사로 자각적인 통증 개선효과가 명확하지 않으면, 투여를 계속할 적응증은 적다. 간혹 예상 외로 효과를 보이는 경우도 있다(그림 4).

히알루론산 제제의 관절외주사

보험 적용은 되지 않으나, 관절외의 압통점에 대해 히알루론산을 첨가한 주사를 시행하면, 통증 개선 효과가 장기화되는 경우를 수년간 경험하였다. 관절외 통증에 대해서, 필자의 생각이 틀리지 않았음을 뒷받침해 주는 치료 효과이다. 또한 이는 두 가지 사실을 시사한다. 첫째는 히알루론산의 약효로 인해 주사 효과가 길게 지속된다는 것, 둘째는 근막 릴리즈fascia release와 같은 효과를 향상시킨다는 것이다.

근막 릴리즈는 최근 유행하고 있으며, 연부조직의 통증을 외상이나 노화로 인한 연조직의 정상적 움직임(활주)의 저하로 인한 것으로 보고, 그 움직임을 정상화하여, 연골조직의 통증을 개선시키는 치료법이다. 통증 부분에 활주가 악화된 것은 필자도 근골격계 통증의 한 가지 요소라고 이전부터 생각해왔다. 해부학적으로 특히 최근 일본에서도 초음파를 이용하여 통증 부위의 움직임을 확인하며 진단하는 방법이 확산되고 있다. 일본의 초음파를 이용한 진료는 구미에 비해 20년 정도 늦어졌다. 활주가 악화된 조직 사이에 생리식염수를 주입하여 근막 릴리즈를 시행하면, 통증이 극적으로 완화되는 경우도 있다. 이 때 히알루론산을 추가하면, 생리학적 작용이 더해져, 근막 릴리즈의 효과가 향상될 것으로 기대할 수 있다.

동일한 통증 기전을 무릎 통증에도 적용할 수 있다. 근간중격부, 장경인대부, 비복근 근위부 착부, 대퇴이두근 단두 등이다. 또한 건조직의 활주라는 의미에서는 반막양근, 거위발, 대퇴이두

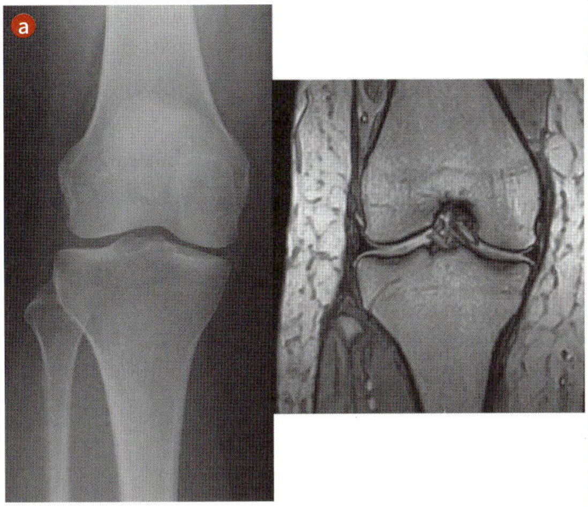

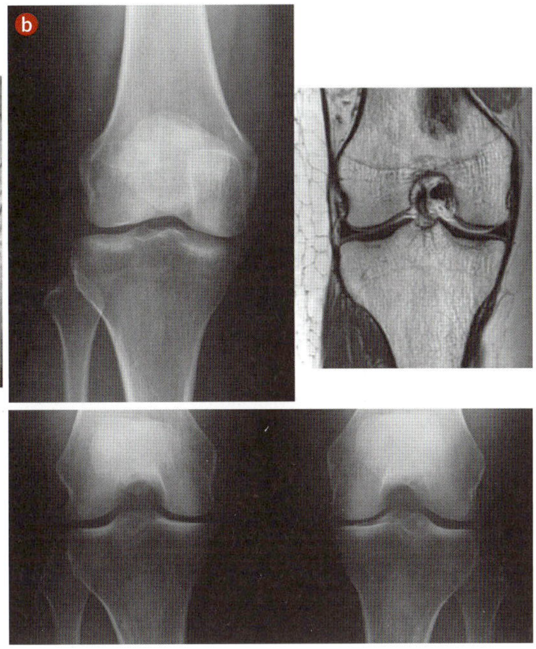

그림 3. 히알루론산의 관절내주사 증례 ①

47세, 여성. 우측 무릎 통증

a: 우측 무릎 통증으로 관절경 검사를 받고 이후 통증이 개선되지 않아 의뢰되었다. 연골마모의 진행을 예방하기 위해 5주동안 매주 히알루론산을 주사한 후 월 1회로 지속하였다.

b: 1년 후 MRI에서 연골 마모가 악화되지 않았고, Rosenberg view에서는 오히려 좌측의 내측 관절간격이 협소화를 보였다.

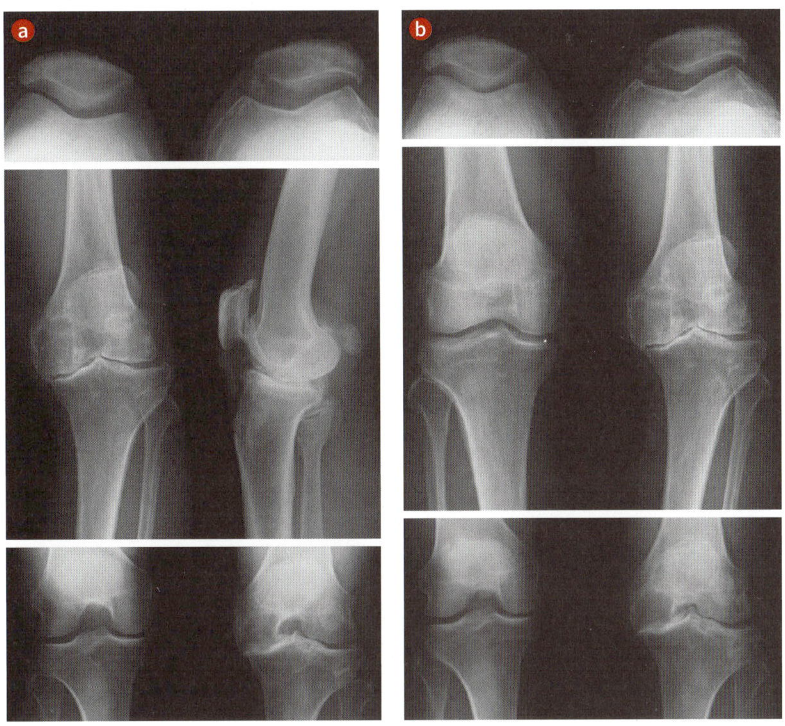

그림 4. 히알루론산의 관절내주사 증례 ②

73세, 남성. 좌측 무릎 통증. 고등학교, 대학교 시절 럭비를 하였다. 22세에 ACL 수술을 받은 후 서서히 좌측 무릎 통증이 악화되어 진료받았다. 65세 즈음부터 근처 의원에서 치료받았으나 히알루론산의 효과는 낮았다. 20~30분 정도 근력운동과 평지 보행을 하고 있다.

a: 초진시. ROM 0/145; −15/140. 압통점; 슬개골 외측, 후외측. 1년간 보존적 치료 후 통증은 개선 경향을 보였다.

b: 3년 후에도 통증은 특별한 변화가 없었다. SYNVISC®를 주사 후 효과가 있었다.

Column

배구 선수에서 관절외 히알루론산 주사

필자는 배구선수에 히알루론산 관절외주사를 자주 시행하는데, 배구선수에 대한 관절외의 주사가 관절내에 비해 3배였다. 배구선수에서는 관절외 통증부위가 치료 대상으로 빈도가 높은 것을 시사한다. 필자의 경험을 표 2에 제시하였다.

근 장두건, 간혹 슬와근건 등도 가능하다. 또한 건초에 싸인 건의 활주를 개선시켜, 건염의 통증을 완화시키는 것은 20여년 이전부터 경주마 연구 결과가 보고되었고, 임상적인 효과도 명확하다.

관절내 히알루론산 주차치료와 제제별 차이

현재 일본의 임상에서 사용되는 히알루론산 제제는 3종류이다. 분자량에 따라 ① 약 80만, ② 약190만, ③ 500~600만으로 나뉜다. 각각 제조법에 차이가 있다.

관절외 66 부위 (45 명)		관절내 16 부위 (16 명)	
슬개건앞 점액낭	2	슬관절	11
슬개건	31	족관절	3
슬개하지방체	5	제1중족골설상골 사이	2
외측측부인대	4		
비복근 외측두	4		
장경인대	2		
거위발	3		
반막양근	2		
내측광근	2		
대퇴이두근	3		
아킬레스건	5		
후경골근건	1		
장무지굴근건	2		

표 2. 히알루론산 치료 실태

1999년 4월부터 2016년 11월까지 V-league 배구선수의 하지에 대한 히알루론산 주사치료를 정리함.
관절외 히알루론산 주사 치료부위의 58%(38/66)가 슬개골 · 슬개건 주위 통증이었다. 수차례 히알루론산 주사를 시행한 증례도 슬개건과 슬관절이 많았다.

① 분자량 80만(가장 일반적)

1987년, Seikagaku Corporation에서 제조되어 Kaken제약에서 발매된 ARTZ®는 첫 일본산 히알루론산 제제이다. 닭 벼슬에서 추출한 평균 분자량 80만의 히알루론산 제제이다. 현재는 후속 제품도 많아졌지만, 히알루론산 제제로서는 압도적인 점유율을 차지한다. 사용이 편리한 제품이다. 즉, 주사가 쉽고, 부작용이 적다.

분자량 크기에 따라, 주사 후 환자의 반응에 차이가 있다. 관절염이 안정되고, 관절 섬유증이 진행된 관절은 분자량이 큰 2.5mL의 히알루론산 주사제로도 관절낭이 확장되어 당기거나 통증이 느껴질 수 있다. 관절 밖으로 새면 증상은 더욱 심해진다. 분자량 80만 제제가 가장 통증 반응이 가볍기 때문에 안심하고 사용할 수 있다.

히알루론산 제제의 효과는 여러가지이다. 이는 히알루론산 수용체인 CD44가 전신에 분포하기 때문이다. 효과가 다양하다는 것은 전반적인 신체기능의 조절에는 효과가 있으나, 특정 목표 부위에 대한 작용은 그다지 강하지 않다는 것을 시사한다. 또한, 관절 내에 주입된 80만 히알루론산은 3일 동안 활막조직에 흡수되어 관절강 내에서 거의 소실되는 것이 동물실험에서 밝혀졌다. 따라서 관절 표면에 코팅되어 남아 있어도 직접적인 윤활제로서 물리적 작용은 기대하기 어렵다. 그러나 활막세포나 연골세포에 흡수된 히알루론산은 관절의 환경을 조정하는 기능을 담당한다.

② 분자량 190만(연골 보호 목적)

분자량 190만의 히알루론산은 이전 발매된 분자량 80만의 히알루론산 제제와 다르게 대장균으로 합성하여 제조된 제품이다. 제조 비용으로 인해 후발 제품은 발매되지 않았고, SUVENYL® (Chugai 제약)만이 시판되고 있다. 분자량이 커, 물리적으로 관절 표면의 윤활작용을 보다 기대할 수 있다. 또한 활막조직에 흡수도 다소 늦어, 관절 내 머무는 시간이 5일 이라고 보고되었다. 따라서 관절연골을 보호할 목적이라면 분자량이 큰 히알루론산을 선택해야 할 것이다. 그러나 결국은 흡수되어 관절 내에서 소실된다. 또한 경직되고 통각 과민 상태의 관절에서는 주사 후 오히려 통증이 심해지기도 한다. 주사 후 1~2일 동안은 무거운 느낌이 지속된다. 이는 특히 활동성이 높은 환자에게는 반드시 미리 설명을 해 두어야 한다. 게다가 관절 밖으로 새어 나오면 통증은 더욱 심해진다. 이론상으로는 분자량 80만보다 우수하지만, 점유율이 높지 않은 것은 이 때문일 것이다.

③ 분자량 500~600만(윤활제 기능)

신비스크(SYNVISC®; Teijin 제약)는 본래 분자량 80만인 히알루론산을 가교처리crosslink하고, 더욱 관절내에 오래 머물 수 있도록 vinylsulfone 가교체를 혼합한 제제이다. 관절내에 1개월 이상 머물러 있는 것이 동물실험에서 밝혀졌다. 1회 2ml를 매주 3회 연속 투여하면, 최대 6개월 정도 효과가 있다고 하여 주사제보다 device에 해당할 것이다. 생체내 히알루론산의 분자량과 거

Column

무리인 줄 알면서도 스포츠를 즐기고 싶은 운동 애호가들을 위하여

관절증이 확인되어도, 스포츠 활동을 지속하는 경우, 초기 무릎 관절증으로 스포츠를 계속하고 싶어하거나 복귀하려는 경우 등에서는 예방적으로 관절내주사를 지속한다. 이러한 환자의 희망을 실현시키기 위한 의료 지원이다. 운동 애호가인 환자의 의사를 지지한다. 포인트는 ① 엄격하게 의사의 판단하에 운동·연습량을 조절할 것, ② 예방적 히알루론산 주사, COX-2 저해제 복용(표 3), NSAIDs 파스 첩부, ③ 스포츠를 지속할 수 있다고 판단되면 지원할 것, 이다. 관절증의 발생과 악화를 보여도 스포츠 활동을 계속하기 원하거나 노력하는 경우에서는 예방적·지속적인 관절내주사를 시행한다(그림 5, 6).

의 동일한 크기의 분자량으로, 윤활제로서의 기능을 향상시킬 목적으로 개발된 제제이다.

효과는 개인차가 크며, 첨부문서에도 '퇴행성 관절증에서 관절에 염증이 현저한 경우는 이 제제의 투여로 인해 국소 염증증상이 악화될 수 있으므로 염증이 완화된 후 투여하는 것이 바람직하다'고 기재되어 있다. 필자도 경험이 있으며, 약 5~10%, 특히 2번째 주사 이후 극심한 관절염이 유발될 수 있다. 의사와 환자 모두 이러한 관절염은 상당히 괴롭다.

3종류의 히알루론산 제제 중에서, 가장 장시간 관절내에 머물며, 윤활제로서의 기능은 확실하다(그림 4).

표 3. 염증의 예방 치료

COX-2 저해제	히알루론산 관절내주사(분자량 190만)
• 예방적 격일 복용(1일1정 용량 약제) • 매일 1정(1일2정 용량 약제) • 외출 전 • 여행 시 휴대하여 매일 복용 • 무리하게 활동 예정인 날 오전 • 무리하게 활동한 다음날부터 2~3일 동안	• 2~4주 간격으로 연골 보호 • 외출 전 악화 방지 • 시합 전 경기력 유지
용법용량을 초과하지 않도록 복약지도	용법용량은 무시하고 시행

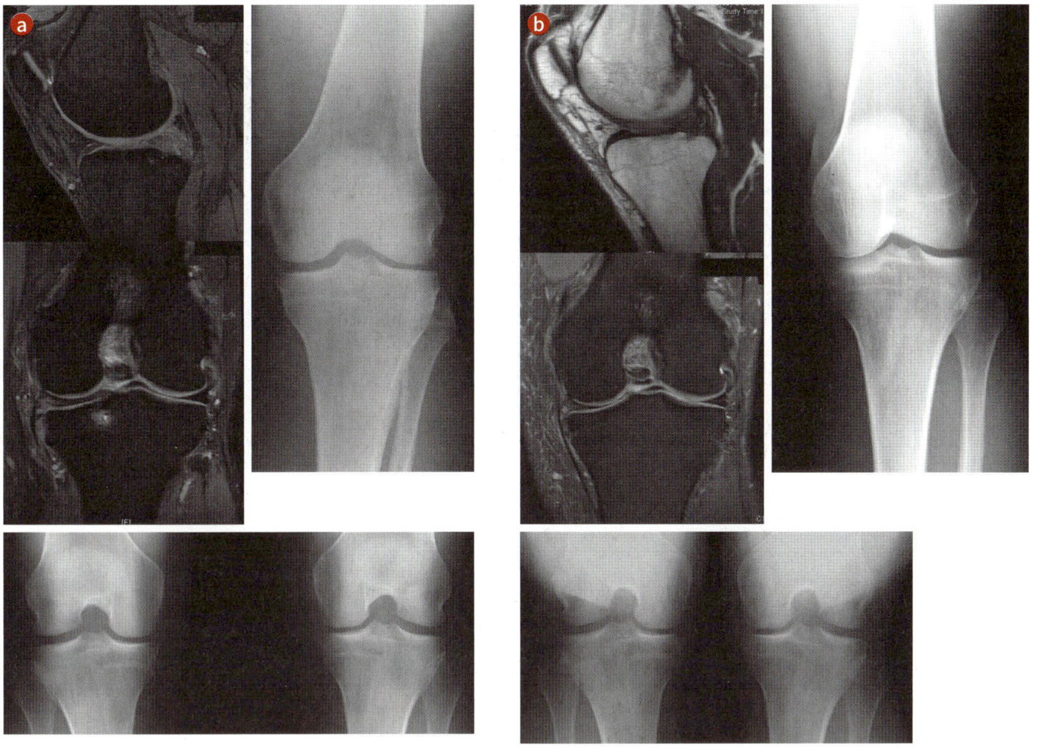

그림 5. 예방적 히알루론산 관절내 주사 ①

41세, 남성. 가라데 전국대회 출전 수준. 내원 2년 전부터 좌측 무릎의 통증이 악화되어, 발차기나 무릎꿇는 동작이 어려워져 의뢰되었다. 만성 관절염 증상을 보였다. 2~4주에 한 번씩, 히알루론산 주사를 반복, COX-2 저해제를 예방적으로 복용하여 염증을 조절하며, 복귀를 목표로 하였다. 1년 6개월만에 복귀에 성공하였다.

a: 초진 시 X-ray, MRI 영상

b: 1년 후 X-ray, MRI 영상. 경도의 내측 구획의 변화가 의심되지만 관절증 변화의 진행은 적었다.

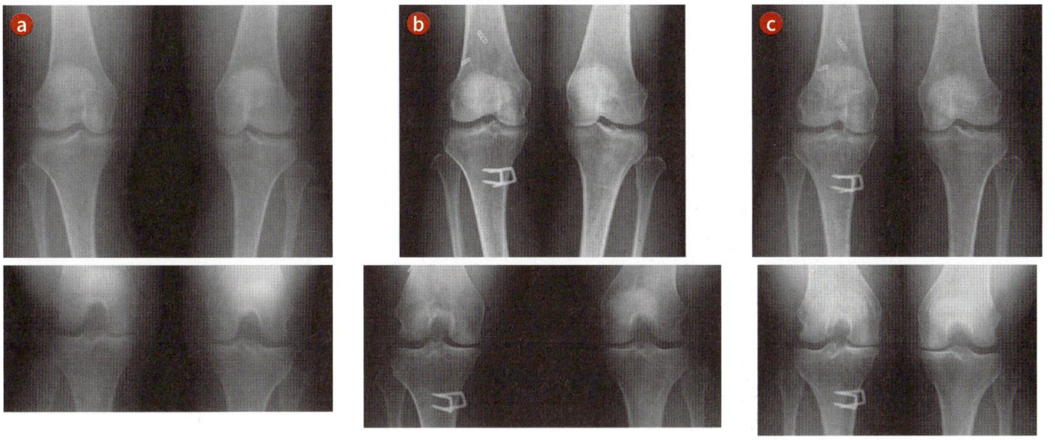

그림 6. 예방적 히알루론산 관절내 주사 ②

37세, 여성. 배드민턴 대회 출전 수준. 양측 무릎 ACL 손상으로 우측 인대재건술을 시행받았다.

a: 수술 전, **b**: 수술 2년 후, **c**: 수술 5년 후. 그 동안 염증과 통증이 조절되어 배드민턴 경기력도 유지되었으나, X-ray 에서는 시간 경과에 따라 내측 관절증이 진행된 소견을 보였다.

온열치료 · 전기치료

무릎 통증에서 이른바 물리치료의 효과에 대해 필자가 언급할 수준의 경험도 없고 깊이 생각해 보지도 않았다. 통각 자극에 대한 냉각이나 보온·온열치료의 효과는 명확하다. 그러나 단순히 온도의 문제 이상으로 전기치료가 특별한 효과를 지속적으로 발휘할 만한 이유를 찾기 어렵다. 치료 시와 그 후 일시적으로 통증이 호전된다. 그러나 다음 날에는 원상태로 돌아간다. 필자는 그러한 치료라고 생각한다. 무릎 관절증의 통증 원인을 변화시킬 요소가 없다. 다양한 통각신경에 특이적인 효과가 있는 특정 주파수가 존재할 가능성도 있지만, 이는 지속적으로 무릎 관절증의 통증을 개선하는 것은 아니다. 따라서, 치료로서의 가치는 떨어진다고 생각한다.

보조기치료

필자가 일상진료에서 무릎 통증이 있는 환자에게 설명하거나 권장하는 보조기의 종류와 사용법에 대해 설명하겠다

Leg warmer(그림 7)

레그 워머는 보조기는 아니다. 그러나 효율적인 보온을 위해 무릎 담요나 레그 워머를 추천한다. 겨울이나 냉방 중에 통증이 있는 무릎이 차가워지면 더욱더 아프고 뻣뻣해진다. 이는 냉각으로 인한 통각과민과 섬유화에 따른 경직의 악화로 인한 것이다. 보온은 무릎 통증 조절의 기본이다. 발가락부터 허벅지까지 넓게 보온하는 편이 좋다. 무릎 담요도 효과적이지만 하지 후면 보온에 취약하다.

Supporter · Bandage(그림 8)

시판되는 서포터도 보온과 경도의 압박이 목적이다. 경도의 압박이 효과적인 이유에 대해 이해가 깊지 않지만, 확실히 움직이기 편하다. 보온 효과를 우선한다면 너무 꽉 끼지 않고 긴 것이 좋다. 한편, 압박을 우선시할 경우, 무릎에 딱 맞게 장착하면 무릎과 발이 편하게 느껴지는 것이 좋을 것이다. 이러한 의미에서 압박붕대를 무릎에 감는 것도 좋다. 상태에 따라 감는 방법도 변경할 수 있고, 세탁도 비교적 용이하다.

Lateral wedge(외측 설상족저판) (그림 9)

일본에서는 내반슬의 관절증 환자에서 외측을 높게 한 족저판 착용을 권하는 의사가 많다. 그러나 필자는 그 효과나 착용성에 대해 다소 회의적이다. 외측 설상족저판이 반드시 필요한 무릎 관절증 환자는 소수라고 생각한다. 우선 의사에게 처방을 받아, 제대로 효과를 보고 있는 환자는 평균적으로 절반 이하이다. 발목이 외반위 상태에서 활동하면, 무릎 내측 구획에 부담이 감

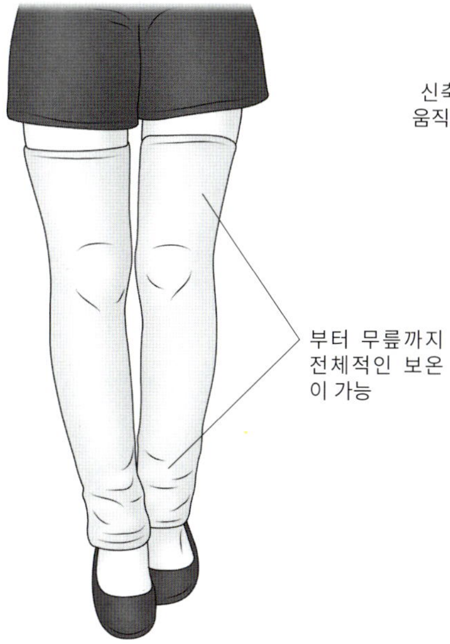

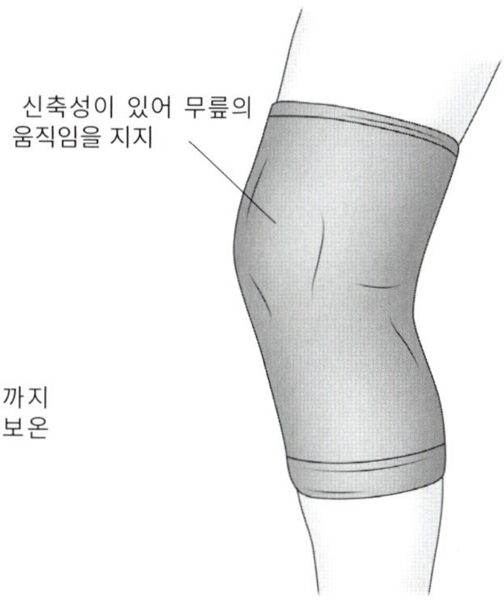

그림 8. Supporter

무릎 서포터는 적당한 밀착감과 보온 기능으로 외출이나 활동 중에 효과적이다. 지지성은 거의 없으나 밀착과 적절한 신축성은 무릎 움직임을 가볍게 해준다.

그림 7. Leg warmer

무릎 통증에 대해서는 '보온'이 기본이다. 보온은 적극적으로 온도를 높이는 것을 의미하지 않는다. 무릎뿐 아니라 발부터 허벅지까지 넓은 부위를 꽉 끼지 않게 감싸 냉각을 막는다. 여름에 냉방 중인 실내에서 데스크 작업 중에는 무릎 담요를 사용한다.

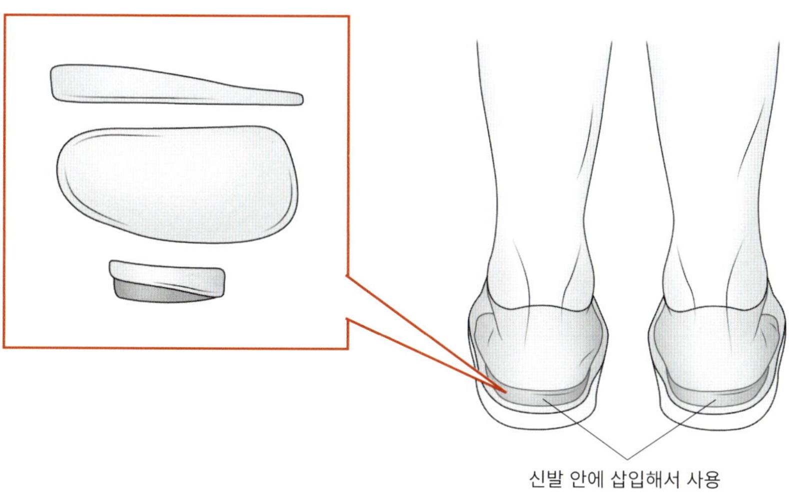

그림 9. 외측 설상족저판

내측형 무릎 관절증에 대한 효과의 근거가 높다. 중요한 것은 실제로 그 무릎 통증 개선효과 가 있는지, 있다면 얼마나 지속되는지 여부이다. 외출시에 사용한다면, 신기 편한 신발에 삽입해 착용한다. 외출 시간이 긴 환자에서 유용하다. 그러나 주부로 집안일이 많은 환자에서는 실내에서 착용할 방법을 고민해야 한다. 실내화와 병용하는 것도 한가지 방법이다.

소하는 것에는 이의는 없다. 그러나 그 환자의 하지나 족부가 실제로 교정이 되는지, 또한 다른 부분에 통증이 발생하지 않는지에 대해서는 의문점이 있다. 처방하여 결과적으로 일상에서 잘 사용되고 위화감이 적다면 착용을 지속해야 할 것이다. 이론적으로는 내측 부담이 경감된다. 그러나 무리하게 착용할 필요는 없다. 족관절에 구속성을 주는 족저 보조기도 마찬가지이다.

족저판(arch supporter) (그림 10)

활동적인 운동선수의 무릎 및 하지의 통증에 대해서는 아치 서포터와 외측 설상족저판을 조합한 족저판 처방이 늘어나게 되었다. 트레이너로부터 요청도 많다. 그중에서도 여자 배구 선수에서 효과와 사용 지속성은 주목할 만하다. 발의 충격 흡수 기능 저하는 외반 편평 경향이 있거나 발등이 높은 요족에서 관찰된다. 아치 서포터는 이러한 발의 충격 흡수를 향상시키고, 재질에 따라 더욱 흡수력을 높일 수 있다. 또한 하지의 정렬이나 종골의 외반, 내반에 따라 외측 설상 lateral wedge의 높이를 조절한다. 한번 처방한 선수는 대부분 운동 시에 사용하며, 재제작을 원한다. 운동선수의 하지 장애에서 족저판을 꺼리지 않거나 사용가능한 종목에서는 사용을 검토해 보는 것이 좋다.

Soft brace(연성 보조기) · immobilizer (그림 11)

지지대가 없는 연성 보조기는 형태 변화에 대응해 착용을 계속할 수 있는 장점이 있다. 지지력은 높지 않지만, 활동 시 착용이 편한 것이 보조기치료의 기본이다. 변형이 심하고, 골이 소실된 무릎 관절증 환자에서 외출 시 착용 가능성이 높다. 앞으로 열리는 타입이나, 신는 타입도 있으며, 핏감이 좋고 신고 벗기 편한 것을 선택한다.

지지대의 경도가 높으면 지지력도 향상되지만, 동시에 착용시 핏감 저하를 유발한다. 결국 착용감과 지지성이 관건이다. 변형이 심한 무릎에서는 앞으로 열려 슬개골 부분이 개방된 타입이 좋다. 신는 타입으로 스프링이 지지대로 삽입된 보조기도 유명하다. 지지대의 유무는 착용감과 효과를 절충하며, 환자의 선택으로 결정한다.

Hard brace(경성 보조기) (그림 12) · unloader brace (그림 13)

다리가 긴 운동선수가 착용하는 견고한 경성 보조기는 고령자에게는 적합하지 않다. 변형이 어느 정도 진행한 남자 환자에서 특히 테니스를 유지하고 싶어 하는 환자에서는 테니스를 할 때만 경성 보조기 착용을 권장한다(그림 12). 외반 작용이 있는 unloader brace도 이론적으로는 우수하지만 착용감이 나쁘고 통증 억제 효과도 그다지 높지 않다(그림 13). 한편, 변형이 고도인 관절증에서도 CB brace(Sakima 의지)를 쾌적하게 착용 중인 환자도 적지 않게 경험했다. 매우 가볍고 핏감이 우수한 보조기이다.

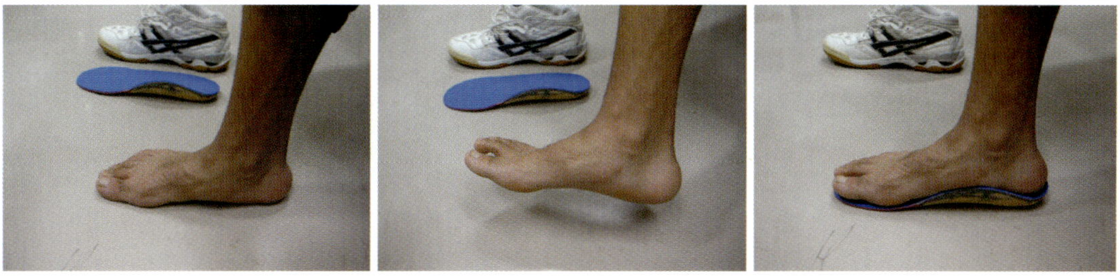

그림 10. 족저판을 이용한 하지의 균형 교정

무릎을 포함한 통증이 과도한 충격이나 과로, 과다 사용으로 인한 것으로 생각되는 예에서 충격 흡수능력의 보조로 족저판을 이용하는 경우가 있다. 특히 여자배구 V리그의 선수에서는 반수 이상으로 처방하여, 호평을 얻어 계속적으로 사용하는 것이 대다수였다. 무릎 관절증 환자에서는 운동선수와 같은 족저판의 사용은 필요 없는 경우가 많지만, 과사용으로 무릎 통증의 컨트롤이 잘 되지 않는 경우로 편평족이나 요족을 보이는 환자에게는 처방해도 좋다고 생각한다. 그림은 V 리그 남자배구선수. 외반편평족을 보이며 아치를 서포트해 줌으로써 하지의 기능축 변화와 쿠션성의 개선을 얻을 수 있다.

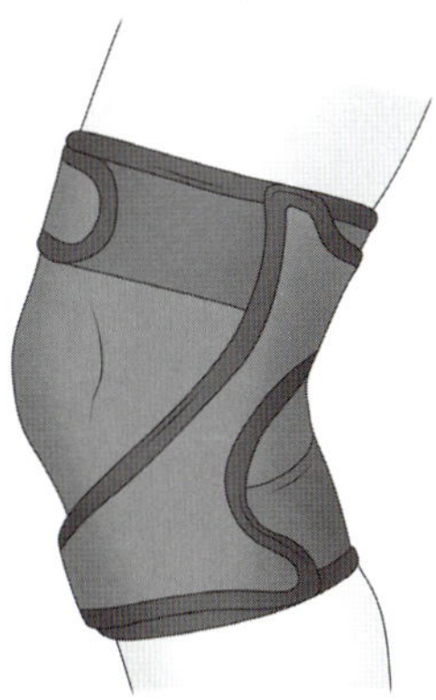

그림 11. Soft brace연성 보조기 · immobilizer

무릎 보조기는 주로 내측형 무릎 관절증 KL grade 3 정도의 환자 활동 시 유용성이 높다. 스스로 착용이 쉽고 효과를 실감할 수 있다면 가치가 있다. 직업이 있거나 외출이 잦은 환자에게 추천한다. 또한 스포츠를 즐기는 환자에게도 좋을 것이다.

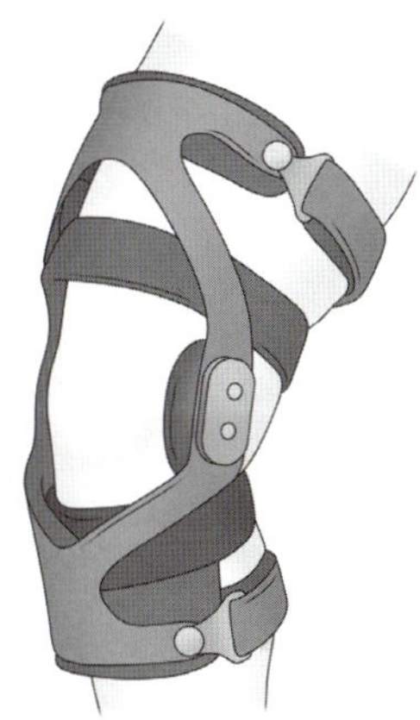

그림 12. Hard brace경성 보조기

주로 남성에서 KL grade 3 이상의 내반 변형이 있는 내측형 관절증 환자에서 테니스나 골프, 하이킹 등을 적극적으로 지속하려는 경우, 활동시에만 착용을 고려한다.

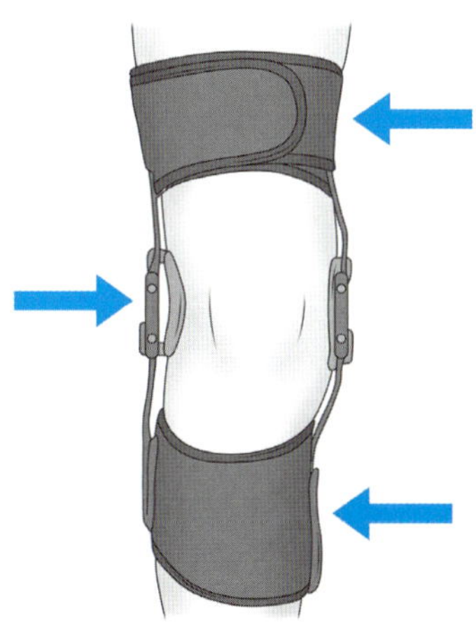

그림 13. Unloader brace

내측형 관절증에서 내반슬을 보이는 환자에 고려하는 보조기이며, 외반 교정력이 신전위 부근에서만 작용하며, 착용감이 나빠 장기 사용이 드물다. 오키나와에서 개발된 초경량의 OA brace가 오래 사용할 수 있어 권장된다.

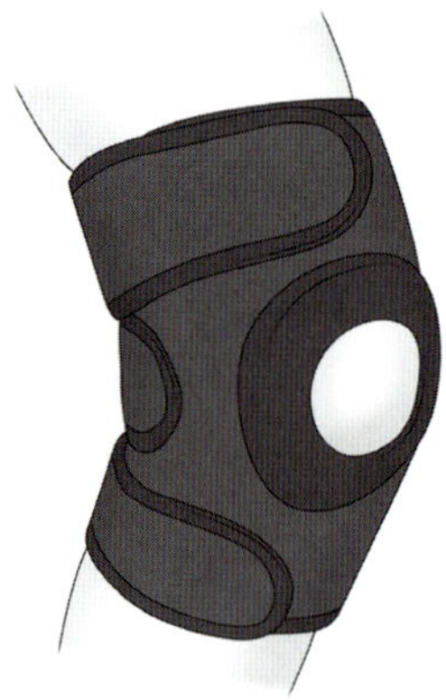

그림 14. Patellar brace
착용이 쉽고 의외로 사용감이 좋다. 슬개대퇴관절 관절증 환자에 한하지 않고 다른 관절증에서도 슬개골 주위 통증이 있다면 시도해볼 수 있다.

Patellar brace (그림 14)

X-ray 상 슬개대퇴관절증이 명확하지 않아도 모든 무릎에서 신전기구에 부담이 큰 슬개골 주위에는 통증 빈도가 높다. 따라서 내반슬에서도 슬개골 보조기가 효과적인 환자가 있다. 비교적 변형이 진행되어도 활동성이 높은 환자가 선호하는 경향이 있다.

권장하는 운동, 해도 되는 운동

걷지 않으면 못 걷게 된다. 우주비행사의 근량 및 골량 저하는 우주선 내에서 아무리 운동을 해도 충분한 회복이 어렵다. 중력이라는 큰 부하는 위대하다. 그러므로 중력 하에서 체중을 지지해 이동하는 '걷기'조차 쉽지 않은 대단한 행위인 것이다. 어느 정도 관절증이 진행한 환자 중에는 치료 효과로 평지 보행이 어느정도 가능해져도 계단을 오르내릴 수 없다는 호소가 많다. 체중 부하를 하며 무릎을 굽히고 펴는 것, 그것도 한쪽 다리로만 굽히고 펴는 것이 쉽지 않다면 계단을 원활하게 오르내릴 수 없다. 보행 시 무릎에 가해지는 부담은 체중의 3배이며, 계단 보행시에는 체중의 7~8배에 이른다(그림 15). 3배의 부하를 견딜 수 있게 됐다고 해서 바로 7~8배의 부하를 견뎌낼 수 있는 것은 아니다.

따라서 평지에서 걸을 수 있게 되었지만 계단 보행이 되지 않는 경우나, 계단 보행을 원하거나 해야 하는 경우에는 가능한 운동을 가벼운 강도부터 시작하게 한다.

우선 양손 모두 손잡이를 쥐고 무릎을 굽히는 것이다. 무릎을 굽혀 체중이 실리는 것을 하지에 기억시킨다. 이것이 가능해지면 다음에는 손잡이를 잡고 한발로 서서 천천히 무릎을 굽힌다. 버틸 수 있는 무릎의 각도와 시간을 유지한다. 5초부터 시작한다. 한번 못하게 된 것은 순서를 세워 연습하지 않으면 다시 할 수 없다. 쉽게 말해, 붙잡고 스쿼트 운동이다(그림 16a).

무릎에 좋은 운동이라고 널리 알려진 것이 수중 워킹이다(그림 16b). 그러나 이동 시간, 요금, 수영복으로 갈아입기 등, 많은 환자들에게 쉽지 않은 면이 많다. 무릎 통증을 치료하는 측에

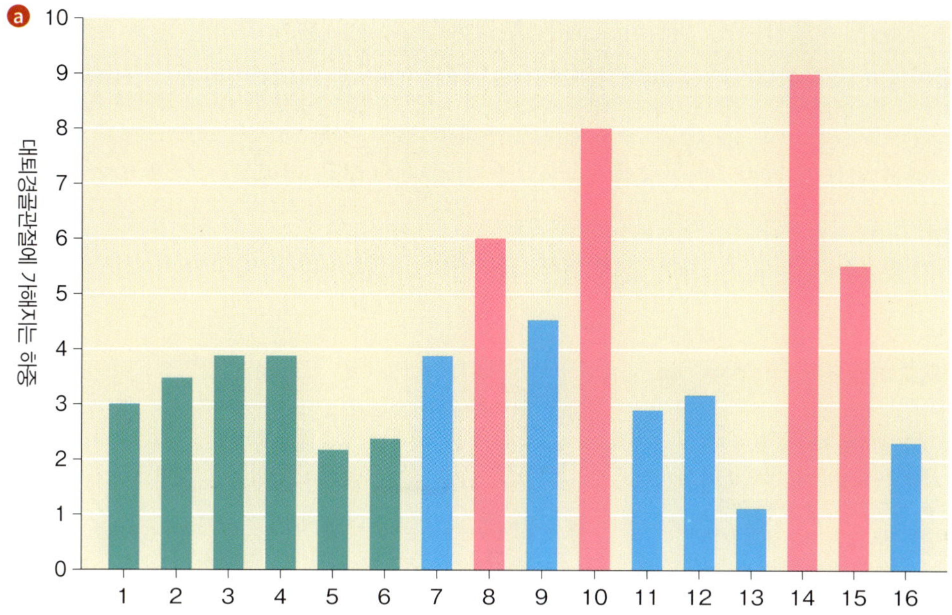

1~6: 평지 보행, 8: 계단 내려가기, 10: 내리막길, 14: 등속신전운동, 15: 쪼그려 앉기

평지보행도 부하가 상당하다.

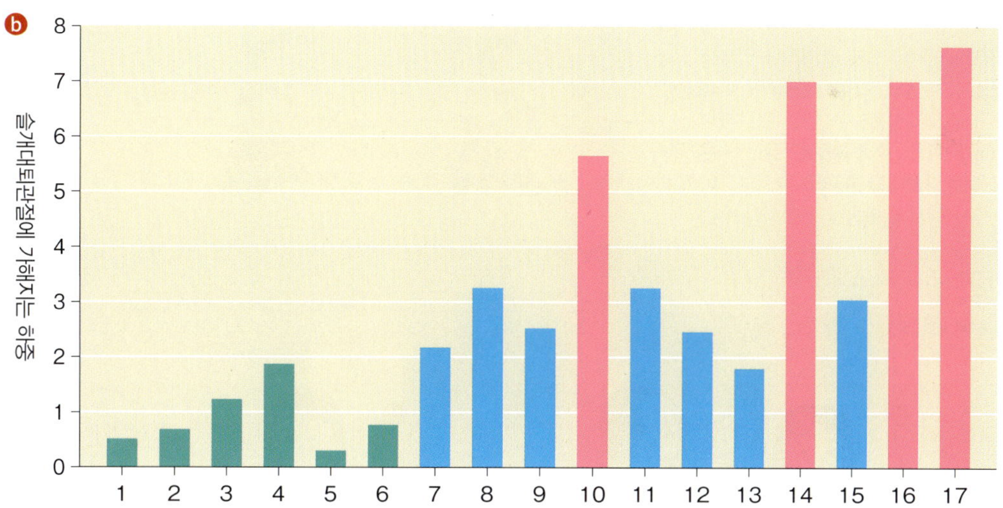

1~6: 평지보행, 10: 계단 내려가기, 14: 내리막길, 16: 조깅, 17: 쪼그려 앉기

하중 굴곡 · 신전의 부하가 높다.

그림 15. 하중과 관련된 다양한 연구 보고를 정리한 막대 그래프

평지보행에서는 대퇴경골관절에 체중의 3배에 달하는 하중이 가해진다. 계단 내려가기나 내리막길에서는 6~8배의 하중이 가해지고, 쪼그려 앉는 동작에서도 약 5.5배의 하중이 가해진다.

서도 체중 부하를 감소시키고 움직이는 것은 확실히 나쁘지 않다. 그러나 부하의 수준이 나아지지는 않는다. 수중에서 걸으면 지상에서 편하게 걸을 수 있는 체력이 길러지는 것도 아니다. 따라서 필자는 입문 단계로서 수중 워킹의 효과는 부정하지 않으며, 체중 부하를 줄인 보행 동작으로는 이상적이라고 생각한다. 가슴 깊이 정도의 물속에서 체중은 거의 0이된다. 그러나 그렇게 적극적으로 권장하지는 않는다. 지상 워킹은 기초대사를 높이는 효과가 있으므로, 주 2~4회 정도 시행하는 것은 나쁘지 않다. 운동량을 늘리면 좋지 않다는 것은 머리로는 알고 있어도 실천하기는 쉽지 않다. 실제로 과사용으로 인한 관절통의 재발이 계속된다. 반대측의 통증도 악화되어 전체적으로 나빠지는 경우도 흔하다. 걷기 위해서는 스틱 2개를 이용한 노르딕 워킹이 가장 권장된

그림 16. 해도 되는 운동, 추천하는 운동

필자는, 환자가 원하는 활동을 할 수 있도록 돕고 싶다. 수술을 하지 않으면 아파도 어쩔 수 없다고 말할 수는 없다. 그러나 통증을 억누르고 무리하게 운동을 한다면, 관절증은 점점 진행하여 결국 좋아하는 것을 할 수 없게 된다. 무릎 통증이 어느 정도 개선되고, 환자가 운동을 원한다면, 노르딕 워킹이나 에어 바이크가 좋다. 단, 에어 바이크는 슬개대퇴관절증이 명확한 환자에게는 권장되지 않는다. 그 전에 손잡이를 잡고 양발 스쿼트, 한발 스쿼트를 연습해야 한다. 적어도 5초를 유지하여 무릎 주위가 스트레칭되는 느낌을 자각하며 시행하게 한다. 수중 워킹은 유산소 운동으로서 안전하고 효과도 있지만, 이로써 지상에서의 활동을 개선시킬 수는 없다.

a: 손잡이 잡고 하프 스쿼트
b: 수중 워킹
c: 노르딕 워킹
d: 에어 바이크

a
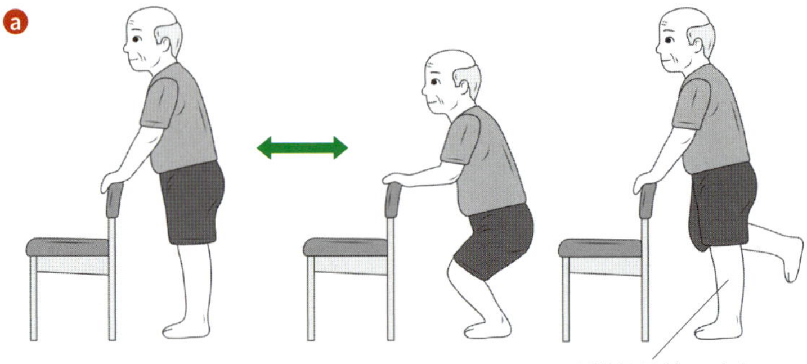

b
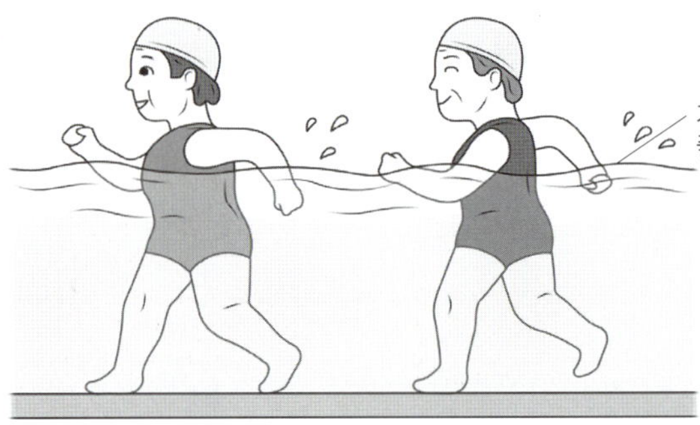
가슴 깊이 정도가 좋다.

c
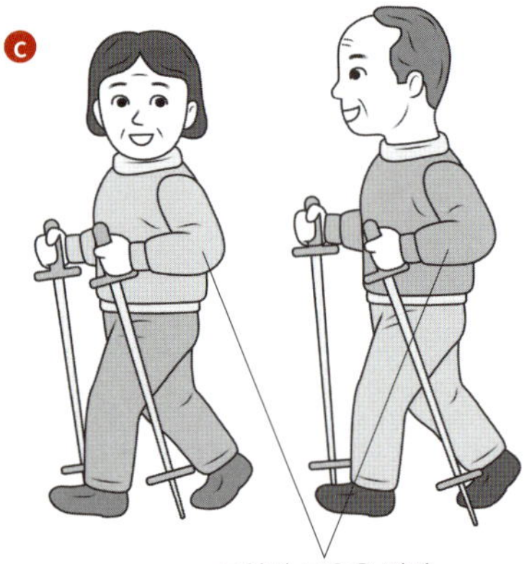
등허리 근육을 편다

d
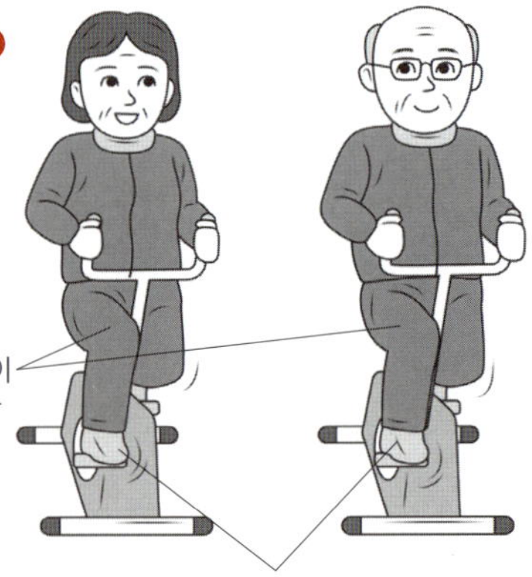
안장 높이를 맞춘다
속도나 부하를 조절한다

다(그림 16c). 그러나 이 또한 준비와 자세를 익히는 것이 쉽지 않다. 운동을 위해서는 쿠션이 있고 평탄한 곳이 좋다. 잔디밭이 이상적이지만, 바닥에 요철이 없으면 무방하다(그림 17).

기초대사 향상 목적으로 커브스®에서 다양한 기구를 이용한 운동을 30분 정도 지속하는 것도 좋다. 단 하중 무릎 굴신 운동은 피해야 한다. 운동치료가 무릎 통증의 개선 효과가 있다는 것은 높은 근거수준을 보인다. 그러나 어떤 운동이 가장 적절한지는 명확하지 않다. 열심히 한다고 효과가 오르는 것은 아니다. 따라서 지속하는 것, 바르게 하는 것이 중요하다[17].

통증이 완화되고 착용이 힘들지 않다면 보조기를 사용하는 것도 좋다. 단, 외출하거나 운동할 때만이다. 가능하면 무릎의 부담을 낮추도록 노력하면서, 부하를 높인다. 에어 바이크는 자주 추천하는 운동이다(그림 16d). 자전거 타기도 걷는 것은 아니므로 보행능력을 직접 향상시키는 것은 아니지만, 기초대사를 높이는 효과가 있고, 안전성이 높다. 물론 PF 관절이 좋지 않은 환자에게는 권장되지 않는다. 그러나 일반적으로 치료가 힘든 내측형 관절증에서도 PF 관절이 특히 악화된 경우는 드물다. 단순히 지팡이를 사용하면서 자신의 페이스로 20~30분 걷는 것도 좋다. 통증이 악화되지 않고, 멋있게 걷는, 즉 중심선을 바른 위치에 두고 허리를 젖히고(요추 전만 유지), 가슴을 편 자세를 의식한 걸음이다. 이 자세는 걷지 않을 때도 유지하면 효과가 있다. 그러나 아무래도 단조롭고 지루할 수 있으므로 좋은 환경에서 본인의 페이스에 맞게 걷는 것이 좋을 것이다(그림 17).

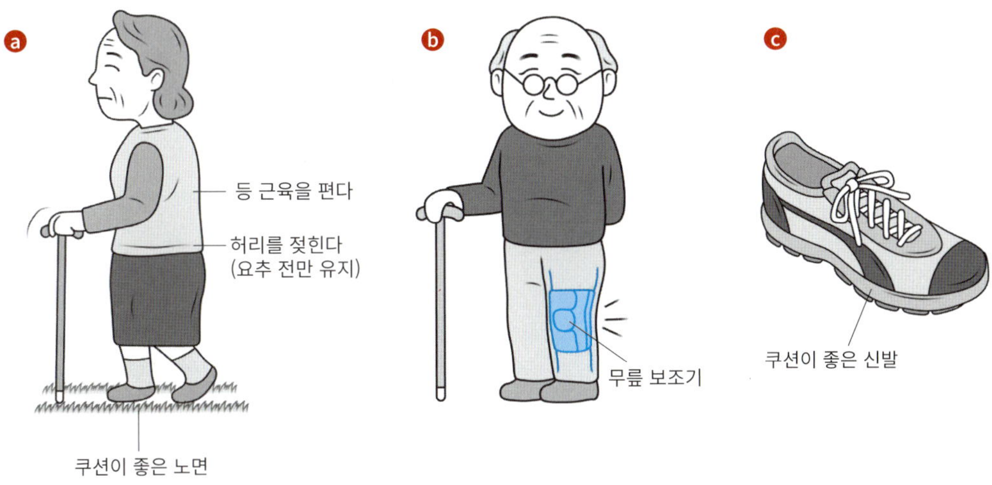

그림 17. 권장 보조기

지팡이 사용은 매우 효과적이지만 고령자에서 반발이 많다. 그러나 고통스럽게 걷기 보다 지팡이를 사용해 바른 자세로 걷는 것이 좋다. 등 근육을 펴는데 이용하는 것이 중요하다. 편하게 걷기 위해 지지성이 있는 보조기나 쿠션이 좋은 신발을 신어야 한다. 또한 잔디밭이나 딱딱하지 않은 흙 등 쿠션이 좋은 노면을 걷는다.

a: 지팡이 사용, **b**: 외출시 보조기 사용, **c**: 쿠션이 좋은 신발

원하는 스포츠를 오래 지속하도록 지도한다. 복식 테니스나 골프가 일반적이다(그림 18a, b). 즐기는 것이 중요하며 계속할 수 있어야 한다. 과거의 영광에 얽매이지 않아야 한다. 물론 이전과 같지 않다면 하고 싶지 않을 수도 있다. 무리할 때에는 사전에 준비가 필요하다. 예방적으로 히알루론산 주사, COX-2 저해제 복용, 보조기나 지팡이를 사용해 아프지 않고 즐기는 것이 중요하다. 환자가 가볍게 여기는 하이킹은 지반이 고르지 않고, 경사도 있으며, 장시간 하기 때문에 그 중에서 가장 난이도가 높은 운동이다(그림 18c)

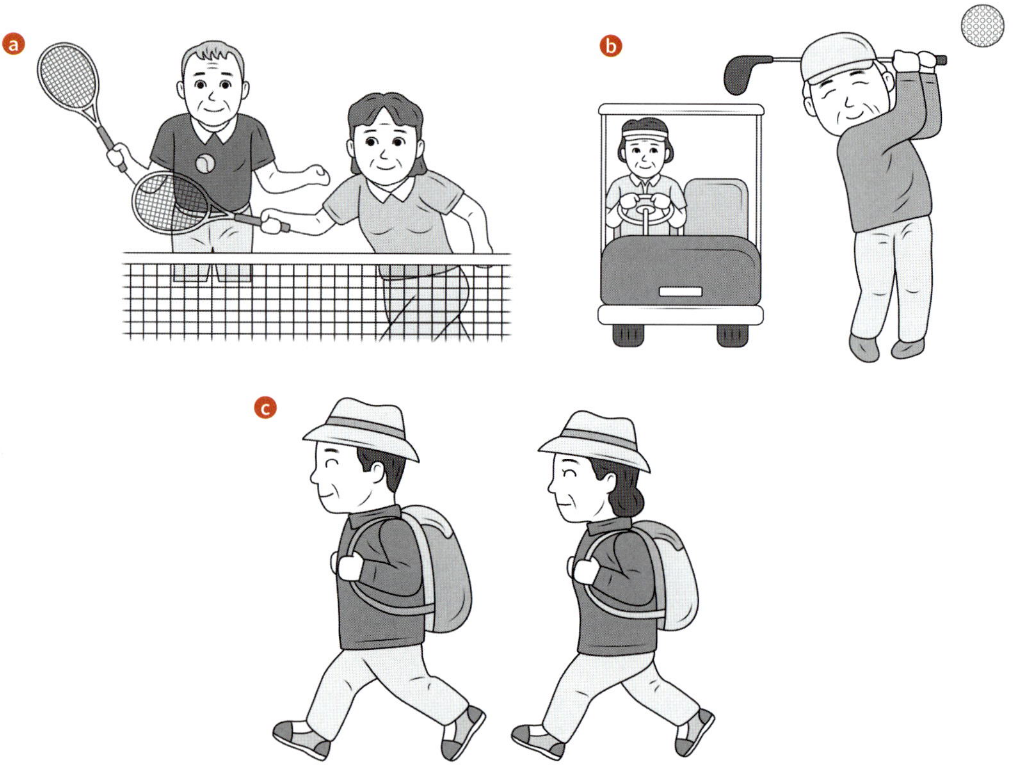

그림 18. 권장하는 운동

만약, 무릎에 인공관절 치환술을 받았더라도 골프나 복식 테니스는 가능하다. 수술받지 않고도 무릎에 부하를 줄이며 운동을 지속하기를 권장한다. 의외로 난이도가 높은 것이 장시간의 하이킹이다. 연골이 소실된 무릎에 장시간의 부하는 좋지 않다.

a: 많이 뛰지 않아도 되는 복식 테니스

b: 카트로 이동하는 골프

c: 의외로 난이도가 높은 하이킹

Column

건강에 대한 사람의 욕심

인간은 불로불사를 꿈꾼다. 의학 · 의료의 본질도 그에 기인한다. 재생의 매력. 그러나 조직의 치유를 살펴보면, 낫는 것은 그렇게 간단하지 않다. 상처가 생기면 흉터가 남는다. 이는 인체 조직의 치유가 완전하지 않다는 것을 보여주는 예이다. 나아도, 성능은 기껏해야 원래의 50% 정도라고 보는 것이 좋다. 또한 재생된 조직도 노화를 피할 수 없다는 것도 잊지 말아야 한다.

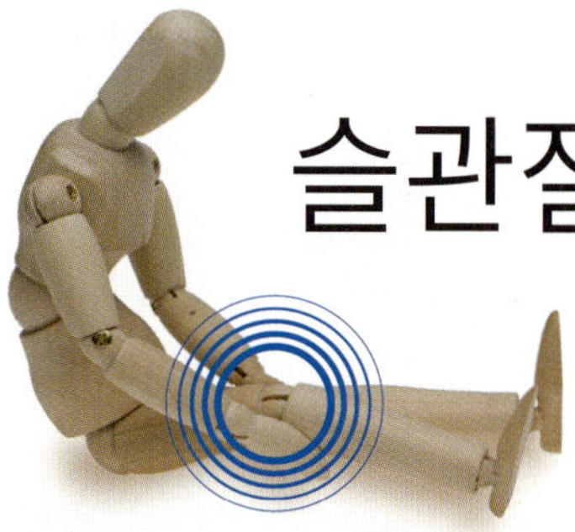

슬관절 수술 후 초기 재활치료

수술은 전형적인 무릎에 대한 침습이다. 수술을 하면 반드시 출혈이 있고, 무릎에 통증을 야기한다. 여기에서는 대표적인 슬관절 수술 후의 재활치료의 진행(필자의 병원 및 도쿄 의과치과대학의 경험)과, 운동선수에서는 조깅의 시작까지의 수술 후 케어와 무릎 통증 조절의 실제를 설명할 것이다. 수술 후 재활치료도 술식에 따라서는 물론이며, 개인에 따라서도 수술 후 통증이나 부종이 큰 차이를 보이고, 재활치료 진행 양상이 달라진다. 이러한 차이를 초월한 적정화를 실현하는 것이 보다 안정된 수술 후 성적 향상에 중요할 것이다.

전십자인대(ACL) 재건

4번 접은 반건양근건을 이용한 이중속재건술double bundle ACL reconstruction with 4 folded semitendinosus tendon에서의 진행을 기본으로 기술하겠다. 골부착 슬개건bone tendon bone; BTB을 이용한 재건술도 수술 후 재활의 기본은 거의 동일하며, 이식 건의 차이로 진행의 특징이 약간 다르다.

① 가동범위ROM훈련, ② 하중훈련, ③ 근력강화, ④ 운동 복귀 준비, 순서로 진행한다.

퇴원의 기준(필자의 병원)

수술 5~6일 후 목발을 이용한 전하중 보행으로 계단 오르내리기가 가능한 것을 확인한다. 신전이 무리 없이 가능하며, 신전 제한이 심하지 않고, Q-setting이 가능하고, 굴곡이 90° 이상일 때이다. 거의 예외 없이 수술 후 5~6일에 퇴원한다.

ROM 훈련 ① 무릎 신전 훈련

기본은 하지거상훈련straight leg raising; SLR과 Q-setting 이다.

필자는 신전 각도를 절대값과 좌우 차이로 평가한다. 최대 신전 측정은 도수적, heel height distance(HHD, 복와위, 앙와위) (그림 1), 최대 신전위의 knee lateral view(그림 2)를 종합적으로 판단한다. 최대 신전위의 knee lateral view에서는 경골의 전방아탈구 유무에 주의한다. 경골전방아탈구를 보이는 무릎에서는 최대 신전각도와 외견상 신전각도의 차이가 크다.

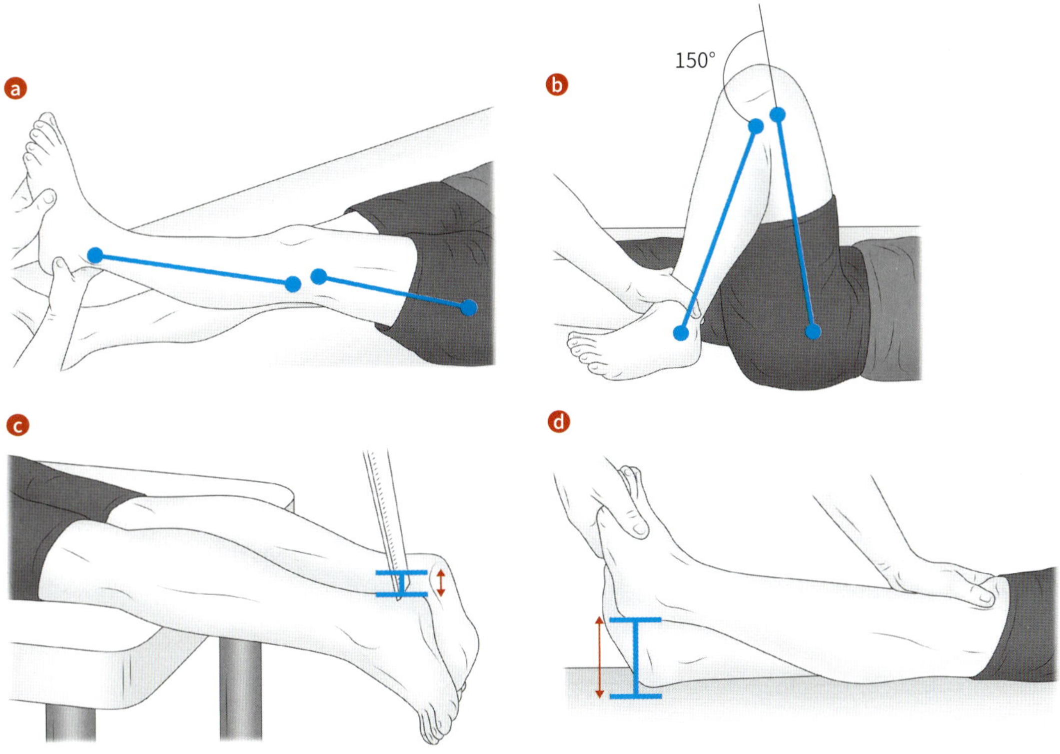

그림 1. 신전 제한의 평가

무릎 최대신전 · 굴곡 각도의 측정, 도수적으로 환측, 건측을 측정해 비교한다.
신전 각도는 1° 차이도 의미가 있다. 보통 무릎은 약 2° 과신전을 보인다. 5°를 초과하는 과신전은 불안정으로 간주한다.
최대굴곡각도는 5° 단위로 측정하며, 차이를 기록한다.
a: 앙와위에서 최대 신전각 측정(그림은 0°), b: 최대굴곡각도의 측정(최대굴곡각도는 150°)
c: 복와위에서 진찰대 끝으로 이동하여 발꿈치 높이 차이를 측정
d: 앙와위에서 무릎을 누르며 발꿈치를 들어올려, 바닥과의 거리를 측정

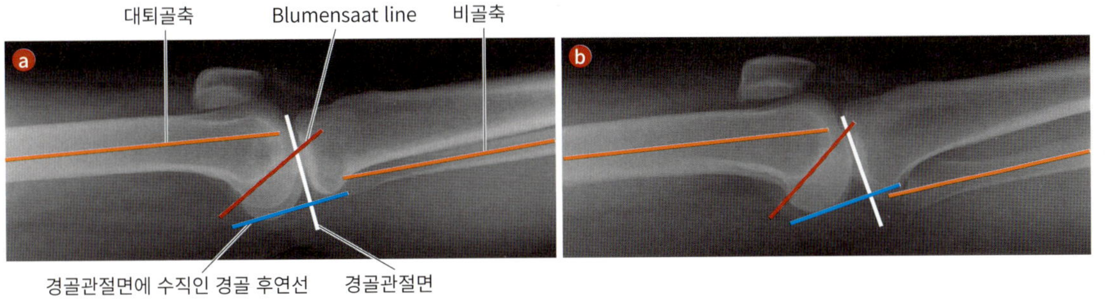

그림 2. 최대 신전위의 knee lateral view를 이용한 최대 신전위 평가

힘을 빼고 발꿈치를 받침대에 올려 하지를 거상시킨 상태에서 정측면 X-ray를 촬영한다. 건측과 환측을 비교하여 좌우차의 절대값을 평가한다. 최대 신전위의 knee lateral view에서 ACL 손상력이 있는 무릎의 특징은 ① 경골의 전방아탈구가 존재하고, ② 골축을 이용한 신전각도 측정에서는 신전 제한이 있으며, ③ Blumensaat line의 연장선이 경골고원에서 (건측에 비해) 후방에 위치하는 것을 들수 있다. a: ACL 손상 (우), b: 건측 (좌)

정상 무릎은 2~3°의 과신전을 보인다[1]. 5°를 초과하는 과신전이나 0° 이하, 또는 1°라도 건측보다 과신전을 보이는 무릎은 수술 후 재활에서 최대신전각도 회복 운동시 주의를 요한다.

필자가 목표로 하는 ACL 재건술 후 최대 신전은 무리 없이 무릎을 펼 수 있고, 신전이 제한되는 느낌이나 통증이 없으며, 대퇴사두근 특히 내측 광근에 충분히 힘을 주어 0° 이상 신전이 가능한 것이다. 수술 후 초기에는 양측의 절대값 차이에 너무 신경 쓰지 않아도 된다. 과신전을 보이는 무릎에서 초기에 신전 각도를 건측에 맞추면, 이식건이 느슨해질 위험이 있기 때문이다.

수술 다음날에는 SLR 이 가능해야 한다. SLR이 장기간 되지 않는 경우는 매우 드물며, 고관절이나 대퇴직근 기능 이상이 잠재되었을 수 있다. 수술 다음날 Q-setting이 통증이 있어도 가능한지 확인할 필요가 있다. 수술 후에는 슬와부에 주먹을 넣고 근력운동을 하는 것이 효과적이다.

수술 후 3일이 경과해도 Q-setting이 되지 않는 경우에는 슬개골과 슬개하지방체의 통점 스트레칭을 시작한다. 그러나 이는 신중하게, 통증의 허용범위 내에서 주로 본인이 시행하게 한다. 수동적으로 하면, 통증이 심하게 유발될 위험이 있고 염증의 악화될 수 있어 피해야 한다. 양호한 내측광근을 포함한 대퇴사두근의 수축을 통해 바른 신전을 획득하기 위한 슬개골과 슬개하지방체의 통점 스트레칭은 효과적이며 중요한 훈련이다(그림 3, 아침과 수면 전에 2회 통점 스트레칭을 이용한 훈련을 시행한다. 기본은 슬개골의 통점 스트레칭에 준하며, 부종을 동반한 슬개하지방체에 대해 슬개건 스트레칭도 반드시 추가해야 한다)

이러한 수술 후의 통점 스트레칭에서 유발통이 강하지 않은 경우는 수술 후 재활이 순조로울 때가 많다. 전혀 통증이 없는 환자에서는 연부조직의 이완성이 심한 경향이 있으며, 수술 후 재활을 너무 적극적으로 시행하면, ROM이 과도하게 증가해, 수술 후 초기에 무릎 이완이 발생할 수 있다. 이러한 환자에서는 수술 후 ROM 회복에 신중해야 하고, 기준 ROM을 유지하도록 한다. 본래 신체가 유연한 환자는 이식건도 유연한 경우가 많다.

이 시점에서, 통증이 매우 심한 환자는 수술 후 초기 재활의 진행이 늦어지는 경향이 있다. 무릎 관절의 염증·종창을 잘 조절하고, 최대신전시 통증을 느끼는 부분·조직의 통점 스트레칭,

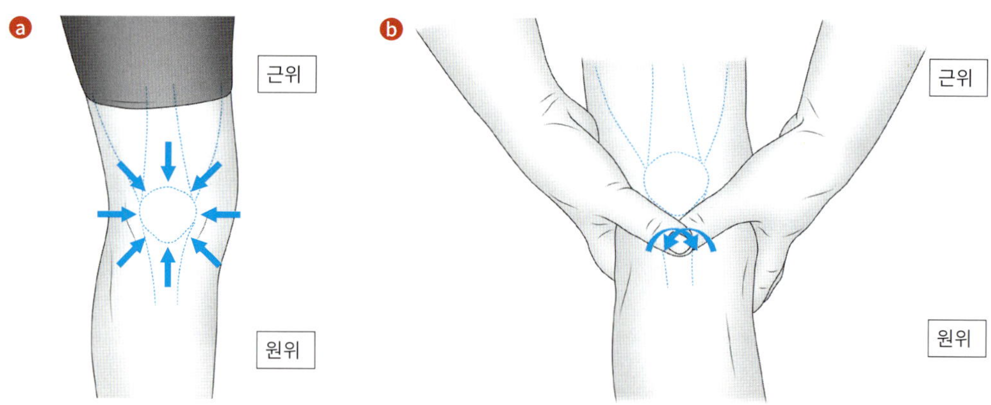

그림 3. 8방향 슬개골 스트레칭(a)과 슬개건 마사지-풀기(b)

근건의 강한 마사지·풀기를 적극적으로 시행한다. 동시에 그 시점에서 최대굴곡 시 통증을 느끼는 부분을 표시하게 하여 유발통의 원인 조직을 파악해, 적극적으로 통점 스트레칭, 근건의 강한 마사지·풀기를 추가해야 한다. 그러나 수동적으로 시행하면 매우 아파하는 경우가 많다. 따라서 통증을 견딜 수 있는 범위에서 스스로 시행하는 것이 중요하다. 이와 더불어 수동적인 스트레칭으로 유발되는 통증, ROM, Q-setting의 개선 정도를 확인하고, 더욱 자가훈련에 매진하게 한다. 이와 같이 강한 통증을 호소한 환자에서 수술 후에 이완성이 재발하여 문제가 된 경우는 기억에 없다.

한편, 수술 후 초기부터 신전 시 전방 통증을 느끼고, 시간이 경과해도 신전 시 통증이 잔존하여 ADL 동작이나 스포츠 활동의 진전에 지장이 있는 경우에는 재활 외에 보다 적극적인 무릎 신전 개선을 위한 치료가 필요하다. 지금까지 효과를 보인 것은 슬개건과 슬개하지방체 사이에 히알루론산 주사(생리식염수 주사도 효과가 있을 것으로 사료됨)였다. 그럼에도 증상이 지속되고, 심각한 경우에는 재수술이나 신전제한에 관여하는 이식건의 전방조직 절제가 권장된다. 재수술에서 사이클롭스localized anterior arthrofibrosis 양상의 염증조직이 확인된 경우는 드물다. 대부분 ACL 잔존조직 등의 연부조직이 과간에 유입되었거나 활막조직의 증식이었다.

Column

Cyclops lesion

필자는 BTB 1례와 ST 2례에서 cyclops lesion을 경험하였다(그림 4). 또한 절흔성형술(notchplasty)을 시행한 예에서는 신전 제한이 많은 경향이 있었다[2]. 골조직 절제로 인한 출혈도 증가하여 수술 후 치유 반응이 증가할 가능성이 있기 때문이다.

수술 후 변화에는 개인차가 있을 수 있지만, 수술 3개월 후 조깅 시작을 목표로 한발 스쿼트가 가능하게 하며, 그 후에는 속도와 시간을 점차 높일 수 있도록 수술 후 재활과 보조적 케어를 실행해야 한다.

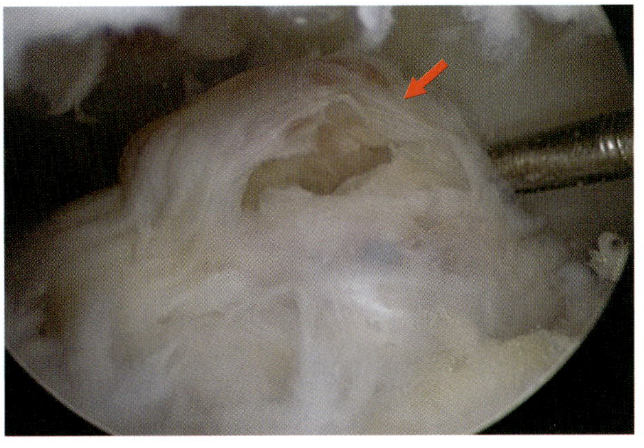

그림 4. Cyclops lesion

23세, 여성. 축구선수. 우측 ACL 재건술 후 신전제한과 통증이 지속되었다. 표면에 붉은 사이클롭스양 종괴(화살표) 형성이 확인되었다.

ROM 훈련 ② 무릎 굴곡 훈련

적어도 햄스트링 건을 이용한 ACL 재건술 후의 굴곡 훈련은 급하지 않다. 머신을 이용한 굴곡근력강화는 최소 3개월 동안은 시행하지 않는다. 수술 후 초기의 굴곡 훈련으로 반건양근의 근복이 근위로 퇴축하고, 이후 반건양근건의 부분적 재생을 저해할 가능성이 있다[3]. 굴곡 각도의 기준은 수술 1주 후 퇴원시 100° 아침 기상시 굴곡 훈련 후 90°가 가능한 정도면 충분하다. 그러나 90°에 이르지 못하는 경우는 퇴원 후 굴곡각도 개선에 주의를 요한다. 굴곡 제한의 원인에는 몇 가지가 있다.

우선 본인 힘으로self passive 굴곡하게 한다. 통증이나 당기는 부위를 확인한다. 많은 경우 무릎 후외측이다. 거의 예외 없이 비복근 외측두lateral head of gastrocnemius ; GCl의 압통이 있다.

Column

ACL 손상 시와 손상후의 무릎 후외측 통증[4]

ACL 손상 후 초기의 환자는 무릎 후외측 통증을 강하게 호소하는 경우가 적지 않다. 해부학적으로는 비복근 외측두 건성부이다. ACL 손상시에 발생하는 무릎의 kinematics 변화를 살펴보면 이해하기 쉽다. ACL 파열의 순간, 경골은 내회전되어 전방으로 아탈구된다. 그 때, 하중이 가해져 있고, 비복근은 경골 탈구에 대항하여 강하게 수축한다. 그럼에도 불구하고 경골은 아탈구된다. 비복근 외측두는 강하게 견인된다.

비복근 원위부터 강한 마사지를 2~3회 시행하면 굴곡 시 통증이 개선되고, 굴곡 각도의 증가가 관찰된다. 한편, 이번에는 굴곡 시 전방에서 당기는 느낌이 발생한다. 당기는 부위는 슬개골 주위이다. 이 때에는 슬개골 8방향 스트레칭과 슬개건을 풀어주듯 지압하는 것도 효과적이다(그림 3). 굴곡 각도의 변화는 없지만, 전방의 당기는 느낌이 있을 때에는 중요한 케어이다.

ACL 재건술 후 굴곡 각도의 획득은 서서히 진행되어야 한다. 수술 후 시기와 획득 굴곡각도를 조정하는 것이 현실적으로 중요하다. 수술 후 1주에 95°, 1개월에 120°, 3개월에 135°, 6개월에 무릎꿇기라는 기준과 환자의 상태에 맞춰 지도한다.

수술 후에 굴곡을 빠르게 진행한 경우에는 제동이 필요하다. 한편, 1개월 후 120° 이상 굴곡이 되지 않는다면, 굴곡 연습 방법에 대해 검토하고 적극적으로 개입한다. 비복근의 유연성이 중요하다. 수술 후 6개월이 지나도 무릎을 꿇을 수 없는 환자에 대해서도 무릎꿇기 동작에서 통증 부위를 분석해야 한다. 대부분은 슬와부의 통증과 뻣뻣함을 호소한다. 이런 경우는 손가락이나 손바닥을 슬와부에 끼우고 무릎꿇는 연습을 시킨다(그림 5). 또한 전방에 뻣뻣함을 보이는 경우는 대퇴직근이 단축되어 있을 수 있다. 복와위에서 무릎을 굴곡시킨다. 건측과의 차가 크다면, 대퇴직근의 단축을 의심한다. 엎드려서 하퇴를 잡고 무릎을 굽히는 self passive 훈련을 지도하면 효과적이다. 이와 같은 경우에는 보행시 고관절을 굴곡하고, 무릎을 약간 굽힌 채 걷는 경향이 있다. 고관절의 가동범위를 확인해 개선하고, X-ray에서 형태를 평가해야 한다.

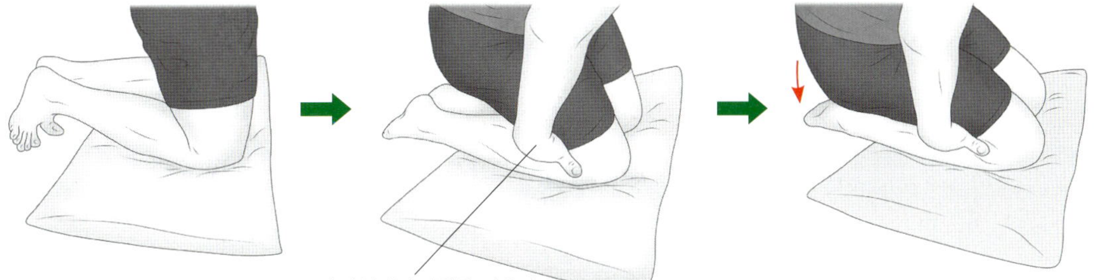

그림 5. 슬와부 통증으로 무릎을 꿇을 수 없는 경우의 요령
슬와부에 손가락을 넣고 무릎을 꿇게 한다.

수술 후 첫 외래진료에서 신전 제한을 보인 경우

신전제한, ACL 수술 후 3주, 첫 외래 진료시 HHD 12cm를 보였던 증례를 예로써 설명하겠다(그림 6). 방치할 수 없는 위험 신호이다. 다음 내원까지 개선될 가능성이 높다는 것을 보여줄 필요가 있다. 수술 후 초기 무릎 신전제한을 개선하기 위해서는 제대로 된 Q-setting 자가훈련이 기본이다. 일반적인 Q-setting 동작에서 대퇴사두근이 제대로 수축할 수 없으면, 슬와부에 본인의 주먹을 넣고 누르듯이 무릎을 편다(그림 7a). 대다수의 경우 이 동작에서 대퇴사두근에 힘이 들어간다. 이 동작을 할 때 무릎 전방에 긴장이 있으면, 슬개골 스트레칭과 슬개건 풀기를 하여 전방의 긴장을 이완시킨다(그림 7b, c). 슬와부가 땅기면 비복근 근위부착부를 풀어준다. 무릎을 신전시키며수동 신전, 긴장된 부위가 있는지 확인하며, 조직의 스트레칭을 진행한다(그림 7d~f). 신전을 강제할 때 통증이 없을 때까지 반복한다. 발꿈치 아래 쿠션을 넣고, 무릎을 과신전하듯이 대퇴사두근을 수축시킨다(그림 7g).

한편, 무릎을 굽히고 걸으면 자가훈련을 통해 무릎을 신전하려고 해도 잘 되지 않는 경우가 많다. 보행 양상은 매우 중요하다. 무릎을 굽히며 발을 딛고 걸으면, 신전 제한이 고착된다. 특히 이와 같은 보행에서는 목발을 사용하지 않으면 위험하다. 신전제한이나 굴곡각도가 호전될 때까지 목발 보행crutch gait이 필수이다. 이후 무릎의 신전을 강제하듯이 걷도록 지도한다. 무릎을 신전한 상태로, 족관절 배굴을 유지하며 발꿈치로 체중을 싣듯이 걷게 한다(그림 7h). 이 증례에서는 외래에서 10~15 분 진료 후 HHD 2.5cm로 개선되었다(그림 8).

자가훈련을 지속하여, 신전 제한이 문제가 되는 경우는 거의 없었다. 문제가 되지 않는다는 것은 2° 이내의 제한이 있어도 본인이 제한을 자각하지 못하는 상태이다. 그러나 개선이 충분하지 않고, 신전시 통증이 있으며, 이로 인해 스포츠에 복귀가 지연된다면 관절경 검사를 시행하여, 신전 제한의 원인인 관절 내 연부조직을 절제한다(그림 9, 10).

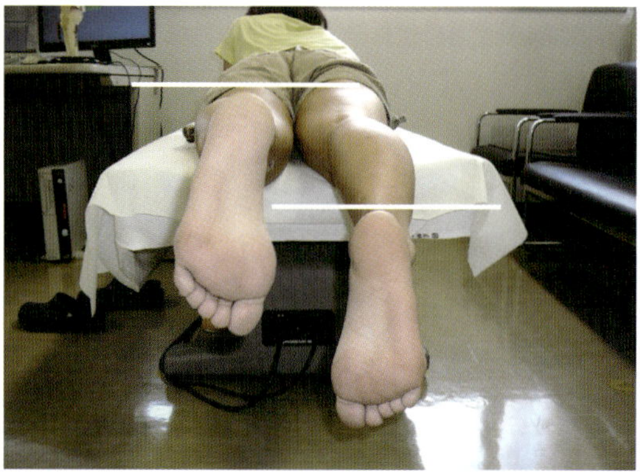

그림 6. ACL 재건술 3주 후, 퇴원 후 첫 내원시의 신전 제한 증례

HHD가 12cm였다.

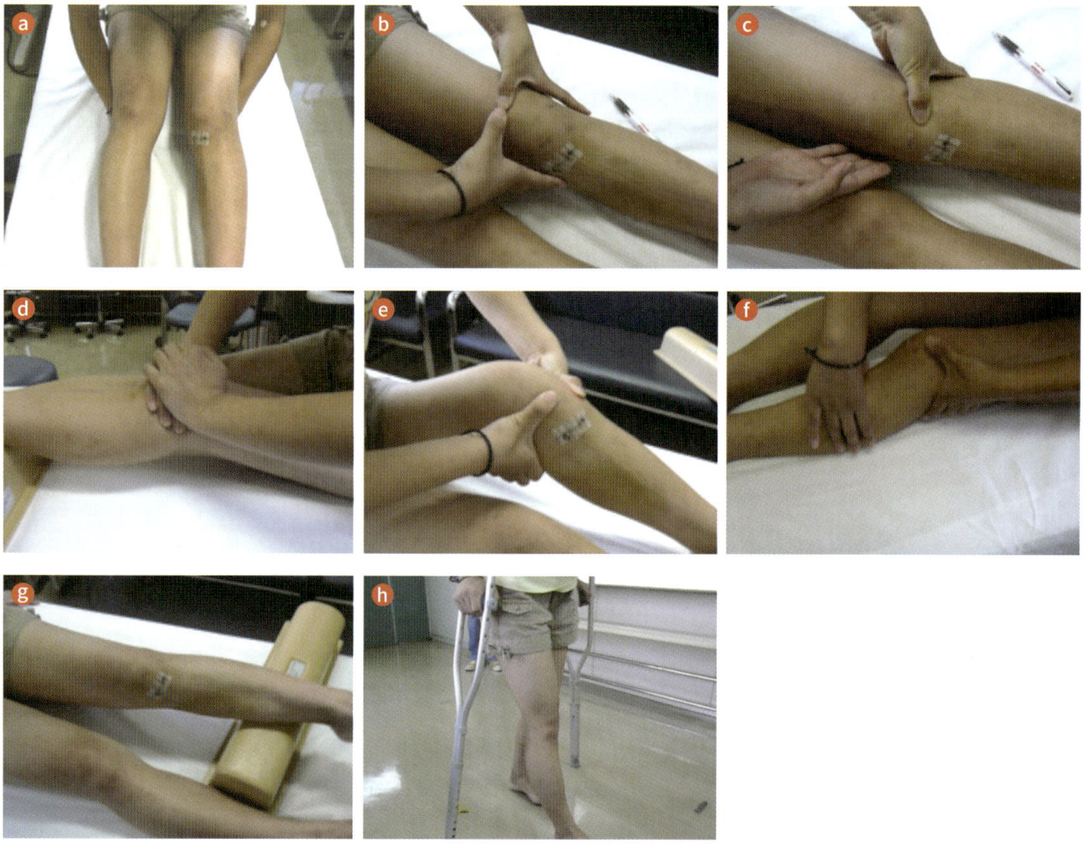

그림 7. 수술 후 초기의 무릎 신전 제한 개선방법

a: 자가 대퇴사두근 수축훈련 = 주먹 누르기, b: 자가 슬개골 스트레칭, c: 슬개하지방체 스트레칭
d: 스스로 신전을 강제하여 긴장 부위 확인. 전방 – 슬개하지방체, 후방 – 비복근 외측두, 내측두, 반막양근, 대퇴이두근 등
e: 슬와부 스트레칭, f: 긴장 부위 스트레칭, g: 슬와신전훈련(발꿈치 아래를 받치고 무릎을 젖힌다)
h: 발꿈치 보행. 양측에 목발을 사용해, 무릎을 확실히 펴고, 족관절을 배굴한 상태로 무릎 신전을 강제하듯이 발꿈치로 체중을 싣고 걷는다.

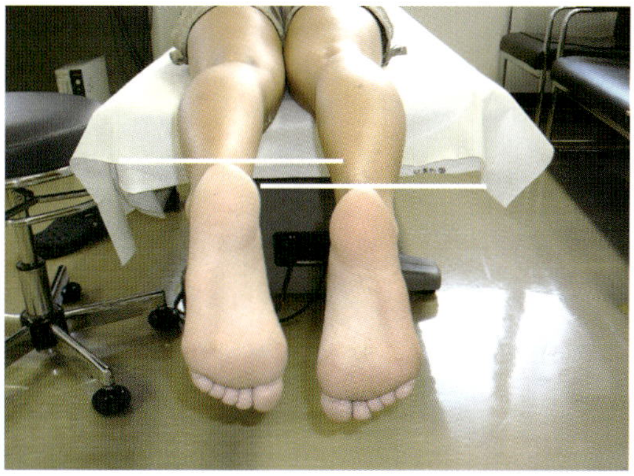

그림 8. 수술 후 3주, 외래에 자가훈련 후 신전제한이 개선된 증례(그림 6과 동일한 증례)

외래 진료를 마칠 때, HHD 가 2.5cm로 호전되었다.

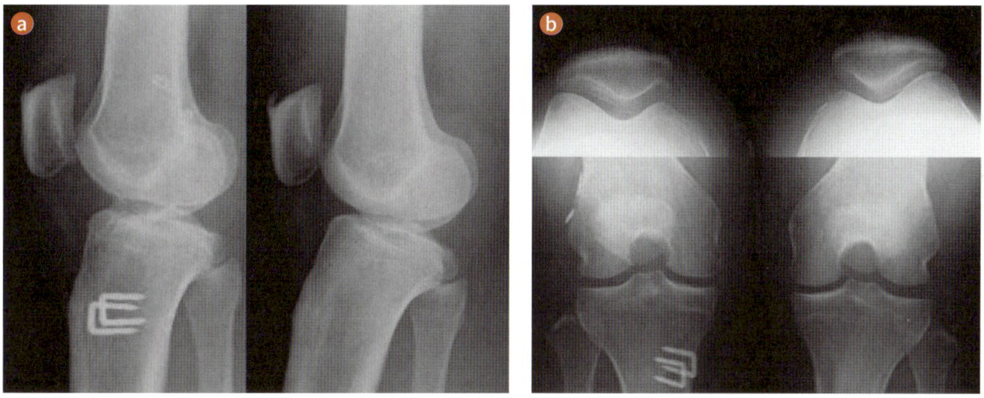

그림 9. 우측 ACL 재건술 후 신전제한과 통증이 지속된 증례 ①

23세, 여성. 축구선수. 수술 직후부터 통증을 호소한 환자의 무릎은 뻣뻣한 경향이 있다.

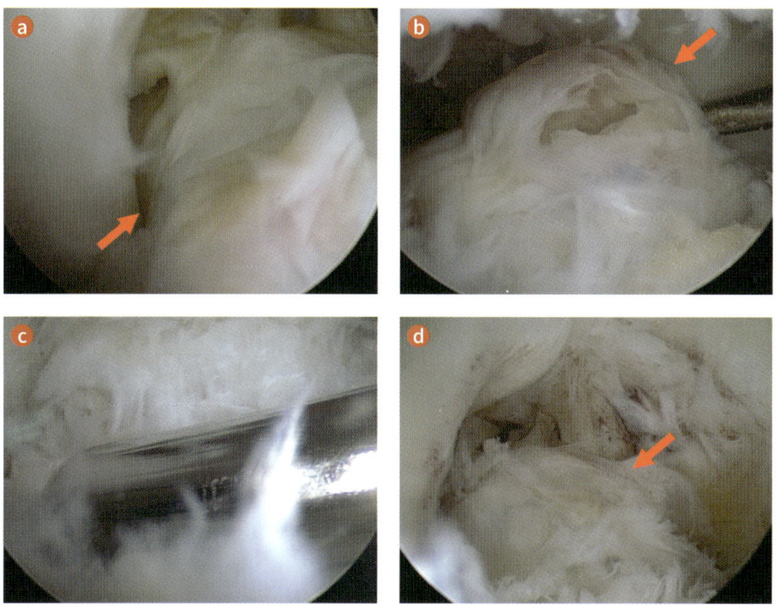

그림 10. 우측 ACL 재건술 후 신전제한과 통증이 지속된 증례 ②

(그림 9와 동일한 증례)

23세, 여성. 축구 선수

a: second look surgery에서 재건 ACL (화살표)

b: 표면에 붉은 사이클롭스양 종괴가 형성되었다(화살표).

c: 종괴를 포함해 신전시 충돌을 유발하는 조직을 절제하였다.

d: 신전제한의 원인인 충돌 조직이 절제되었고, 이식건이 관찰된다(화살표)

조깅 시작의 기준은 안정되게 한발 스쿼트가 가능한 때이다(그림 11). 그러나 수술 후 2개월 반까지는 한발 스쿼트가 가능해도 조깅을 하지 않는 것이 안전하다. 이식건의 치유 속도와 무릎 제동성이나 ROM 개선은 역의 상관관계를 보인다. ROM 개선이 원활한 경우에는 수술 후 훈련을 신중하게 진행해야 한다. 수술 후 3개월에 조깅이 지속적으로 가능해지면, 스포츠 복귀를 목표로 하여 선수 재활athletic rehabilitation의 관여가 증가한다. 외과의사로서는 안심할 수 있는 단계이다.

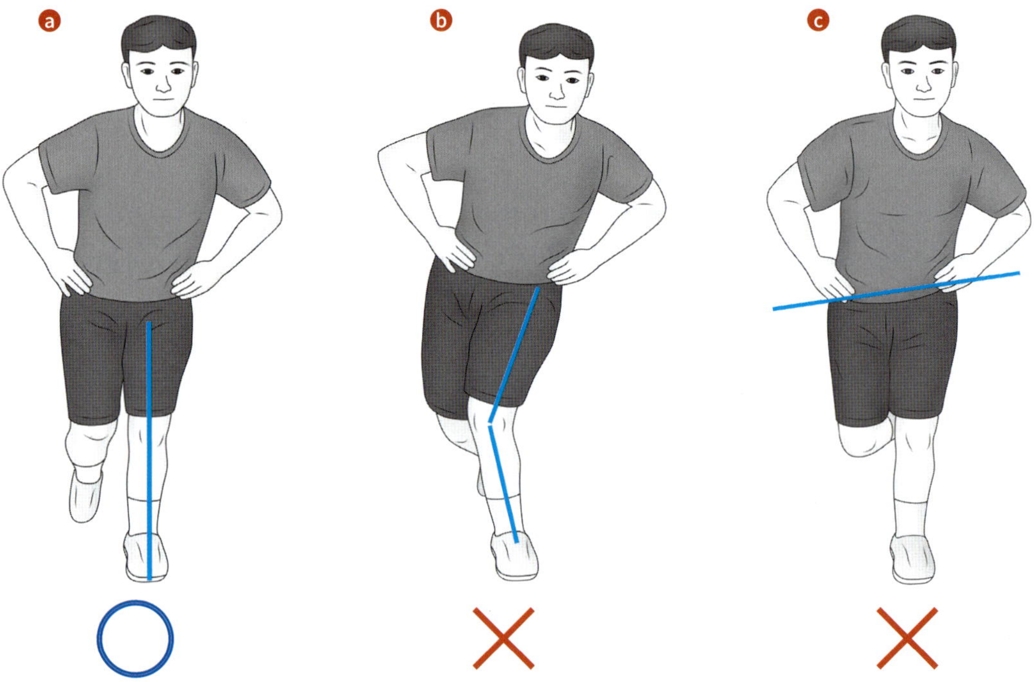

그림 11. 한발 스쿼트(한발 균형 평가 · 훈련)

a: 한발로 안정된 스쿼트가 가능, **b, c**: 불량한 예. knee-in & toe-out(b), 골반이 수평이 아님(**c**).

Column

수술 후 케어의 실제와 연관된 인자의 검토

표 1~5, 그림 12에 필자의 경험을 정리하였다.

표 1. ACL 재건술 후 초기의 무릎 관절염 · 관절통과 그 치료 ①

필자가 직접 수술에 참여하고 수술 후 케어를 시행한 55례. 56개 무릎 중 3례 3무릎은 제외(파란색 글자)
결과: 3례 이외에는 수술전의 스포츠에 복귀. 수술전의 스포츠에 복귀하지 못한 예는 불안감이 원인이었던(다음 시즌에 복귀) 스키 1례. 종목을 변경한 2례.

필자가 직접 수술에 참여하고, 수술 후 케어를 시행한 증례 (2011년 1월~2012년 3월)	55례 56무릎
수술 후 재손상(5M)	1
재손상(반월판)	1
경과관찰 실패	2
첫번째 편측 DB ST	43
DB ST(반대측 DB ST)	2
첫번째 BTB 재건술	3
BTB 재재건술	2
DB ST 재재건술	2
첫번째 DB ST	1

DB, ST: 반건양근건을 이용한 이중속재건 double bundle reconstruction
BTB: 슬개건을 이용한 해부학적 재건

검토항목
연령
성별
수술 전 기간
이식건
재재건술
반월판 처치
수술 전 ESR
수술 후 4일 ESR
수술 후 3주 ESR
수술 전 CRP
수술 후 4일 CRP
수술 후 3주 CRP
수회 투약
관절내 HA
관절외 HA

ACL 수술 후 3개월의 활동성
– RUN, JOG, 계단, 보행

술후 3개월의 활동	
RUN	5
JOG	31
계단	13
보행	3
불명 · 제외	3

표 2. ACL 재건술 후 초기의 슬관절염 · 관절통과 치료 ②

방법: 수술 후 3개월의 활동성(5단계 평가)과 수회 투약 증례(관절염) 및 히알루론산 관절외주사의 관련성을 검토하였다.
JOG 허가 기준: 2개월 반 이후에 안정된 한발 스쿼트(single leg squat)가 가능
우측 항목과 관련을 검정 (independent t-test)

약제 처방	20례
내복 + 파스	7
내복 1회	8
내복 2회 이상	5
도포제만	2
첩부제만	3

히알루론산 주사	16례
관절내	5
관절외	7
관절내+외	4

표 3. ACL 재건술 후 초기의 슬관절염 · 관절통과 치료 ③

ACL 재건술 후 투약 · 주사의 실제(55례 중)

표 4. ACL 재건술 후 초기의 슬관절염 · 관절통과 치료 ④

a: 수술 후 3개월의 활동성(RUN · JOG vs 계단 · 보행)에 따라 2군으로 나누어 항목별로 검토하였다.

b: 수회 투약 증례의 배경. 관절염의 배경이나 영향을 2군으로 나누어 검토하였다.

ⓐ

검토항목	
연령	
성별	
수술 전 기간	
이식건	
재재건술	
반월판 처치	*
수술 전 ESR	
수술 후 4일 ESR	
수술 후 3주 ESR	* *
수술 전 CRP	
수술 후 4일 CRP	
수술 후 3주 CRP	*
수회 투약	
관절내 HA	
관절외 HA	

ⓑ

검토항목	
연령	
성별	
수술 전 기간	
이식건	
재재건술	
반월판 처치	* *
수술 전 ESR	
수술 후 4일 ESR	
수술 후 3주 ESR	
수술 전 CRP	
수술 후 4일 CRP	
수술 후 3주 CRP	
수회 투약	
관절내 HA	*
관절외 HA	

∗∗: $P<0.05$, ∗: $P<0.15$

슬개건 뒷면

반막양근건

외측측부인대

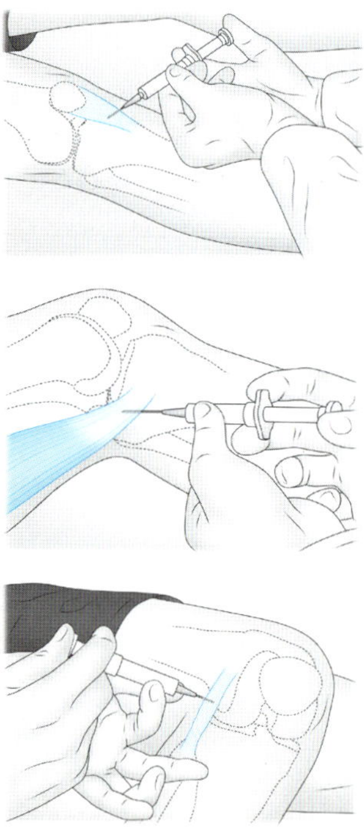

검토항목	
연령	
성별	
수술전 기간	
이식건	
재 재건술	*
반월판 처치	
수술 전 ESR	
수술 후 4일 ESR	
수술 후 3주 ESR	
수술 전 CRP	
수술 후 4일 CRP	
수술 후 3주 CRP	
수회 투약	
관절내 HA	
관절외 HA	

* : $P<0.15$

그림 12. 관절외 히알루론산 주사 증례의 배경을 2군으로 나누어 검토하였다(관절외 통증)

표 5. 수술 후 회복기에 따른 분류

보호기	급성 염증의 진정, 보행까지
훈련기 전기	jogging 시작
훈련기 후기	스포츠 특이동작 연습
회복기	80% running
연습 복귀	dash – stop – turn

Point
- 고관절 · 슬관절(슬개골)
- 족관절 ROM 확대
- 햄스트링 근력 강화
- 대퇴사두근과 동시수축 훈련
- 스포츠 종목별 동작 훈련

Column

Jump test – 하퇴의 근력강화도 필요하다.

필자도 60세를 지나며, 가장 실감하는 것이 하퇴 근력의 저하이다. 운동선수에서 기능회복을 확인하는 간단한 검사로 'Jump test'를 이용하고 있다. 이 검사에서는 환자가 아니더라도 착지가 불안정한 사람이 드물지 않다. 부드럽게 소리를 내지 않고 착지하도록 지시하지만, 잘 하지 못하고 뻣뻣하게 착지한다. 이러한 경우는 발끝서기가 잘 되지 않는다. 또한 한발로 발끝서기를 10초 동안 지속할 수 없는 환자가 많다. 무릎의 원위부를 사용할 수 있으려면 하퇴 삼두근(triceps surae), 족부 내재근을 포함한 족관절의 지지가 중요하다. 10초 동안 발끝서기를 연습하는 것은 효과적이다. 그리고 족관절 가동범위가 현저히 저하된 환자가 있다. 이러한 경우에는 족관절을 제대로 움직일 수 없다. 족관절의 배굴제한이 있으면 하퇴를 제대로 사용할 수 없어 무릎에 부담이 증가한다. 무릎 통증이 있는 환자에서는 그 치료를 위해 족관절이나 고관절의 움직임을 개선하는 것도 중요하다.

인공슬관절전치환술TKA

TKA 후의 수술 후 재활은 단순하다. ROM 훈련과 보행 연습이면 된다. 수술 후 1주까지 능동 굴곡이 90° 을 넘기고, 신전제한이 5° 미만으로 Q-setting도 제대로 가능할 경우, 그다음은 보행 훈련뿐이다. 문제가 되는 것은 최대굴곡 시 창상 주위 통증과 굴곡제한이다. 보행능력이 향상되면 계단훈련을 시행한다. 일단 T-cane 보행 상태로 퇴원한다. 수술 후 평균 20일정도에 퇴원하게 된다. 2주 정도면 목표를 달성하고 퇴원 가능한 환자도 적지 않지만, 불안감 등으로 퇴원을 꺼리는 환자도 많아 평균 20일이 소요된다.

퇴원 목표를 달성하지 못하는 경우

그러나 수술 전의 굴곡각도가 100°이하인 경우, 통증 호소가 심한 경우, 특히 연령이 비교적 어리고 근육량이 많아 통증에 민감한 경우에서는 퇴원 목표를 달성하지 못하는 환자도 존재한다. 필자에게도 이와 같은 환자의 재활에 특별한 대책은 없다. 다양한 요소를 검토한다. 우선 연령에 상관없이 통증으로 굴곡이 120°이하인 환자에서는 수술 전부터 굴곡 훈련의 중요성과 개선 훈련을 강조한다. 굴곡을 잘하기 위해서 자가훈련과 투약 등의 치료나 생활을 제안하고, 개선의 정도를 확인한다. X-ray에서 PF 관절에 골극이 현저하고 굴곡이 감소한 환자에서는 연령에 상관없이 비교적 이른 시기부터 수술을 권장한다(그림 13a).

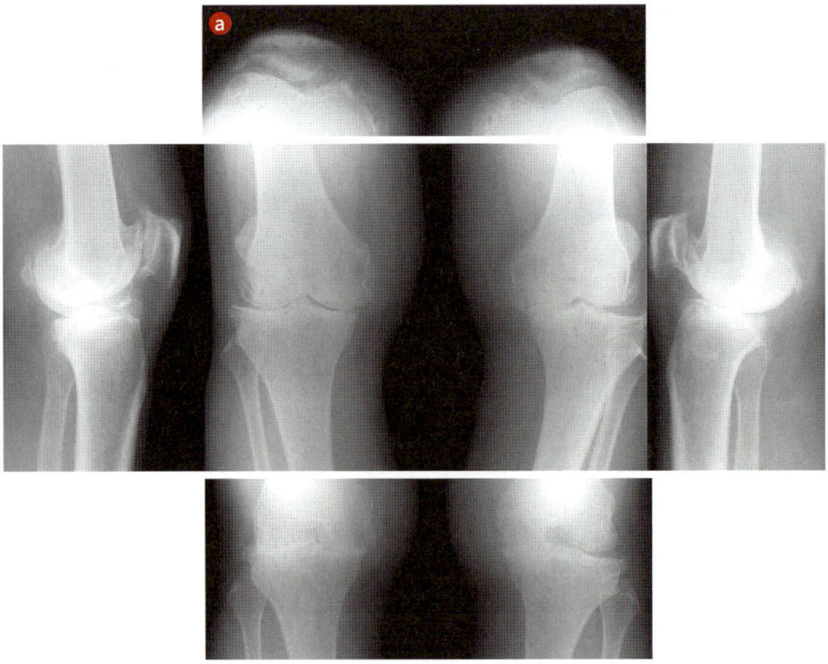

그림 13. 퇴원 목표를 달성하지 못한 증례

50세, 여성. 이전 실업팀 배드민턴선수. 현재도 코치로 활동하고 있다. 보존적 치료 내내 일과 배드민턴 코치를 계속하였다.
a: 초진시 양측 무릎 X-ray. 우측은 내외측 모두, 좌측은 내측에서 고도의 관절증 변화를 보였다.

TKA 수술 후, 통증이 개선되어도 굴곡이 120°가 되지 않는 환자의 만족도는 높지 않다. 제한되는 동작이 많기 때문이다. 비만 경향이 있고 근육질의 환자에서 흔하다(그림 13b). 수술 후 1주 이내에 적극적인 능동 굴곡 훈련과 의자 등을 이용한 자가 수동적 굴곡 훈련을 성실하게 시행하는 등, 수동적으로는 아프거나, 붓지 않게 지속하며 목표를 달성하는 훈련이 퇴원 후에도 필요하다. 필자는 수술 후 2년을 지나 굴곡각도 명확한 개선을 보인 증례도 경험했다. 또한 퇴원 시 90°가 되지 못한 환자도 6개월이 지나 90°가 가능해진 경우도 있다. 핵심은 지속과 자가훈련, 통증과 부종의 예방 및 조절 방법을 환자에게 설명하고 이해시키며, 실천하게 하는 것이다. '노력하는 사람은 구제받는다'(그림 13c).

b

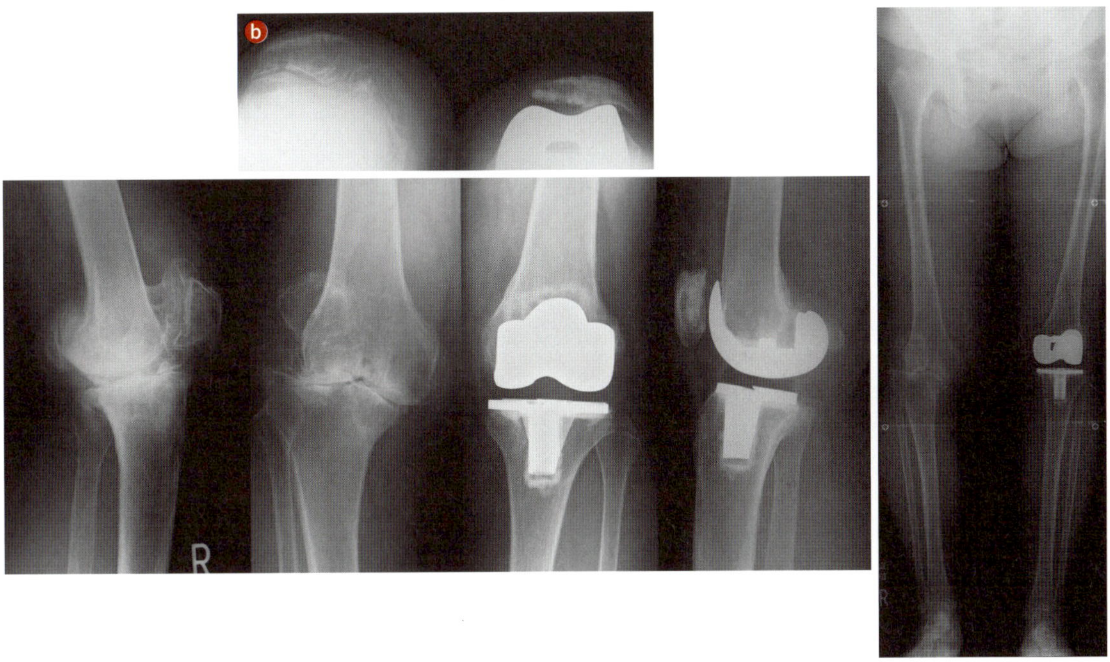

c

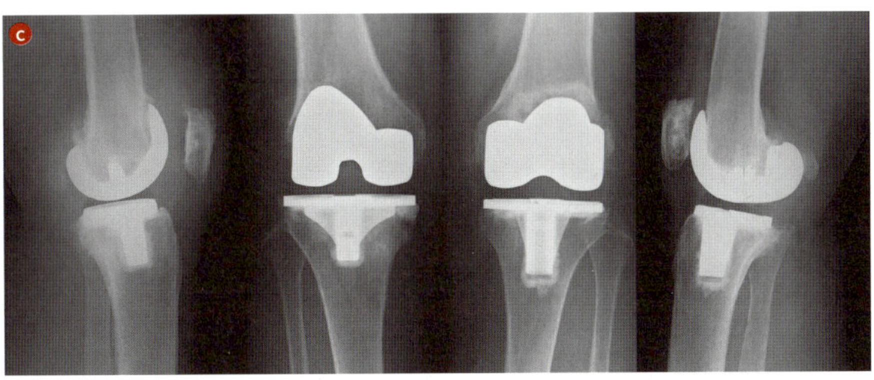

그림 13. 퇴원 목표를 달성하지 못한 증례(계속)

b: 58세 당시. 좌측 무릎 통증이 점점 악화되어 좌측 TKA 시행. 다시 일터로 복귀.

c: 초진부터 10년간 보존적 치료를 시행하였다. 좌측 TKA 후에도, 우측을 케어하며 일터에 복귀. 2년 후 우측 TKA 시에는 우측 ROM 제한이 악화되어, 수술 후에 ROM 재획득이 쉽지 않았다.

수술 후 통증의 예방

수술 중의 처치도 중요하다. 연부조직 밸런스가 중요하며, 너무 타이트하게 삽입하지 않는 것이 좋다(필자는 비교적 타이트한 insert를 선택하는 편이지만). 수술 종료 시 통증과 염증 예방을 위한 칵테일 주사가 최근 보급되었다. 수술 후 유착되기 쉬운 체질에서 TKA가 문제가 되므로 창상 봉합 전에 슬개골 주위 항염증제(스테로이드) 주사가 효과적일 수 있다.

필자의 외래에서는 TKA나 UKA 수술 후에 통증이 지속되어 내원하는 환자도 드물지 않다. 공통점은 역시 다소 비만의 근육질 환자이다. 다행이 굴곡이 90° 미만인 환자는 경험하지 못했다. 대부분은 외측의 슬개골, 장경인대, 외측광근·대퇴근막이행부에 강한 압통과 슬개골의 신장통을 보였다. 통증 역치가 낮은 내반슬 환자가 수술로 외반되어 이전보다 외측에 부하가 증가하여, 외측의 근근막성통증이 유발된 근근막통증이다. 슬개골 주위 통증은 TKA 후에도 소실되지 않는다. 수술 전 및 수술 후의 통증관리가 중요하다. 수술 전부터 연부조직 유래의 무릎 통증을 개선하고, 굴곡각도를 획득하며, 출혈이 관절 주위에 고이지 않도록 하는 것이 수술 후 통증의 예방이다.

Column

환자가 '수술이 실패했다'고 느끼는 증례

통점 스트레칭으로 심한 통증을 개선시켜도, 잔존하는 하중 보행시 통증으로 인해 TKA를 시행하였다. 예상되었지만 수술 후 초기에는 통증이 심하여 환자가 '이 수술은 실패했다'고 느꼈던 증례를 그림 14에 표시하였다. 외래 내원시 Lidocaine test가 음성으로 보존적 치료를 선택했다. 통점 스트레칭이 주효하여 심한 통증은 개선되었다(그림 14a). 그렇지만 하중 보행시 통증이 지속되어 환자의 희망으로 양측 TKA를 시행하였다(그림 14b). 그러나 수술 후 초기에는 통증이 심하여 환자가 수술이 실패했다고 느꼈다. 수술 후 통증의 개선에 반년 정도가 걸렸다. 통증 개선의 기본은 역시 통점 스트레칭이었다.

수술 전 신전제한이 심한 환자의 TKA

수술 전에 각도가 개선되지는 않더라도, 젖히는hyperextension Q-setting 훈련을 해야 한다. 각도의 개선이 없어도 최종신전terminal extension근력을 확보할 필요가 있다. 무릎의 신전제한이 장기간 지속된 관절증 환자에서는 보행을 세심히 관찰해야 한다. 무릎의 신전이 좋지 않으면, 고관절이 굴곡되고, 요추전만이 감소되어 보상한다. 오히려 이러한 보행이 신전제한을 초래할 가능성도 있다. 따라서 신전제한이 있는 환자는 수술 전에 그렇지 않은 환자보다 더욱 엎드려서 무릎 굽히기를 시행하며, 대퇴사두근, 특히 대퇴직근의 스트레칭에 힘써야 한다. 또한 고관절 신전훈련, 허리를 신전시키고 걷는 연습, 지팡이를 이용한 보행도 필요하다.

수술법에 대해서도 연구가 필요하나, 굴곡구축이 있는 무릎일지라도 수술 중에 신전을 확보하는 것은 그다지 힘들지 않다고 생각한다. 따라서, 효과적인 후방관절낭이나 연부조직의 박리를

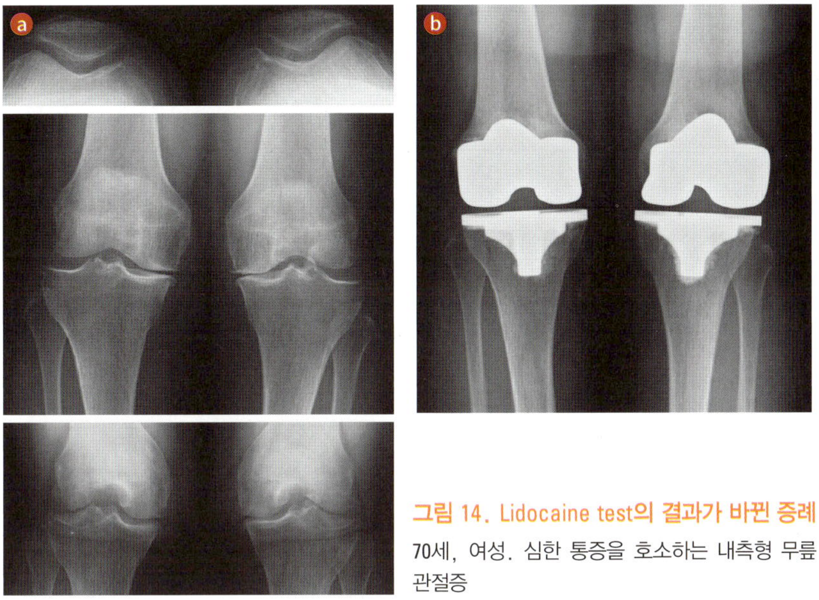

그림 14. Lidocaine test의 결과가 바뀐 증례
70세, 여성. 심한 통증을 호소하는 내측형 무릎 관절증

의식적을 추가할 필요가 있을 것이다. 또한 내측의 지지성에 너무 집착하지 않는 편이 좋을지도 모른다. 필자도 아직 수술 후 신전제한이 남지 않는다고 확신할 수 있는 수술법은 아직 발견하지 못했다. 적어도 술전부터 Q-setting을 확실히 익히고, 훈련해둘 필요가 있다.

굴곡 각도 획득이나 신전 제한 개선 훈련 시 잘 되지 않는 동작만을 연습해서는 안된다. 펴기 위해 더욱 굽히고, 굽히기 위해 잘 펴는 것도 중요하다. 경직된 환자를 수동적으로 아프게 하는 것은 신중해야 한다. 아프게 하지 말아야 한다.

적극적으로 수술 후에 femoral never catheter를 시행하고 통증을 조절하여 ROM 훈련을 시행하는 등의 처치는 필자는 해 오지 않았다. 그러나 적어도 신전제한이 있는 환자의 수술 후 신전 개선에는 femoral nerve catheter를 통한 통증 조절은 효과가 작을 것이라고 생각한다. 이는 신전제한의 개선은 수술 후 1주 정도의 단기간이 아닌 월 단위의 장기간에 걸친 훈련을 통해 가능하다고 생각하기 때문이다. 신전강제 보조기를 착용한 보행훈련도 있으나 효과는 한정적이다. 증례에 따라 수술전부터 검토하여 환자에게 설명하는 등 수술 전후에 최선을 다하는 것이 중요하다.

반월상연골 수술

반월상연골은 무릎의 하중과 움직임을 떠받치는 주역이라고 할 수 있다. 관절연골의 그늘에 가려져 있지만, 무릎의 노화를 방지하고, 기능을 유지하기 위해 가장 중요시해야 한다. 내측과 외측 반월상연골은 무릎 통증에 있어 문제의 배경에는 큰 차이가 있지만, 수술 후 기능보존은 두 가지 모두 간단하지 않다.

봉합술 혹은 성형술을 시행하든, 수술로 인해 반월상연골의 용적volume이 줄어들게 된다. 수술 후 재활은 하중 분담능력의 저하를 고려하여 무릎의 부담을 서서히 증가시키는 것이 중요하다. 새로운 반월판을 받아들이는 무릎관절 전체가 새로운 환경에 잘 적응하도록 조금씩 부담을 늘려야 하는 것이다.

단적으로 말해, 최대한 빨리 환자가 바라는 활동을 실현하는 것이 목표이지만, 현실은 수술 전보다 반월상연골의 하중분담능력이 향상되는 수술은 거의 없다. 따라서 급격한 활동 증가로 인해 연골마모가 늘고, 관절염이 발생할 위험성은 낮지 않다. 하중굴곡동작은 관절면의 하중에 특히 부하가 높다. 무릎의 굴곡각도가 커짐에 따라 반월상연골은 후방으로 이동하며 계속 하중을 받는다[5]. 어떠한 봉합 방법이든 봉합 후에는 반월상연골의 움직임이 제한된다. 또한 어느 정도 하중이나 굴곡이 제한되지 않으면, 봉합부위가 치유되지 않는다. 봉합 반월상연골의 치유 자체에도 회의적인 부분이 있다. 하중을 피하며 치유를 완료하는 것은 쉽지 않다. 그 중에서도 경기에 복귀하는 것은 가장 어려운 일이라고 생각한다.

그러나 다음에 설명한 순서에 따라 재활을 시행한다면 대부분의 선수가 경기에 복귀할 수 있을 것이다.

하중 제한

하중은 봉합부의 강도를 참고하여 수술 후 초기부터 허가한다. 가장 하중을 제한해야 하는 경우에는 수술 후 2개월동안 발끝에만 체중을 부하하게 한다. 통상 수술 후 2개월 동안은 목발을 사용해 전하중 보행을 하게 한다. 수술 후 2개월은 90°를 초과하는 하프 스쿼트를 허가하지 않으며, 한발 스쿼트가 가능한 정도로 근력이 회복되었다면, 하프 스쿼트를 수술 후 1개월 반 이후부터 허가한다. 수술 후 2개월에 염증증상이나 통증이 조절되고, 한발 스쿼트가 가능하면 조깅을 허가한다. 조깅이 가능해지면 서서히 속도를 높인다. 직선 주행 속도만을 높일 수 있으며 전력질주의 80%가 가능해질 때까지 급격한 움직임이나 속도의 변화는 금한다.

스포츠 복귀 시기

수술 후 관절염이나 통증 조절 여부에 따른다. 오랜 기간 위화감을 느껴온 무릎의 수술 후에는 수술로 인한 하중환경이 크게 변화한다. 또한 관절면의 부하도 큰 변화가 예상된다. 관절염 증상이 유발되기 쉬운 환경이다. 잔존 반월상연골의 기능이 작은 경우에는 수술 후 관절면의 부하 증가로 인해 관절염 증상이나 다양한 통증이 발생하기 쉽다. 수술로 인해 하중 기능이 저하된 증례가 흔하므로 예방적인 히알루론산 주사를 정기적으로 시행하는 경우도 적지 않다. 활동량이 많아진 경우나 복귀 후에도, 예를 들어 격일로 장시간 작용long acting하는 COX-2 저해제를 복용하게 한다. 스포츠복귀가 가능해진 시기는 수술 후 반월상연골의 기능 정도, 관절염 유발 정도, 즉 관절연골의 상태에 따른다. 스포츠 복귀는 선수에 따라 차이가 크며, 수술 후 4개월~1년 정도 소요된다.

내측슬개대퇴인대(MPFL) 재건술

슬개골 탈구에 대해 표준으로 시행되는 MPFL 재건술은 관절외 건이식술이다. 무릎 통증에서 가장 흔한 신전기구의 중심인 슬개골 주위를 전개하기 때문에 근본적으로 아픈 수술이다. 그러나 슬개골탈구가 발생하기 쉬운 예에서는 전신관절이완성joint laxity을 보이는 환자도 흔하므로, 재활을 진행하는데 용이한 측면도 있다. 한편 여성 운동선수의 MPFL 재건술의 수술 후 재활은 쉽지 않다. 수술 후 재활은 ① 하중, ② 근력훈련, ③ ROM훈련으로 나누어 살펴보자.

하중

전하중보행은 반드시 knee brace로 신전위를 유지하며 목발을 사용해 시행하며, 하중보행 자체는 수술 다음날부터 가능하다. 익일부터 knee brace를 착용하여 하지거상훈련SLR을 시행한다. 그러나 MPFL 재건술 후 SLR이 가능해지기까지는 통상 수술 후 약 1~2개월 까지의 상당한 시간 필요하다. 외측지대이완술lateral retinacular release을 병용하면 SLR이 가능해지기까지 특히 더 오래 걸린다. SLR이 불가능할 때, 보행 시 knee brace를 착용하지 않으면 위험하다(그림 15).

그림 15. MPFL 재건술과 외측지대이완술 병용 증례

16세, 남성. 유도부 100kg급. 슬개골 불안정증. 내원 2개월 전에 자유 대련 중 우측 무릎 수상. 불안정성이 개선되지 않고, 수상 8개월 후에 MPFL 재건술 및 외측지대이완술을 시행받았다. 수술 후 6개월에 시합에 복귀하였다. 복귀 후 2개월에 좌측 무릎 수상. 4개월 후에 좌측 MPFL 재건술, 좌측에 대해서는 슬개골 골막부터 광범위한 외측지대이완술을 시행. 좌측이 수술 후 근력저하가 적었다. 수술 후 5개월에 시합 복귀. 우측 수술 후 2년 8개월, 좌측 수술 후 1년 8개월에 Kujala 98/98. Lysholom 95/91, 만족도 90/85점.

a: 우측 무릎 수상시 MRI. MPFL의 이완과 슬개골의 외측 편위를 보였다. 또한 Coronal image에서 MCL 근위의 연부조직이 손상된 소견을 보였다.

b: 우측 수술 후 22개월, 좌측 수술 후 10개월. 중량급 선수에서는 외반슬이 많고, 슬개골의 탈구의 빈도가 높다. 양측 무릎 모두 측면상 30° tangential view 에서 슬개골의 정복은 양호했다. MCL 근위에 골화를 보였다.

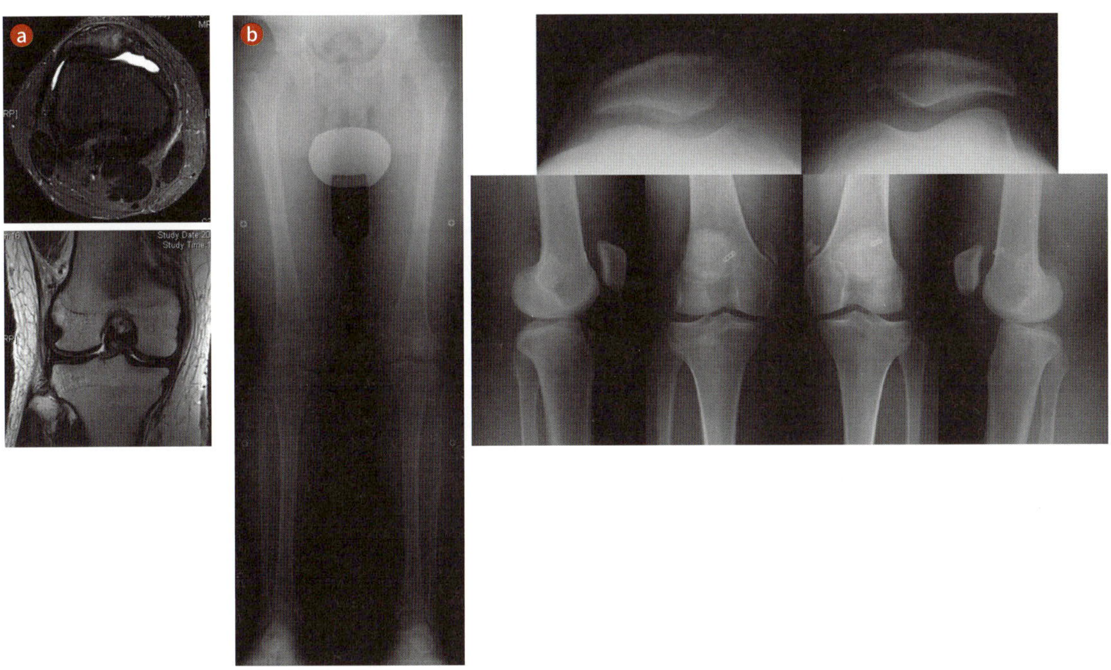

근력훈련

수술 다음날부터 SLR뿐 아니라 Q-setting 훈련을 시행한다. MPFL 재건술은 Q-setting이 제대로 되지 않는 경우가 많으므로, 주먹을 슬와부에 두고, 무릎을 눌러 힘이 들어가는 것을 스스로 느끼게 하는 것이 중요하다. Q-setting은 아파도 힘껏 하는 것이 원칙이다. MPFL 재건술 후에는 SLR이 좀처럼 되지 않으므로, 보행 자체도 근력훈련으로 볼 수 있다.

ROM 훈련

MPFL 재건술 후에는 ROM 훈련도 쉽게 진행되지 않는다. 슬개골 주위의 수술 침습으로 인해 슬개골 주위의 긴장(땅김)은 수술 후에 확실히 증가하고, 이식건 자체의 긴장도 있다. 수술 직후부터 능동 굴신flexion-extension을 시행하며 동시에 내측 이외의 슬개골 가동성을 개선시키는 것도 중요하다. 통증이 있어도 슬개골을 위부터 아래로, 아래부터 위로 이동시킨다. 외측부터 내측으로 외측지대이완술을 시행하지 않은 경우에는 적극적으로 실시한다. 외측지대이완술을 병행한 경우에는 천천히 조심스럽게 실시한다. 또한 슬개골의 움직임을 멈춘 상태에서 슬개골 주위 지압 스트레칭도 동시에 시행한다. 슬개건 마사지(풀기)도 필요하다. 아파도 스스로 시행하게 한다. 퇴원하려면, 아침 기상 시점에 굴곡각도가 90°를 넘겨야 하지만, 굴곡 각도가 잘 개선되지 않는 경우에는 의자에 앉아 다리를 바닥에 붙이고 몸을 앞으로 기울여 자가수동적으로 굴곡운동을 할 수 있다. MPFL 재건술로 다리 정렬이 교정되어 PF 관절면의 환경이 수술전과 달라지는데, 접촉면적은 기본적으로 수술전보다 확대되기 때문인지 혹은 슬개골 탈구 환자에서는 연골의 취약성이 낮기 때문인지, 수술 후 PF 관절염이 발생해 힘들었던 경험은 없다.

2개월 후 목발 사용을 멈추면 동시에 양발 스쿼트를 시작한다. 스쿼트 시 통증을 조절하면 근력과 ROM도 개선된다. 그러나 무릎 전면의 통증이 유발되기 쉽고 조절이 오래 걸리는 경우도 있다. 이후 한발로 스쿼트가 가능해지기까지는 시간을 요한다. 이러한 시간 경과는 환자의 전신관절이완성과 통증 역치에 따라 크게 좌우된다. 통증이 있는 환자에서는 수술 후 재활이 용이하지 않지만, 통증 역치가 높은 사람은 너무 급하게 단계를 진행시켜 갑자기 운동에 참여하기도 하므로, 수술 전부터 순서와 기간을 지키도록 설명하는 것도 중요하다. 한발 스쿼트가 가능해지면 조깅을 시작하며, 조깅을 시작하면 서서히 직선 속도를 높인다.

수술 후 조깅 시작부터 훈련으로의 완전한 복귀

안정된 한발 스쿼트가 가능해지면 조깅을 할 수 있다. 조깅이 가능해지면, 서서히 속도를 높인다. 그러나 여기서 문제가 되는 것은 관절의 염증과 통증의 발생이다. 염증이 유발되지 않도록 거리를 조절하지만, 수술에 이르기까지 관절에 손상이 크면 염증이 발생하기 쉽다. 필자의 루틴은, 관절염에 대해 히알루론산 관절내 주사를 2주에 1회로 지속하며, 관절에 가해지는 부하에 대해 COX-2 저해제의 예방적 복용을 반복하는 것이다. 또한 하지 외측의 수술 구축으로 인해 관절의 과부하나 외측 통증을 유발되기 쉽다. 이러한 상태에 대해 고관절과 하지 외측 스트레칭을 시행한다(그림 16).

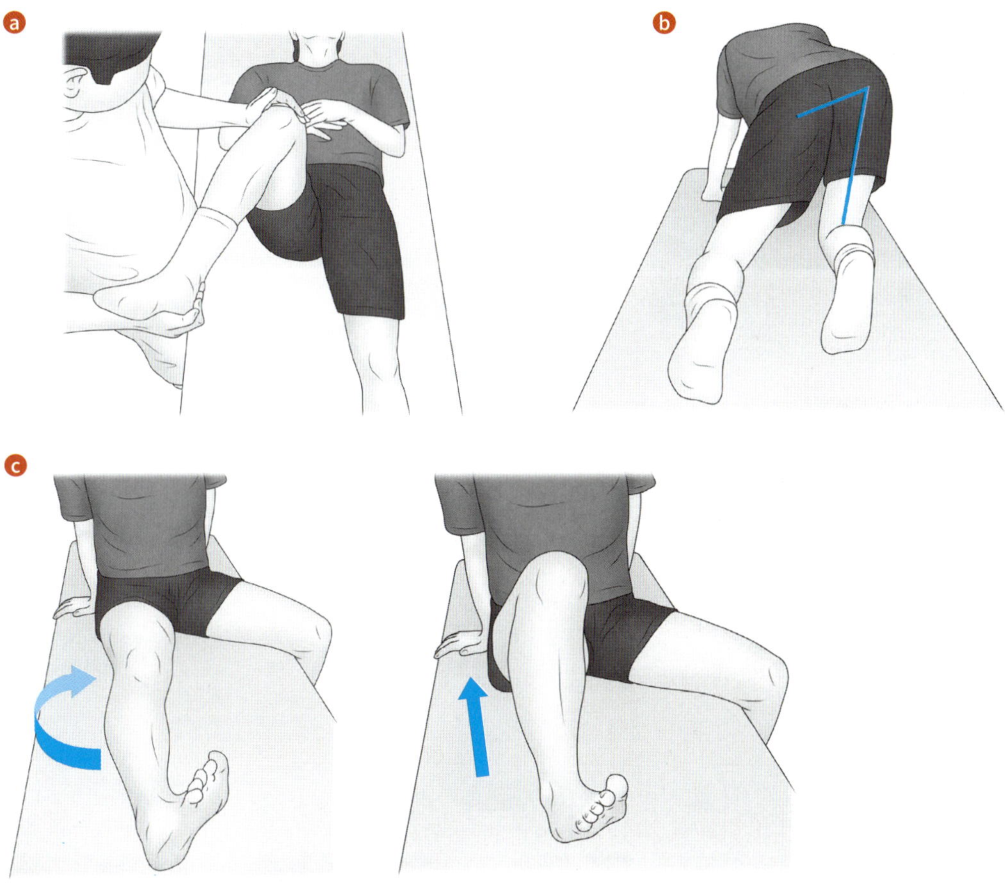

그림 16. 하지 외측의 경직과 통증에 효과적인 스트레칭

a: 외회전 〉 내회전: 고관절 주위 근육 구축(굴곡에 대퇴골 외회전)
외회전 〈 내회전: 비구이형성증(acetabular dysplasia)의 가능성(굴곡에 따른 대퇴골 내회전)

b: 대전자 후방의 구축 해소, 고관절 내회전 가동범위 개선

c: 하퇴내회전 · 무릎굴신 힐 슬라이드. 반막양근을 수축시켜 내회전하고, 발꿈치를 활주하며 무릎을 굽혔다 편다. 대퇴근막장근의 과긴장을 개선한다.

20~30분 정도의 워킹으로 시작하여, 조깅을 추가한다. 조깅을 20~30분 지속할 수 있게 되면, 속도를 높인다. 외래 진료마다 전력질주의 몇 %(자각적) 인지 확인한다. 전력 질주의 80%를 넘어가면 가볍게 대쉬dash동작을 시작하고 비틀기를 더해, 민첩성agility 운동을 추가한다. 구기종목에서는 공을 이용한 자가훈련을 본격적으로 진행한다. 대쉬를 시작할 때도 처음에는 천천히 실시한다. 환자는 통증을 자각하지 않으면, 곧바로 부하가 높은 급한 움직임을 하기 쉽다. 움직임을 늘려 통증이나 염증이 커지면, 적어도 1개월은 스포츠 복귀가 지연된다.

이 단계에 이르면, 훈련은 주로 선수트레이너athletic trainer가 담당하게 된다.

자신의 플레이가 충분히 가능해지면 자주적인 contact play를 시작한다. 스스로 contact가 가능해지면 상대와 함께 contact play의 질을 향상시켜 나간다. 매일의 케어daily care와 체계적인 수술 후 재활의 진행이 모든 것의 기본이다(그림 17).

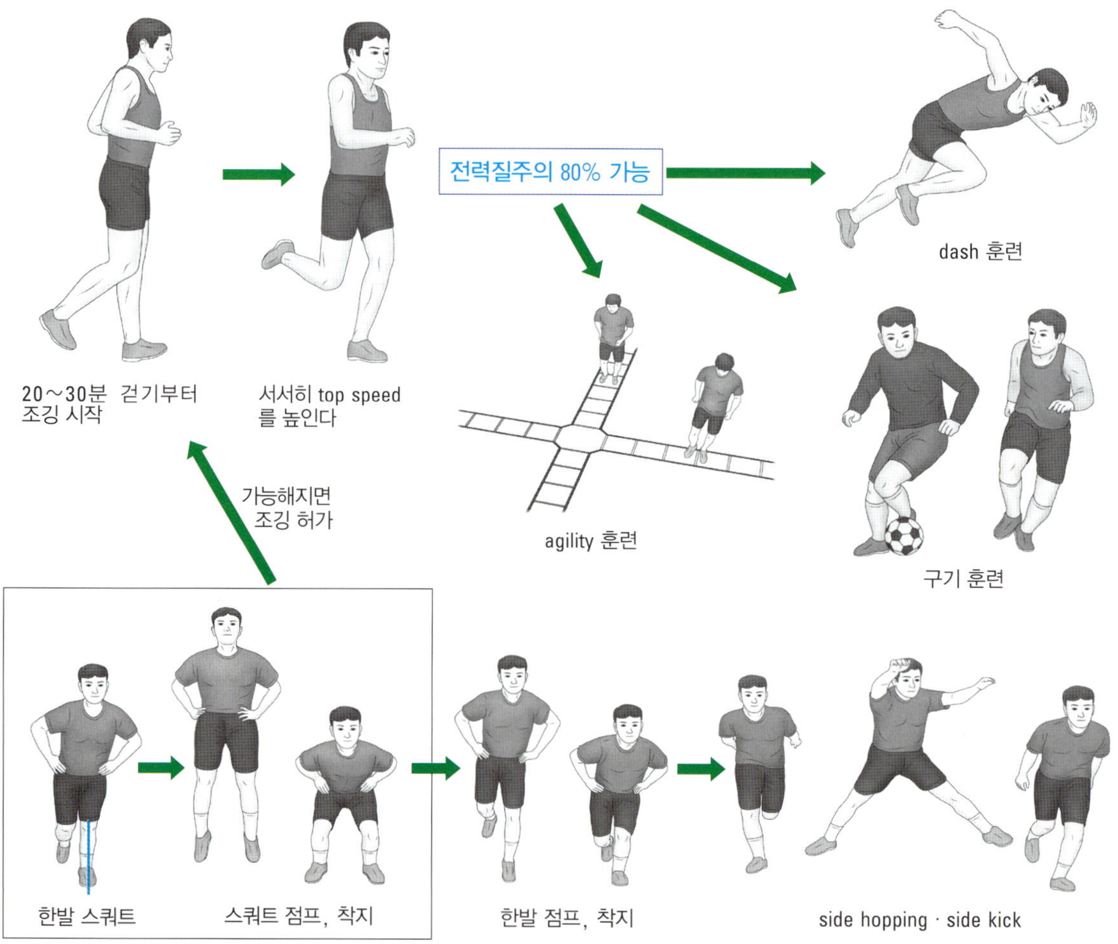

그림 17. 한발 스쿼트부터 조깅, 러닝 그리고 대시까지

참고문헌

I 무릎통증의 분류 (p.2~38)

1) Koh TJ, DiPietro LA. Inflammation and wound healing : the role of the macrophage. Expert Rev Mol Med 2011 ; 13 : e23.
2) Takeuchi O, Akira S. Pattern recognition receptors and inflammation. Cell 2010 ; 140 : 805-20.
3) Yoshimura N. Epidemiology of osteoarthritis in Japan : the ROAD study. Clin Calcium 2011 ; 21 : 821-5.
4) Saito T, Koshino T. Distribution of neuropeptides in synovium of the knee with osteoarthritis. Clin Orthop Relat Res 2000 ; 376 : 172-82.
5) 宗田　大. 変形性膝関節症. ガイドライン外来診療2018. 泉　孝英編. 東京：日経メディカル開発 ; 2018. p.250-7.
6) Sellam J, Berenbaum F. The role of synovitis in pathophysiology and clinical symptoms of osteoarthritis. Nat Rev Rheumatol 2010 ; 6 : 625-35.
7) Eker HE, Cok OY, Aribogan A, et al. The efficacy of intra-articular lidocaine administration in chronic knee pain due to osteoarthritis : A randomized, double-blind, controlled study. Anaesth Crit Care Pain Med 2017 ; 36 : 109-14.
8) Geraghty RM, Spear M. Evidence for plical support of the patella. J Anatomy 2017 ; 231 : 698-707.
9) Lavagnino M, Arnoczky SP, Elvin N, et al. Patellar tendon strain is increased at the site of the jumper's knee lesion during knee flexion and tendon loading : results and cadaveric testing of a computational model. Am J Sports Med 2008 ; 36 : 2110-8.
10) Mani-Babu S, Morrisoey D, Waugh C, et al. The effectiveness of extracorporeal shock wave therapy in lower limb tendinopathy : a systematic review. Am J Sports Med 2015 ; 43 : 752-61.
11) CADTH Rapid Response Reports. Shockwave Therapy for Pain Associated with Lower Extremity Orthopedic Disorders : A Review of the Clinical and Cost-Effectiveness[Internet]. Ottawa(ON) : Canadian Agency for Drugs and Technologies in Health 2016 ; Free Books & Documents.
12) Draghi F, Ferrozzi G, Urciuoli L, et al. Hoffa's fat pad abnormalities, knee pain and magnetic resonance imaging in daily practice. Insights Imaging 2016 ; 7 : 373-83.
13) Mace J, Bhatti W, Anand S. Infrapatellar fat pad syndrome : a review of anatomy, function, treatment and dynamics. Acta Orthop Belg 2016 ; 82 : 94-101.
14) Hannon J, Bardenett S, Singleton S, et al. Evaluation, Treatment, and Rehabilitation Implications of the Infrapatellar Fat Pad. Sports Health 2016 ; 8 : 167-71.
15) Grando H, Chang EY, Chen KC, et al. MR imaging of extrasynovial inflammation and impingement about the knee. Magn Reson Imaging Clin N Am 2014 ; 22 : 725-41.
16) Clockaerts S, Bastiaansen-Jenniskens YM, Runhaar J, et al. The infrapatellar fat pad should be considered as an active osteoarthritic joint tissue: a narrative review. Osteoarthritis Cartilage 2010 ; 18 : 876-82.
17) Roemer FW, Jarraya M, Felson DT, et al. Magnetic resonance imaging of Hoffa's fat pad and relevance for osteoarthritis research: a narrative review. Osteoarthritis Cartilage 2016 ; 24 : 383-97.
18) Dye SF, Vaupel GL, Dye CC. Conscious neurosensory mapping of the internal structures of the human knee without intraarticular anesthesia. Am J Sports Med 1998 ; 26 : 773-7.
19) Harasymowicz NS, Clement ND, Azfer A, et al. Regional Differences Between Perisynovial and Infrapatellar Adipose Tissue Depots and Their Response to Class II and Class III Obesity in Patients with Osteoarthritis. Arthritis Rheumatol 2017 ; 69 : 1396-1406.
20) Belluzzi E, El Hadi H, Granzotto M, et al. Systemic and Local Adipose Tissue in Knee Osteoarthritis. J Cell Physiol 2017 ; 232 : 1971-8.
21) LaPrade RF, Engebretsen AH, Ly TV, et al. The anatomy of the medial part of the knee. J Bone Joint Surg Am 2007 ; 89 : 2000-10.
22) Smith BE, Thacker D, Crewesmith A, et al. Special tests for assessing meniscal tears within the knee : a systematic review and meta-analysis. Evid Based Med 2015 ; 20 : 88-97.
23) Nomura Y, Kuramochi R, Fukubayashi T. Evaluation of hamstring muscle strength and morphology after anterior cruciate ligament reconstruction. Scand J Med Sci Sports 2015 ; 25 : 301-7.
24) LaPrade RF, Ly TV, Wentorf FA, et al. The posterolateral attachments of the knee. a qualitative and quantitative morphologic analysis of the fibular collateral ligament, popliteus tendon, popliteofibular ligament, and lateral gastrocnemius tendon. Am J Sports Med 2003 ; 31 : 854-60.
25) Dor A, Kalichman L. A myofascial component of pain in knee osteoarthritis. Bodyw Mov Ther 2017 ; 21 : 642-7.
26) Koga H, Nakamae A, Shima Y, et al. Mechanisms for noncontact anterior cruciate ligament injuries : knee joint kinematics in 10 injury situations from female team handball and basketball. Am J Sports Med 2010 ; 38 : 2218-25.
27) Gardinier ES, Manal K, Buchanan TS, et al. Gait and neuromuscular asymmetries after acute anterior cruciate ligament rupture. Med Sci Sports Exerc 2012 ; 44 : 1490-6.
28) Bozkurt M, Yilmaz E, Akseki D, et al. The evaluation of the proximal tibiofibular joint for patients with lateral knee pain. Knee 2004 ; 11 : 307-12.

Ⅱ 무릎통증의 진찰(p.40~62)

1) Chiba D, Tsuda E, Wada K, et al. Lumbar spondylosis, lumbar spinal stenosis, knee pain, back muscle strength are associated with the locomotive syndrome: Rural population study in Japan. J Orthop Sci 2016 ; 21 : 366-72.
2) Akamatsu Y, Mitsugi N, Taki N, et al. Relationship between low bone mineral density and varus deformity in postmenopausal women with knee osteoarthritis. J Rheumatol 2009 ; 36 : 592-7.
3) Link TM. Correlations between joint morphology and pain and between magnetic resonance imaging, histology, and micro-computed tomography. J Bone Joint Surg Am 2009 ; 91 Suppl 1 : 30-2.

Ⅲ 무릎통증의 영상진단(p.64~88)

1) Wick MC, Kastlunger M, Weiss RJ. Clinical imaging assessments of knee osteoarthritis in the elderly : a mini-review. Gerontology 2014 ; 60 : 386-94.
2) Hunter DJ, Guermazi A, Roemer F, et al. Structural correlates of pain in joints with osteoarthritis. Osteoarthritis Cartilage 2013 ; 21 : 1170-8.
3) Shapiro LM, McWalter EJ, Son MS, et al. Mechanisms of osteoarthritis in the knee : MR imaging appearance. J Magn Reson Imaging 2014 ; 39 : 1346-56.
4) Kon E, Ronga M, Filardo G, et al. Bone marrow lesions and subchondral bone pathology of the knee. Knee Surg Sports Traumatol Arthrosc 2016 ; 24 : 1797-814.
5) Hunter DJ, Lo GH, Gale D, et al. The reliability of a new scoring system for knee osteoarthritis MRI and the validity of bone marrow lesion assessment : BLOKS (Boston-Leeds Osteoarthritis Knee Score). Ann Rheum Dis 2008 ; 67 : 206-11.
6) Yusuf E, Kortekaas MC, Watt I, et al. Do knee abnormalities visualised on MRI explain knee pain in knee osteoarthritis? A systematic review. Ann Rheum Dis 2011 ; 70 : 60-7.
7) Xu L, Hayashi D, Roemer FW, et al. Magnetic resonance imaging of subchondral bone marrow lesions in association with osteoarthritis. Semin Arthritis Rheum 2012 ; 42 : 105-18.
8) Barr AJ, Campbell TM, Hopkinson D, et al. A systematic review of the relationship between subchondral bone features, pain and structural pathology in peripheral joint osteoarthritis. Arthritis Res Ther 2015 ; 17 : 228-63.
9) Beckwée D, Vaes P, Shahabpour M, et al. The Influence of Joint Loading on Bone Marrow Lesions in the Knee : A Systematic Review With Meta-analysis. Am J Sports Med 2015 ; 43 : 3093-107.
10) Hunter DJ, Zhang W, Conaghan PG, et al. Systematic review of the concurrent and predictive validity of MRI biomarkers in OA. Osteoarthritis Cartilage 2011 ; 19 : 557-88.
11) Cotofana S, Wyman BT, Benichou O, et al. Relationship between knee pain and the presence, location, size and phenotype of femorotibial denuded areas of subchondral bone as visualized by MRI. Osteoarthritis Cartilage 2013 ; 21 : 1214-22.
12) Matcuk GR Jr, Mahanty SR, Skalski MR, et al. Stress fractures: pathophysiology, clinical presentation, imaging features, and treatment options. Emerg Radiol 2016 ; 23 : 365-75.
13) Schwartz A, Watson JN, Hutchinson MR. Patellar Tendinopathy. Sports Health 2015 ; 7 : 415-20. doi : 10. 1177/1941738114568775.
14) Van der Worp H, de Poel HJ, Diercks RL, et al. Jumper's knee or lander's knee? A systematic review of the relation between jump biomechanics and patellar tendinopathy. Int J Sports Med 2014 ; 35 : 714-22.
15) Benjamin M, McGonagle D. The enthesis organ concept and its relevance to the spondyloarthropathies. Adv Exp Med Biol 2009 ; 649 : 57-70.
16) Benjamin M, McGonagle D. Histopathologic changes at "synovio-entheseal complexes" suggesting a novel mechanism for synovitis in osteoarthritis and spondylarthritis. Arthritis Rheum 2007 ; 56 : 3601-9.
17) Benjamin M, Moriggl B, Brenner E, et al. The "enthesis organ" concept : why enthesopathies may not present as focal insertional disorders. Arthritis Rheum 2004 ; 50 : 3306-13.
18) Roels J, Martens M, Mulier JC, et al. Patellar tendinitis(jumper's knee). Am J Sports Med 1978 ; 6 : 362-8.
19) Ogino S, Sasho T, Nakagawa K, et al. Detection of pain-related molecules in the subchondral bone of osteoarthritic knees. Clin Rheumatol 2009 ; 28 : 1395-402.
20) Ramnath RR, Kattapuram SV. MR appearance of SONK-like subchondral abnormalities in the adult knee : SONK redefined. Skeletal Radiol 2004 ; 33 : 575-81.
21) Hussain ZB, Chahla J, Mandelbaum BR, et al. The Role of Meniscal Tears in Spontaneous Osteonecrosis of the Knee: A Systematic Review of Suspected Etiology and a Call to Revisit Nomenclature. Am J Sports Med 2017 ; doi : 10. 1177/0363546517743734. [Epub ahead of print].
22) Yamamoto T, Bullough PG. Spontaneous osteonecrosis of the knee: the result of subchondral insufficiency fracture. J Bone Joint Surg Am 2000 ; 82 : 858-66.
23) Ahlbäck S, Bauer GC, Bohne WH. Spontaneous osteonecrosis of the knee. Arthritis Rheum 1968 ; 11 : 705-33.

24) Madry H, Kon E, Condello V, et al. Early osteoarthritis of the knee. Knee Surg Sports Traumatol Arthrosc 2016 ; 24 : 1753−62.

25) Arno S, Walker PS, Bell CP, et al. Relation between cartilage volume and meniscal contact in medial osteoarthritis of the knee. Knee 2012 ; 19 : 896−901.

26) Jawahar A, Lu Y, Okur G, et al. Gastrocnemius tendinosis−A frequent finding on MRI knee examination. Eur J Radiol 2015 ; 84 : 2579−85.

27) Muneta T, Yamamoto H, Ishibashi T, et al. Computerized tomographic analysis of tibial tubercle position in the painful female patellofemoral joint. Am J Sports Med 1994 ; 22 : 67−71.

28) Stefanik JJ, Gross KD, Guermazi A, et al. The relation of MRI−detected structural damage in the medial and lateral patellofemoral joint to knee pain : the Multicenter and Framingham Osteoarthritis Studies. Osteoarthritis Cartilage 2015 ; 23 : 565−70.

29) Drew BT, Redmond AC, Smith TO, et al. Which patellofemoral joint imaging features are associated with patellofemoral pain? Systematic review and meta−analysis. Osteoarthritis Cartilage 2016 ; 24 : 224−36.

30) Wick MC, Kastlunger M, Weiss RJ. Clinical imaging assessments of knee osteoarthritis in the elderly : a mini−review. Gerontology 2014 ; 60 ; 386−94.

31) Bedson J, Croft PR. The discordance between clinical and radiographic knee osteoarthritis : a systematic search and summary of the literature. BMC Musculoskelet Disord 2008 ; 9 : 116.

32) Bastick A, Belo J, Runhaar J, et al. What Are the Prognostic Factors for Radiographic Progression of Knee Osteoarthritis? A Meta−analysis. Clin Orthop Relat Res 2015 ; 473 : 2969−89.

33) Kellgren JH, Lawrence JS. Radiological assessment of osteo−arthrosis. Ann Rheum Dis 1957 ; 16 : 494−502.

34) Balcarek P, Jung K, Ammon J, et al. Anatomy of lateral patellar instability : trochlear dysplasia and tibial tubercle−trochlear groove distance is more pronounced in women who dislocate the patella. Am J Sports Med 2010 ; 38 : 2320−7.

35) Parsons MA, Moghbel M, Saboury B, et al. Increased 18F−FDG uptake suggests synovial inflammatory reaction with osteoarthritis : preliminary in−vivo results in humans. Nucl Med Commun 2015 ; 36 : 1215−9.

36) Kogan F, Fan AP, McWalter EJ, et al. PET/MRI of metabolic activity in osteoarthritis : A feasibility study. J Magn Reson Imaging 2017 ; 45 : 1736−45.

37) Alves TI, Girish G, Kalume Brigido M, et al. US of the Knee : Scanning Techniques, Pitfalls, and Pathologic Conditions. Radiographics 2016 ; 36 : 1759−75.

38) 佐粧孝久, 赤津頼一, 酒井洋紀. 超音波検査. 関節外科 2015 ; 34 : 226−33.

39) Korbe S, Udoji EN, Ness TJ, et al. Ultrasound−guided interventional procedures for chronic pain management. Pain Manag 2015 ; 5 : 465−82.

IV 자세와 보행의 개선(p.90~105)

1) Wang WJ, Liu F, Zhu YW, et al. Sagittal alignment of the spine−pelvis lower extremity axis in patients with severe knee osteoarthritis : A radiographic study. Bone Joint Res 2016 ; 5 : 198−205.

2) Loughlin J. Knee osteoarthritis, lumbar−disc degeneration and developmental dysplasia of the hip−−an emerging genetic overlap. Arthritis Res Ther 2011 ; 13 : 108.

3) 原田　敦監, 長寿科学研究開発事業「加齢による運動器への影響に関する研究−サルコペニアに関する包括的検討−」研究班執筆. サルコペニア診療マニュアル. 東京 : メジカルビュー社 ; 2016.

4) 国分正一. K点ブロック. [http://www.nishitaga−hosp.jp/center/sekitui.html].

IV 통점 스트레칭의 실제(p. 106 ~ 133)

1) Onuma H, Tsuji K, Hoshino T, et al. Leg pain behavior correlates fibrosis and angiogenesis of the infrapatellar fat pad induced by monoiodoacetic acid. Osteoarthritis Cartilage 2018 ; 26 Suppl 1 : S359−60.

IV 일반적인 보존적 치료(약물치료, 히알루론산 주사 등)(p. 134 ~ 159)

1) Zhang W, Moskowitz RW, Nuki G, et al. OARSI recommendations for the management of hip and knee osteoarthritis, part II : OARSI evidence−based, expert consensus guidelines. Osteoarthritis Cartilage 2008 ; 16 : 137−62.

2) McAlindon TE, Bannuru RR, Sullivan MC, et al. OARSI guidelines for the non−surgical management of knee osteoarthritis. Osteoarthritis Cartilage 2014 ; 22 : 363−88.

3) NICE National Institute for Health and Care Excellence. NICE Guidance : Conditions and diseases. [https://www.nice.org.uk].

4) AAOS Treatment of osteoarthritis of the knee. Evidence−based guideline 2nd Edition. AAOS Board of Directors. 2013.5.18. [https://www.

aaos.org/research/guidelines/treatmentofosteoarthritisofthekneeguideline.pdf].
5) 川口　浩. 変形性関節症治療の国内外のガイドライン. 日関節病会誌 2016 ; 35 : 1–9.
6) Mace J, Bhatti W, Anand S. Infrapatellar fat pad syndrome : a review of anatomy, function, treatment and dynamics. Acta Orthop Belg 2016 ; 82 : 94–101.
7) Hannon J, Bardenett S, Singleton S, et al. Evaluation, Treatment, and Rehabilitation Implications of the Infrapatellar Fat Pad. Sports Health. 2016 ; 8 : 167–71.
8) Gallagher B, Tjoumakaris FP, Harwood MI, et al. Chondroprotection and the prevention of osteoarthritis progression of the knee : a systematic review of treatment agents. Am J Sports Med 2015 ; 43 : 734–44.
9) Percope de Andrade MA, Campos TV, Abreu–E–Silva GM. Supplementary methods in the nonsurgical treatment of osteoarthritis. Arthroscopy. 2015 ; 31 : 785–92.
10) Hróbjartsson A, Gøtzsche PC. Is the placebo powerless? An analysis of clinical trials comparing placebo with no treatment. N Engl J Med 2001 ; 344 : 1594–602.
11) Brignardello–Petersen R, Guyatt GH, Buchbinder R, et al. Knee arthroscopy versus conservative management in patients with degenerative knee disease : a systematic review. BMJ Open 2017 ; 7 : e016114.
12) Thorlund JB, Juhl CB, Roos EM, et al. Arthroscopic surgery for degenerative knee: systematic review and meta–analysis of benefits and harms. BMJ 2015 ; 350 : h2747.
13) Beaufils P, Becker R, Kopf S, et al. Surgical management of degenerative meniscus lesions: the 2016 ESSKA meniscus consensus. Knee Surg Sports Traumatol Arthrosc 2017 ; 25 : 335–46.
14) Sekiya I, Morito T, Hara K, et al. Ketoprofen absorption by muscle and tendon after topical or oral administration in patients undergoing anterior cruciate ligament reconstruction. AAPS Pharm Sci Tech 2010 ; 11 : 154–8.
15) Derry S, Wiffen PJ, Kalso EA, et al. Topical analgesics for acute and chronic pain in adults – an overview of Cochrane Reviews. Cochrane Database Syst Rev 2017 ; 5 : CD008609.
16) Altman R, Hackel J, Niazi F, et al. Efficacy and safety of repeated courses of hyaluronic acid injections for knee osteoarthritis : A systematic review. Semin Arthritis Rheum 2018 ; S0049–0172(17)30650–9. [Epub ahead of print].
17) Quicke JG, Foster NE, Holden MJ. Is long–term physical activity safe for older adults with knee pain? : a systematic review. Osteoarthritis Cartilage 2015 ; 23 : 1445–56.

IV 슬관절 수술 후 초기 재활치료(p.160~180)

1) Shelbourne KD, Klootwyk TE, Wilckens JH, et al. Ligament stability two to six years after anterior cruciate ligament reconstruction with autogenous patellar tendon graft and participation in accelerated rehabilitation program. Am J Sports Med 1995 ; 23 : 575–9.
2) Koga H, Muneta T, Yagishita K, et al. Effect of Notchplasty in Anatomic Double–Bundle Anterior Cruciate Ligament Reconstruction. Am J Sports Med 2014 ; 42 : 1813–21.
3) Nomura Y, Kuramochi R, Fukubayashi T. Evaluation of hamstring muscle strength and morphology after anterior cruciate ligament reconstruction. Scand J Med Sci Sports 2015 ; 25 : 301–7.
4) Koga H, Nakamae A, Shima Y, et al. Mechanisms for noncontact anterior cruciate ligament injuries : knee joint kinematics in 10 injury situations from female team handball and basketball. Am J Sports Med 2010 ; 38 : 2218–25.
5) MacLeod TD, Subburaj K, Wu S, et al. Magnetic resonance analysis of loaded meniscus deformation: a novel technique comparing participants with and without radiographic knee osteoarthritis. Skeletal Radiol 2015 ; 44 : 125–35.

찾아보기

가

사

아